BAC PRO ASSP
Accompagnement, Soins et Services à la Personne

1re Term

W0361096

Sciences médico-sociales

EN STRUCTURE

OUVRAGE DIRIGÉ PAR Blandine Savignac

Elisabeth Baumeier
Véronique Gastine
Caroline Lavaivre
Delphine Marais
Frédérique Meslier
Catherine Sorin

Nathan TECHNIQUE

Crédits photographiques

Couverture : Agefotostock/Wavebreakmedia Ltd

p. 5, Sit : © 2015 Malinet
p. 22, Doc. 7 : Bojan Brecelj/CORBIS
p. 23, Doc. 8 : Patrick Sheandell O'Caroll
p. 31, Sit : BURGER/PHANIE
p. 35, Doc. 9 : © Nicole CREMON/SIGNATURES
p. 36, Doc. 10 : Pascal Victor/Art co
p. 43, Sit : Shutterstock/Goodluz
p. 45, Doc. 5 : Bob Thomas/Getty images
p. 47, Doc. 11 : John Birdsall/Age Fotostock
p. 56 : Mairie de Poitiers
p. 65, Sit : PHOTOPQR/LA VOIX DU NORD/Pierre Le Masson
p. 74, Doc. 6 : PHOTOPQR/LA VOIX DU NORD/Patrick James
p. 76, Doc. 8 ht : PHOTOPQR/LA VOIX DU NORD/Patrick James
p. 76, Doc. 8 : bas Sylvie Duverneuil/CIRIC
p. 80, Doc. 5 : Roy Peters/REPORT DIGITAL-REA
p. 89, Sit : MediaforMedical/Ajphoto
p. 91, Doc. 5 : © Roger Eritja/Age Fotostock
p. 95, Sit : © TETRA/BSIP
p. 98, Doc. 6 : Manchan/Getty
p. 110, Doc. 8 ht : © RAGUET H./BSIP
p. 110, Doc. 8 bas : BURGER/PHANIE
p. 113, Doc. 1 : CIRIC
p. 115, Doc. 6 : Shutterstock/SvetlanaFedoseyeva
p. 126, Doc. 5 : Auremar - Fotolia
p. 134, Doc. 9 : Alain Le Bot/Photononstop
p. 137, Doc. 3 : Dmitriy Shironosov
p. 144, Doc. 6 : Gilles Lougassi/Getty
p. 151, Sit : © Frédéric DESMESURE/SIGNATURES
p. 155, Doc. 2 : Lisa F. Young/Fotolia
p. 160, Q3 : MediaforMedical
p. 173 : F.ACHDOU/URBA IMAGES SERVER

Édition : Florence Guichard / Marion Lavielle / Cécile Sidambarompoulé
Coordination artistique : Isabelle Jalfre
Fabrication : Maria Pauliat
Schémas : Vincent Landrin
Illustrations : Corinne Tarcelin, Miranda Roux (p. 20, 21, 24, 27, 59, 62, 63, 71, 77), Hubert Blatz (p. 64)
Recherche iconographique : Véronica Brown,
couverture : Geoffroy Mauzé
Couverture : Courant d'idées
Maquette intérieure : Véronique Lefebvre
Composition intérieure et rabats de couverture : CGI

ISBN : 978-2-09-164710-4

Sommaire

1 La santé dans le monde

La santé dans le monde est une responsabilité partagée. Les secteurs économiques, sociaux et environnementaux ont une large incidence sur les possibilités et les résultats sanitaires, et donc sur l'espérance de vie des personnes. Le recul et l'éradication des maladies infectieuses ou de société font appel aussi à une implication personnelle des populations, qu'elles vivent dans des pays en développement ou dans les pays industrialisés.

LA SITUATION

Au Burkina Faso. Aminata Gambo, âgée de 19 ans, témoigne : « j'ai été scolarisée à l'école primaire, puis j'ai pu poursuivre l'école. J'ai bénéficié d'actions mises en place dans le cadre du Partenariat mondial pour l'éducation : construction d'une école dans mon village, gratuité des fournitures scolaires et de la cantine. J'ai reçu un enseignement d'hygiène et de nutrition. Maintenant, je travaille au dispensaire, je fournis un revenu à ma famille et j'attends mon premier enfant ».

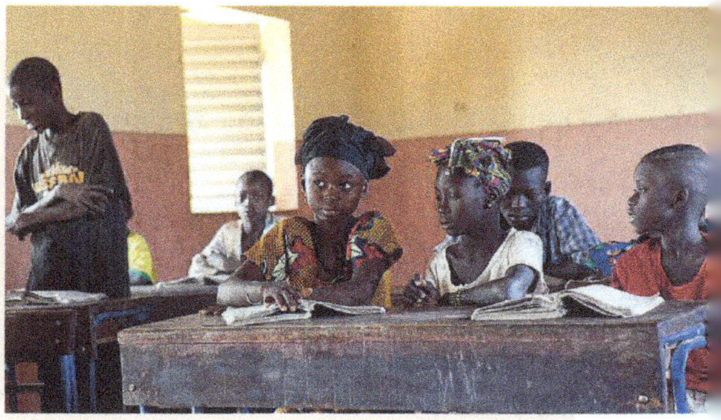

ANALYSE DE LA SITUATION

OBJECTIF : Rappeler les notions d'indicateur de santé et de déterminant de santé.

1 Lisez **LA SITUATION**. Soulignez le nom du pays d'où provient ce témoignage. Qualifiez ce pays au regard de son développement.

....

....

2 Quel facteur est déterminant pour la santé de la future mère ?

....

3 Lisez le **Doc. 1**. Indiquez l'indicateur de santé pris en compte et définissez-le.

....

....

....

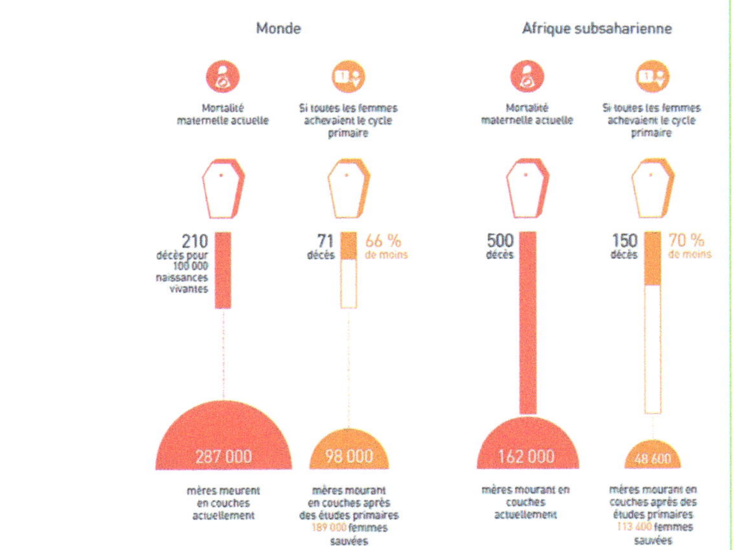

* mourir en couches : mourir au cour de la grossesse ou dans les jours qui suivent l'accouchement.

Doc. 1 La mortalité maternelle et l'instruction (un extrait du rapport mondial de suivi de l'éducation pour tous UNESCO 2013).

4 Exploitez le **Doc. 1**, en établissant un lien entre les apports de l'éducation et la mortalité maternelle et infantile pour l'Afrique subsaharienne.

....

....

....

OBJECTIF (activités 1 et 2) : À partir de documents, comparer l'état de santé de populations de différents pays.

ACTIVITÉ 1 L'espérance de vie dans le monde

Dans le monde, en 2018, l'espérance de vie à la naissance, c'est-à-dire la durée moyenne de vie (pour les enfants nés en 2018) est de 71,3 ans. Les situations restent très contrastées selon les régions. En effet, elle varie de 77,9 ans pour un Européen à 61,6 ans pour un Africain (avec une grande disparité).

L'espérance de vie augmente dans certains pays grâce au développement économique, aux progrès sanitaires récents (la Chine, l'Inde ou les pays d'Amérique du Sud).

D'autres pays voient l'espérance de vie diminuer, comme certains pays de l'ex URSS, à cause de maladies cardio-vasculaires (liés au mode de consommation), d'autres à cause de conflit.

Enfin, dans plusieurs pays d'Afrique l'espérance de vie est de nouveau en augmentation grâce à l'accès aux médicaments contre sida, à la scolarisation des enfants (et des filles en particulier), après avoir baissé (épidémie VIH-Sida et conflits).

Doc. 2 **Des causes de disparités dans le monde.**

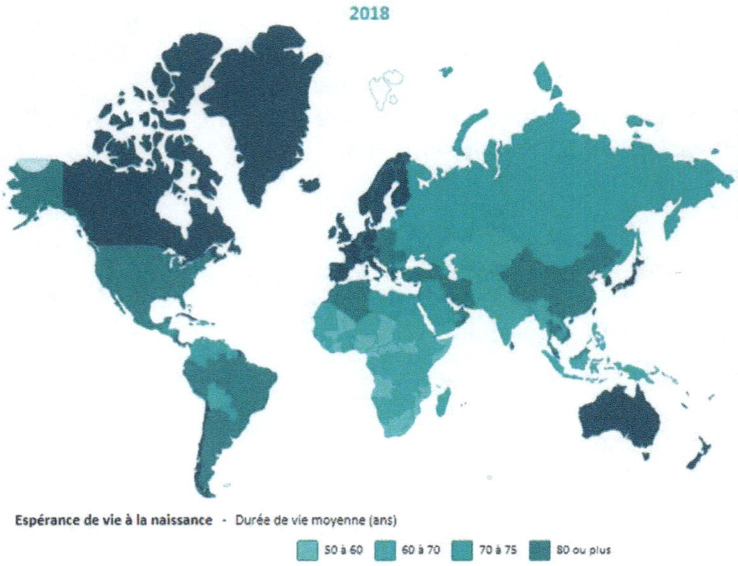

Doc. 3 **L'espérance de vie à la naissance.**

1 Lisez et observez les Doc. 2 et Doc. 3. Quel indicateur de santé est étudié ?

....

2 Lisez le Doc. 2. Soulignez les « déterminants de santé » cités.

3 Indiquez les liens existant entre les déterminants soulignés, en vous appuyant sur un exemple (comme l'approvisionnement en eau potable ou l'accès à des structures de santé).

....

....

4 À partir du Doc. 3, citez un pays dont l'espérance de vie est :

- de plus de 80 ans : ....
- de moins de 60 ans : ....

5 Estimez la différence d'espérance de vie entre les extrêmes.

....

ACTIVITÉ 2 La rougeole

1 Lisez le Doc. 4. Quelle part occupe la lutte contre la rougeole dans la diminution de la mortalité infantile ? Justifier votre réponse.

....

....

....

2 Commentez les différentes courbes du graphique.

- De 2000 à 2008 :

....

....

....

....

- De 2011 à 2013 :

....

....

....

....

3 Quel est le risque actuel ? Pourquoi ?

....

....

....

....

4 Consultez la définition du terme prévalence dans le lexique et lisez le Doc. 5. Soulignez la prévalence de la rougeole dans la population française en 2017.

5 Pourquoi cette épidémie est-elle préoccupante ?

- Pour la population touchée : ....
- Pour les autres populations : ....

6 Justifiez le fait que la rougeole est une maladie à déclaration obligatoire depuis 2005.

....

....

....

Dans le monde, les décès par rougeole ont chuté de 79 % entre 2000 et 2014. On estime que cette vaccination a évité 17,1 millions de décès faisant de ce vaccin l'action sanitaire la plus efficace. Cependant, l'insuffisance de financement entraîne de nouveau un accroissement d'épidémies.

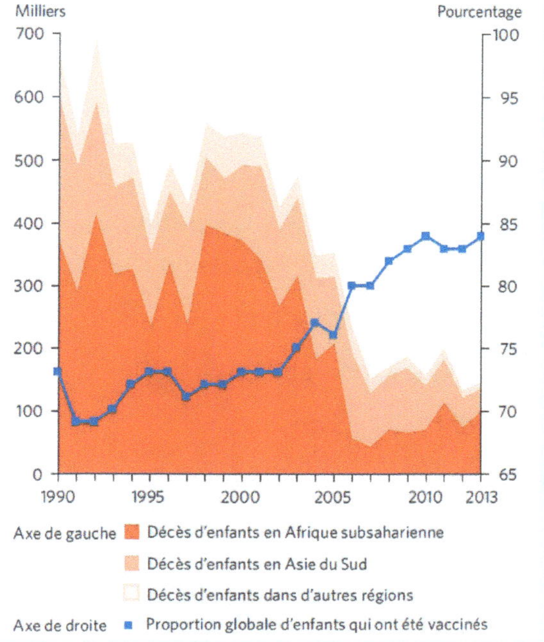

Doc. 4 **Nombre estimé de décès d'enfants dus à la rougeole et proportion d'enfants ayant reçu au moins une dose de vaccin contre la rougeole. 1990-2013, *rapport 2015 des Nations Unies : Objectifs du Millénaire pour le développement*.**

Entre le 1er novembre 2017 et le 12 janvier 2018, 387 cas de rougeole ont été déclarés en France, contre seulement 267 cas pour toute l'année 2014. Sur les 387 cas recensés, 269 étaient liés à un foyer épidémique en Nouvelle-Aquitaine.
Le virus continue de circuler à cause d'une couverture vaccinale insuffisante et hétérogène. En effet, pour éradiquer la rougeole (comme en Scandinavie), il faudrait une couverture vaccinale d'au moins 95 % de la population (avec deux doses de vaccin).

Doc. 5 **Une épidémie de rougeole en Alsace.**

Le point sur vos acquis

Analyse du Doc. 6

1 Lisez le Doc. 6. Indiquez la cause la plus importante de décès des enfants de moins de 5 ans. Précisez de quelle infection, elle est la complication.

....

....

2 Cochez la période à laquelle la mortalité infantile est la plus importante.

- ☐ période périnatale
- ☐ entre 3 mois et 2 ans
- ☐ entre 2 et 5 ans

3 Indiquez les facteurs de risques de la pneumonie.

◢ Facteurs environnementaux :

....

....

◢ Facteurs nutritionnels :

....

....

◢ Facteurs sanitaires :

....

....

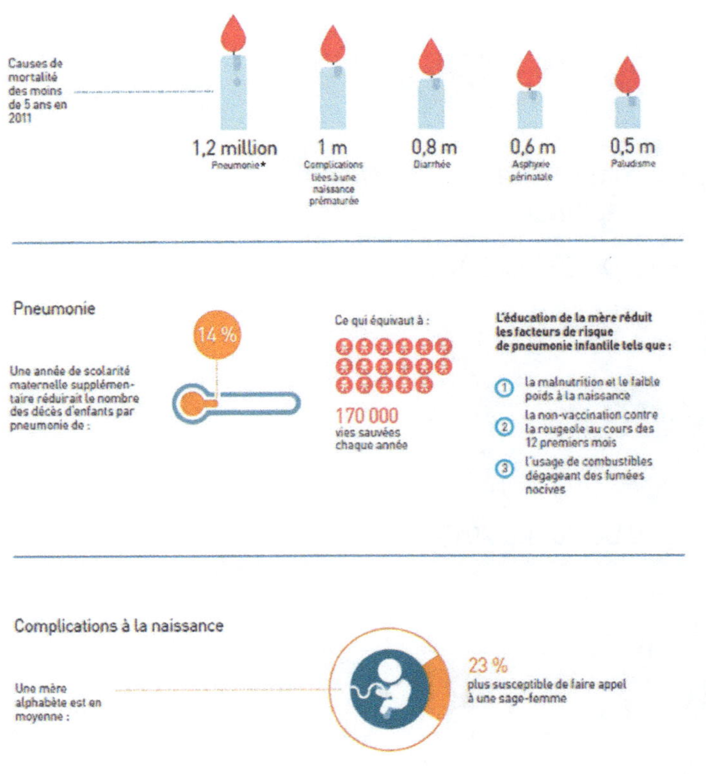

* La pneumonie : principale complication de la rougeole

Doc. 6 **À mères instruites, enfant en bonne santé : l'allongement de la scolarité maternelle améliore les taux de survie de l'enfant (un extrait du rapport mondial de suivi de l'éducation pour tous UNESCO 2013).**

4 Indiquez un moyen médical et un moyen social à mettre en œuvre pour combattre ces inégalités.

◢ Un moyen médical : ....

◢ Un moyen social : ....

5 Soulignez, dans le Doc. 6 le nombre de vies sauvées en Afrique.

6 Justifiez le titre du Doc. 6.

....

....

2 L'organisation sanitaire et sociale en France

L'État est le garant de la santé et du bien-être social de la population. Pour remplir ce devoir, l'État a transféré certaines de ses compétences aux collectivités territoriales. Ces dernières mettent en œuvre la politique de santé publique et la politique sociale, décidées par l'État, au plus près de la population.

LA SITUATION

Caroline, 17 ans, lycéenne, téléphone à son amie Lucie, 20 ans. Elle débute une relation amoureuse et se pose beaucoup de questions, « quelle contraception adopter ? », « comment aborder le sujet avec mon ami ? », « comment prévenir une contamination par le virus du sida ? ». Lucie essaye de répondre à ces questions, et, lorsque Caroline lui demande « où puis-je me faire prescrire un moyen de contraception sans en parler à mes parents ? », elle lui conseille de se rendre au centre de planification et d'éducation familiale.

Des centres, pour qui ?

Les Centres de Planification et d'Éducation Familiale (CPEF) sont ouverts à toute personne à la recherche de conseil et d'information sur la sexualité, la maîtrise des naissances et la vie de couple :
- les mineur(e)s, avec ou sans l'accord des parents ;
- des groupes, dans le cadre d'actions collectives, souvent en partenariat avec des associations ;
- les adultes, seuls ou en couple.

Des centres, pour quoi faire ?

Les centres de planification et d'éducation familiale proposent gratuitement :
- des entretiens sur les questions touchant à la sexualité et à la contraception ;
- la prescription de la contraception ;
- des consultations de conseil conjugal et familial (préparation à la vie de couple et à la fonction parentale, problèmes conjugaux) ;
- des informations et documents sur la sexualité et la maîtrise des naissances ;
- le dépistage du sida et des maladies sexuellement transmissibles, y compris les hépatites B et C ;
- les entretiens avant et après une Interruption Volontaire de Grossesse (IVG).

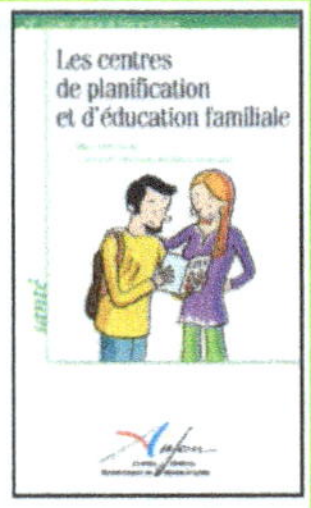

Les consultations gynécologiques et les examens de laboratoire en relation avec la planification ou le dépistage sont gratuits pour les mineur(e)s.

Les centres de planification et d'éducation familiale (CPEF) font partie du dispositif d'action sociale et de prévention santé du conseil départemental.

Source : conseil départemental (département de Maine-et-Loire, www.cg49.fr).

Doc. 1 Les centres de planification et d'éducation familiale (CPEF).

ANALYSE DE LA SITUATION

1 Lisez LA SITUATION. Énumérez les trois besoins exprimés par Caroline lors de l'entretien téléphonique.

....

....

....

2 Soulignez, dans le Doc. 1, en rouge l'objectif poursuivi par les centres de planification et d'éducation familiale, en bleu l'institution chargée de la mise en place de ces centres, et en vert, les activités proposées qui permettront de satisfaire les besoins de Caroline.

3 Pourquoi Lucie a-t-elle conseillé à Caroline de se rendre au centre de planification et d'éducation familiale pour se faire prescrire un moyen de contraception, plutôt que dans un cabinet de gynécologie ?

....

OBJECTIF (activités 1 à 3) : Présenter l'organisation sanitaire et sociale au niveau de l'État et des collectivités territoriales.

ACTIVITÉ 1 L'État et les collectivités territoriales

L'État
L'État désigne l'ensemble des **institutions et des services** qui permettent de gouverner et d'administrer un pays : l'Administration centrale et les services déconcentrés.

L'Administration centrale
Elle est composée des différents ministères et des différents services qui y sont rattachés. Elle est chargée d'appliquer la politique du gouvernement selon les lois et les règlements en vigueur.

ASSEMBLÉE NATIONALE

SÉNAT
www.senat.fr

Les services déconcentrés
La déconcentration est un transfert d'une partie du pouvoir exécutif de l'État à des agents nommés par l'État : pour la région, le préfet de région ; pour le département, le préfet du département ; pour l'arrondissement, le sous-préfet ; pour la commune, le maire. Ils sont chargés de la mise en application des décisions prises par le Parlement au niveau des circonscriptions administratives (régions, départements, arrondissements et communes).

Les collectivités territoriales
La décentralisation est un transfert de certains compétences de l'État à des représentants élus par la population au sein des collectivités territoriales : pour la région, le conseil régional ; pour le département le Conseil départemental ; pour la commune, le conseil municipal. Ils sont chargés de prendre des décisions (par vote) pour répondre aux besoins de la population en respectant les lois en vigueur. Les décisions sont ensuite mises en œuvre par un représentant élu : le président du conseil régional, le président du conseil départemental et le maire.

Doc. 2 **La France est administrée par l'État et par les collectivités territoriales.**

1 Soulignez, dans le Doc. 2, en bleu les définitions de la déconcentration et de la décentralisation, puis, à tous les niveaux géographiques, en vert les organes délibératifs (ceux qui prennent les décisions) et, en rouge, les organes exécutifs (ceux qui mettent en œuvre les décisions).

2 Expliquez les deux affirmations suivantes :

- « Pour la déconcentration, le pouvoir appartient à l'État » : ....

....

....

- « Pour la décentralisation, le pouvoir appartient à la population » : ....

....

....

3 Reliez les différentes structures administratives aux acteurs qui les composent, puis à leur mission.

Structures administratives

- Représentants élus des collectivités territoriales •
- Administration centrale •
- Représentants des circonscriptions •

Acteurs

- • Conseillers régionaux •
- • Conseillers municipaux •
- • Sous-préfet •
- • Gouvernement (1er ministre et ministères) •
- • Conseillers départementaux •
- • Préfet du département •
- • Parlement (sénat et assemblée nationale) •
- • Préfet de région •

Missions

- • Prise de décisions qui s'appliquent sur l'ensemble du territoire national
- • Application des lois et des règlements en vigueur dans le pays
- • Prise de décisions adaptées aux besoins de la population du territoire concerné

ACTIVITÉ 2 L'organisation sanitaire et sociale en France

Les lois relatives à la santé publique et au domaine social sont votées par le Parlement, puis appliquées par les **ministères chargés de la Santé** et **de l'Action sociale**.

Doc. 3 **L'élaboration des politiques de santé publique et des politiques sociales.**

Quelques dates importantes :

- Depuis 1982, les lois de décentralisation ont transféré des compétences de l'État vers les collectivités territoriales. C'est ainsi que le conseil départemental gère un **service de protection maternelle et infantile, un service de prévention sanitaire, un service d'aide sociale à l'enfance, un service social et un service chargé des personnes handicapées et des personnes âgées.**
- En 2000, les communes, quelle que soit leur taille, peuvent librement créer **les services communaux d'hygiène et de santé.** Leurs missions sont la promotion de la santé (vaccination, surveillance de la qualité de l'air, de l'eau…), la gestion des problèmes de salubrité (dératisation, lutte contre le saturnisme…).
- la loi du 6 février 1986 a rendu obligatoire la mise en place d'un **Centre Communal d'Action Sociale** (CCAS) dans chaque commune. Il a pour mission d'aider et de soutenir les personnes dans le besoin.
- Depuis 2010, **l'Agence Régionale de Santé (ARS)** est chargée de la mise en œuvre de la politique de santé dans la région et la **Direction Régionale de la Jeunesse, des Sports et de la Cohésion Sociale (DRJSCS)** est chargée de la mise en œuvre des politiques sociales au niveau de la région. Elles adaptent les plans nationaux en plans régionaux de santé publique ou d'action sociale en fonction des spécificités régionales. Des projets régionaux de santé sont ainsi élaborés dans le domaine de la prévention, des soins et de l'action médico-sociale pour les personnes âgées et dépendantes. Leur réalisation est confiée à des **délégations territoriales de l'ARS.** L'ARS, la DRJSCS et les délégations territoriales sont des établissements de l'État qui sont placés sous la tutelle du ministre chargé de la Santé.

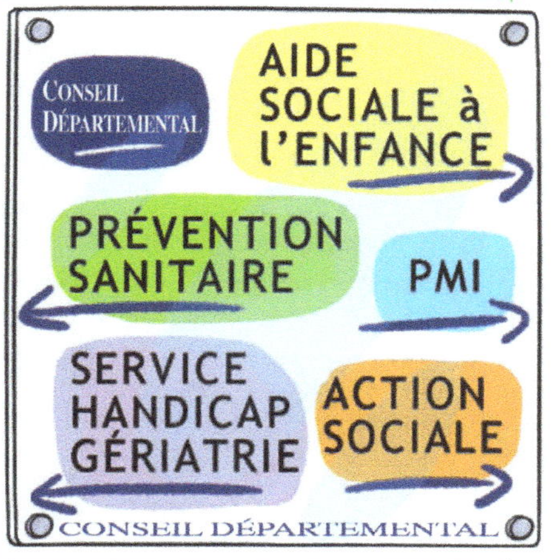

Doc. 4 **La répartition des compétences entre l'État et les collectivités territoriales.**

1 Consultez les Doc. 3 et 4. Quelle est la différence entre les plans nationaux et les plans régionaux de santé publique ?

2 Quel est l'intérêt de chacun d'eux ?

3 Quelle est la collectivité territoriale qui gère les services mettant en œuvre la politique de santé publique au niveau du département ?

4 À l'aide de vos connaissances, indiquez le type de structures qui intervient dans le domaine sanitaire et social à côté des services institutionnels.

ACTIVITÉ 3 La schématisation de l'organisation sanitaire et sociale de la France

AU NIVEAU NATIONAL

Les politiques de santé publique et les politiques sociales sont mise en place après le vote des lois par le **Parlement.**

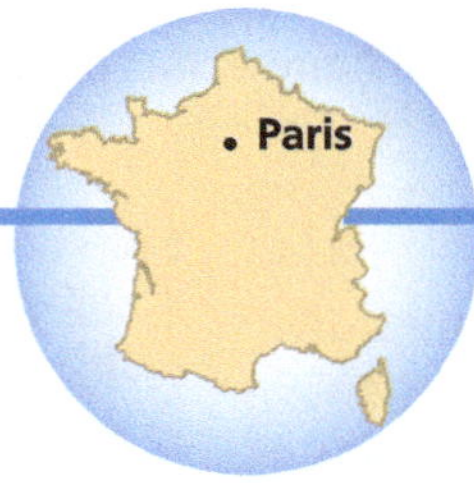

AU NIVEAU DE LA RÉGION

Le directeur de l'Agence régionale de santé adapte les plans nationaux aux spécificités de la région : **plans stratégiques régionaux de santé publique qui seront déclinés en projets.**

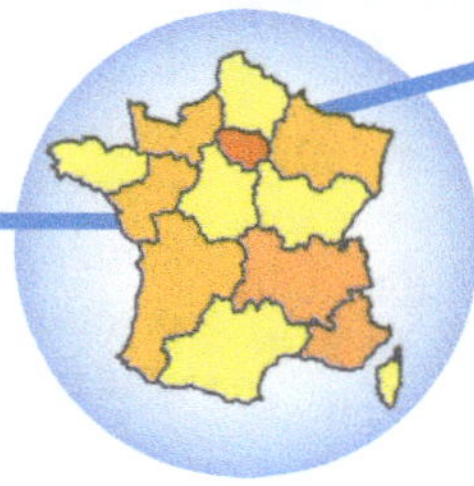

Institutions de l'État qui prennent les décisions et les mettent en œuvre.

Collectivités territoriales qui prennent les décisions et les mettent en œuvre.

Structures qui réalisent les actions sociales.

Structures qui réalisent les actions de santé publique.

AU NIVEAU DU DÉPARTEMENT

Le conseil départemental met en œuvre les missions qui lui ont été confiées par l'État avec une certaine autonomie : il élabore et vote les **actions de santé publique et les actions sociales.**

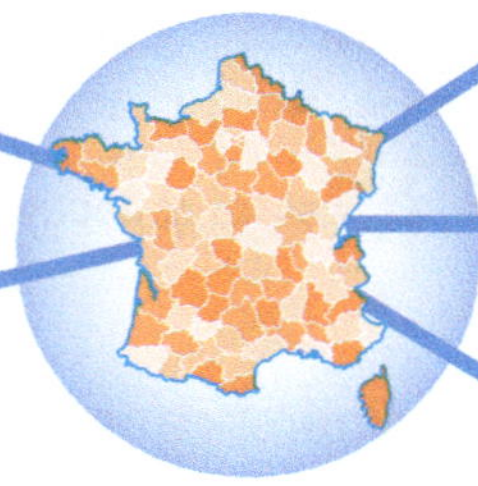

AU NIVEAU DE LA COMMUNE

Le conseil municipal met en œuvre les missions qui lui ont été confiées par l'État avec une certaine autonomie : il élabore et vote les **actions de santé publique et les actions sociales.**

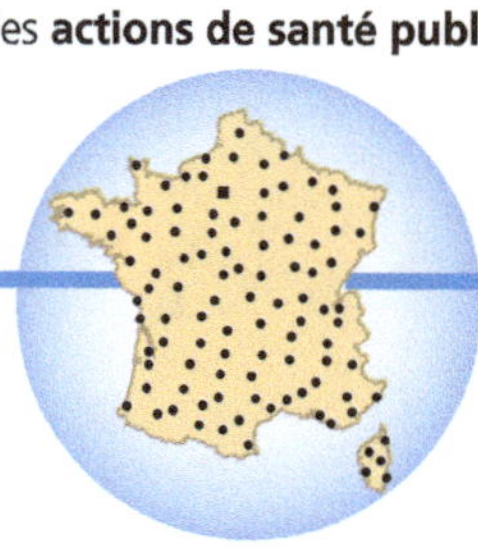

Doc. 5 **La répartition des intervenants dans le domaine sanitaire et social suivant le niveau géographique.**

1 Complétez le Doc. 5 en respectant sa légende, à partir des informations en gras dans les Doc. 3 et 4 et du lexique.

2 Pour chacun des niveaux, surlignez l'institution qui prend les décisions concernant les politiques de santé ou les politiques sociales en respectant la légende.

OBJECTIF (activités 4 et 5) : Donner quelques exemples de compétences dans le secteur sanitaire et social au niveau départemental.

ACTIVITÉ 4 L'action sociale dans le département

L'accueil médico-social du département du Vaucluse

Département de VAUCLUSE

Pour que chaque Vauclusien puisse bénéficier des aides du conseil départemental, le département a réparti sur l'ensemble de son territoire des services de proximité.

Centres médico-sociaux
Les 14 centres médico-sociaux sont des lieux d'accueil « tout public » qui offrent à la population un service de proximité à travers un accueil, une écoute, un accompagnement, mais aussi des consultations infantiles. Les activités sont assurées par des personnels administratifs, et des professionnels sociaux ou médico-sociaux.

Centres de dépistage anonyme et gratuit (CDAG)
Les CDAG accueillent gratuitement et anonymement toute personne désirant connaître son état vis-à-vis du Sida et des Infections Sexuellement Transmissibles (IST).

Maison Départementale des Personnes Handicapés
Le conseil général du Vaucluse propose un service public départemental centralisant toutes les informations relatives au domaine du handicap. La Maison Départementale pour les Personnes Handicapées (MDPH) apporte une aide aux personnes en situation de handicap, à leur entourage, aux associations et aux institutions.

Source : extrait de www.vaucluse.fr.

Doc. 6 Quelques compétences du département.

1 Soulignez, sur le Doc. 6, en rouge les différents services du département du Vaucluse et en vert, les personnes concernées par chaque service.

2 Pourquoi y a-t-il 14 centres médico-sociaux dans le département ?

....

....

ACTIVITÉ 5 Le budget de l'action sociale des départements

1 Soulignez, sur le graphique du Doc. 7, le poste de dépense le plus important.

2 Quelles sont les transformations de la société qui peuvent expliquer l'importance des dépenses de ce poste ?

....

....

....

....

....

....

....

....

....

En 2014, les dépenses d'aide sociale des départements s'élèvent à 37,3 milliards d'euros, sur un budget global de 75,6 milliards d'euros. Le versement des allocations suivantes : Allocation Personnalisée d'Autonomie (APA) et Revenu de Solidarité Active (RSA) représente 20,1 % de ces dépenses, soit 7,4 milliards d'euros.

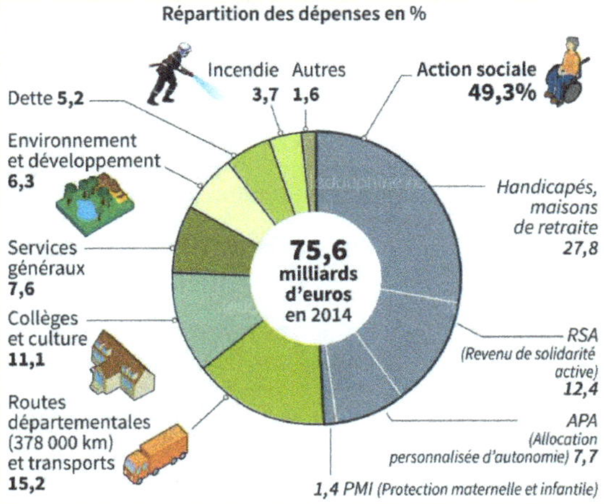

Vie.publique.fr

Doc. 7 L'action sociale, une compétence du département.

Le point sur vos acquis

Analyse du Doc. 8

1 Observez le Doc. 8. Indiquez deux exemples d'activités que développe le CCAS en direction :

– des personnes âgées : ....
....
....

– des enfants : ....
....
....

– des familles en difficulté : ....
....
....

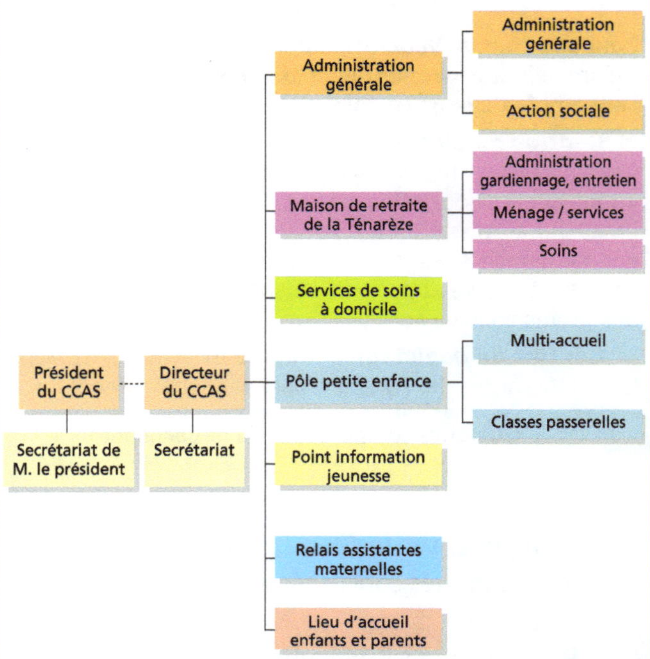

Doc. 8 L'organigramme d'un centre communal d'action sociale.

2 À quel niveau géographique intervient le CCAS ?

....
....
....

3 Précisez l'acteur de chaque compétence en cochant la case correspondante.

Domaines	Compétences	État	Collectivités territoriales	
			Département	Commune
Sanitaire	Définition de la politique de santé publique			
	Gestion et rémunération (= « employeur ») des puéricultrices de PMI			
	Organisation de consultations de contraception gratuites			
	Élaboration de plans nationaux de santé publique (plan canicule, par exemple)			
	Organisation de séances de vaccinations			
	Surveillance des eaux de baignades (piscine, plan d'eau…)			
	Organisation de la prévention des Infections Sexuellement Transmissibles, dont le VIH, les cancers			
Social	Instruction (constitution et vérification) des dossiers de demande de RSA, d'APA et de PCH			
	Financement du RSA, de l'APA et de la PCH			
	Gestion des établissements qui accueillent les enfants en danger			
	Versement des aides financières pour régulariser des loyers impayés			

3 La promotion de la santé en faveur des élèves

La promotion de la santé vise à rendre l'enfant responsable, autonome, acteur de prévention capable d'effectuer des choix positifs pour lui-même et pour les autres. L'école a la responsabilité, en liaison étroite avec les familles, de veiller à la santé des élèves qui lui sont confiés et de favoriser le développement harmonieux de leur personnalité.

LA SITUATION

Lucas, 15 ans est allergique à l'arachide (à la graine de cacahuète) et au pollen depuis sa naissance. Il est scolarisé depuis septembre au lycée professionnel Edmond Rostand, en 1re année de Bac Pro Maintenance des équipements industriels. Un projet d'accueil individualisé (PAI) est élaboré et transmis par l'infirmière du lycée à tous les professeurs et aux conseillers principaux d'éducation.

Lucas vient de remettre au médecin scolaire du lycée l'ordonnance du médecin allergologue qui le suit, ainsi que la demande écrite de ses parents spécifiant les personnes autorisées (médecin et infirmière scolaires, professeurs, personnel d'éducation) à administrer les médicaments en cas de crise.

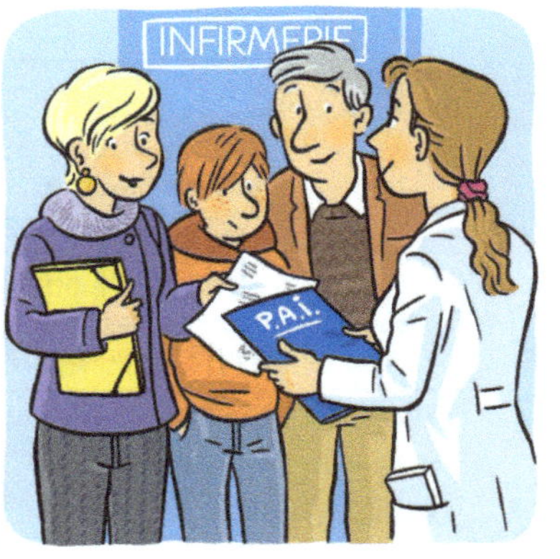

ANALYSE DE LA SITUATION

1 Lisez **LA SITUATION**. Soulignez, en rouge, les raisons pour lesquelles le projet d'accueil individualisé est élaboré, en vert, toutes les personnes qui participent à l'élaboration du projet d'accueil individualisé et, en bleu, les différentes mesures prévues dans le PAI, en dehors de toute situation d'urgence.

2 Consultez le **Doc. 1**. Cochez la bonne réponse pour chacune des affirmations sur les conséquences de la mise en place du PAI de Lucas.

	Vrai	Faux
a) Lucas ne peut pas pratiquer certaines activités sportives.	☐	☐
b) Lucas ne doit pas consommer certains aliments.	☐	☐
c) La vie de Lucas hors du lycée n'est pas concernée par le PAI.	☐	☐
d) Le médecin et l'infirmière scolaires sont les seules personnes habilitées à administrer le traitement à Lucas si nécessaire.	☐	☐
e) Le PAI prévoit en cas d'urgence d'alerter le SAMU.	☐	☐

I. RENSEIGNEMENTS SUR LA PATHOLOGIE

- Risque de réactions allergiques suite à l'ingestion accidentelle d'arachide et à l'exposition au pollen.
- Détresse respiratoire.

II. AMÉNAGEMENTS DE LA SCOLARITÉ

1) Transport scolaire, déplacements dans et hors de l'établissement scolaire
   - ➤ Emporter la trousse d'urgence en cas d'activité « délocalisée ».
   - ➤ Avoir un téléphone disponible à proximité.
2) Matériel spécifique nécessaire
   - ➤ Avoir une trousse d'urgence contenant une boîte d'anti-inflammatoires et un aérosol d'antihistaminiques.
3) Éducation physique et sportive
   Aucune contre-indication.
4) Activités périscolaires (sorties, classes vertes, séjours à l'étranger...)
   - ➤ Emporter la trousse d'urgence en cas d'activité « délocalisée ».
   - ➤ Avoir un téléphone disponible à proximité.
5) Restauration
   - ➤ La consommation des aliments suivants est strictement interdite : arachide.
   - ➤ Lucas supporte les traces et l'huile d'arachide.

III. PROTOCOLE DE SOIN EN CAS D'URGENCE (inclus dans le PAI)

- Réactions allergiques en cas d'ingestion accidentelle d'arachide et d'exposition au pollen.
- Détresse respiratoire.

➤ **La consommation d'arachide est strictement interdite. Lucas supporte les traces et l'huile d'arachide.**

EN CAS DE	SIGNES D'APPEL	FAIRE OU DONNER
crise d'asthme	- Respiration difficile et/ou impression d'étouffer. - Difficultés à parler, sifflements, toux...	- Calmer et rassurer Lucas. - Libérer ses voies aériennes. - Lui donner 1 bouffée d'antihistaminique...

Informations à fournir au médecin d'urgence :
Enfant allergique, suivi par le Dr SAGET de MAVILLE.
QUI PRÉVENIR :
SAMU : n°15 (ou 112 sur portables).

Doc. 1 L'extrait du projet d'accueil individualisé (PAI) de Lucas.

OBJECTIF (activités 1 et 2) : Indiquer le rôle du service de promotion de la santé en faveur des élèves à partir d'exemples.

ACTIVITÉ 1 La promotion de la santé en faveur des élèves

Horaires	lundi	mardi	mercredi	jeudi
8-9	Bilan de santé des 6e du collège de Kevin*.	Rendez-vous MDPH pour le projet personnalisé de l'élève handicapé Marc.	Réunion avec son supérieur hiérarchique du rectorat à Maville.	Vérification des vaccinations des 1res années de Bac Pro du lycée E. Rostand*.
9-10				
10-11	Mise à jour dossiers médicaux(*).		Rendez-vous avec CPE pour dossier demande tiers-temps pour élèves dyslexiques du lycée E. Rostand.	Mise à jour dossiers médicaux.
11-12				
14-15	Rendez-vous 14 h Guillaume, diabétique, et ses parents.	Information des professeurs : rôle du service de promotion pour le signalement d'enfant en danger.	Réunion du Comité d'Hygiène et de Sécurité du lycée professionnel E. Rostand : rénovation installations sanitaires.	Intervention des élèves de 3e du lycée E. Rostand : sevrage tabagisme avec l'infirmière scolaire*.
15-17	15 h : Henri, absentéisme. 16 h : Isabelle, dispense EPS. 17 h : Louis, mal-être.			

* Présence de l'infirmière scolaire et de la secrétaire médico-sociale.

Doc. 2 Le planning du service de promotion de la santé en faveur des élèves de Maville : mesdames Morand, médecin scolaire, et Fassol, infirmière scolaire.

1 Lisez le Doc. 3. Expliquez pourquoi ce service est appelé service de promotion de la santé, à l'aide d'exemples du Doc. 2.

– ....

– ....

– ....

2 Complétez le Doc. 4 à l'aide des informations du Doc. 2.

La promotion de la santé est un ensemble de mesures de prévention. Ce sont des mesures d'éducation sanitaire qui cherchent à responsabiliser les individus et des mesures concernant le milieu de vie des individus, afin de limiter l'influence non négligeable de l'environnement sur la santé et de favoriser le lien social. La promotion de la santé des élèves est confiée aux infirmières (permanence pour les petits soins, l'administration de médicaments, la gestion de situation d'urgence…) et aux médecins de l'Éducation nationale.

Doc. 3 La promotion de la santé.

Personnel	– .... – .... – ....
Niveaux scolaires concernés	– ....
Rôles du service	– .... – .... – .... – .... – .... – .... – ....

Doc. 4 Le service de promotion en faveur des élèves est un service déconcentré du ministère de la Santé.

ACTIVITÉ 2 Une action de promotion de la santé

Projet de prévention des conduites addictives en classe de 4e

Les objectifs de ce projet mis en œuvre sur tout le département sont :

- d'informer, avant la fin de la scolarité obligatoire, chaque collégien scolarisé dans le département sur les risques et les dangers des drogues (notamment alcool, tabac et cannabis) et de la cyberaddiction (dépendance à Internet) ;
- de leur faire connaître les lois en vigueur par rapport à la consommation de ces produits et à l'utilisation des portables ;
- de leur permettre de réfléchir ensemble sur les causes des conduites à risques chez les jeunes et les moyens de prévenir celles-ci.

Concrètement, une séance de sensibilisation de deux heures est proposée à chacune des 246 classes de quatrième du département : elle est animée par l'infirmière du service de promotion en collaboration avec des personnels de gendarmerie, police ou association de prévention (SEDAP, ANPAA). Systématiquement, une liste de personnes-ressources (à l'intérieur et à l'extérieur du collège) est indiquée aux élèves et un membre de l'équipe du collège (enseignant ou conseiller principal d'éducation) assiste à l'intervention.

Dans les jours suivant la séance d'information, un questionnaire anonyme est proposé à chaque collégien pour évaluer son ressenti sur cette intervention.

Le projet est financé par la Mission Interministérielle de Lutte contre la Drogue et les conduites addictives (MILDCA).

MILD &CA
Mission interministérielle de lutte contre les drogues et les conduites addictives

Association Nationale de PRÉVENTION en ALCOOLOGIE et ADDICTOLOGIE
A.N.P.A.A. 59

Sedap
Société d'Entraide et d'Action Psychologique

D'après : www.ac-dijon.fr

Doc. 5 **Un projet mis en place par l'infirmière du service de promotion de la santé en faveur des élèves avec de nombreux partenaires.**

1 Lisez le Doc. 5. Soulignez en rouge les objectifs du projet.

2 Citez le public visé par ce projet et justifiez ce choix.

....

....

3 Soulignez en vert les différents acteurs, puis classez-les suivant le type de mode d'administration ci-dessous.

- Services de l'Administration centrale : ....
- Services déconcentrés : ....
- Associations : ....

4 Qu'apportent ces différents acteurs (la mission interministérielle de lutte contre la drogue et les conduites addictives (MILDCA), les personnels de gendarmerie et de police, les associations) lors d'une action de promotion de la santé ?

....

....

Le point sur vos acquis

Analyse du Doc. 6

Des dépistages infirmiers approfondis sont effectués auprès des élèves. 9 141 élèves de 6e au collège et 10 789 élèves de grande section de maternelle ont bénéficié d'un dépistage infirmier approfondi.

Les anomalies repérées donnent lieu à un avis écrit aux familles les invitant à consulter le médecin, l'ophtalmologiste ou le dentiste.

	GRANDE SECTION MATERNELLE	SIXIÈME
Surcharge pondérale	9%	16%
Vaccination ROR à jour	89%	90%
Au moins 1 carie non traitée	9%	7%
Support multimédia	52% ont une console de jeu portable	60% ont un téléphone portable
Petit-déjeuner	3% n'en ont pas pris la veille de l'examen	7% n'en ont pas pris la veille de l'examen
Durée de sommeil < 10 h	3%	43%

Doc. 6 **Les dépistages infirmiers au service de promotion de la santé des établissements scolaires de l'académie de Toulouse.**

1 Lisez le Doc. 6. Soulignez, en rouge dans le texte, les bénéficiaires du service de promotion de la santé en faveur des élèves et, en vert sur le graphique, les deux anomalies les plus souvent repérées par les infirmiers.

2 Pourquoi le service de promotion en faveur de la santé des élèves de l'académie de Besançon fait-il des dépistages infirmiers approfondis ?

....

....

....

3 Observez les différentes illustrations ci-dessous. Complétez le schéma en identifiant les différents rôles du service de promotion de la santé en faveur des élèves.

Les rôles du service de promotion de la santé en faveur des élèves

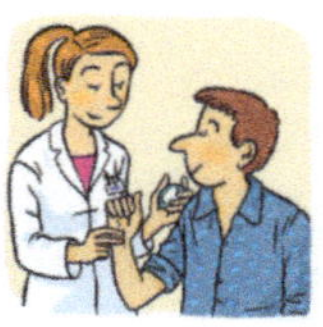

....

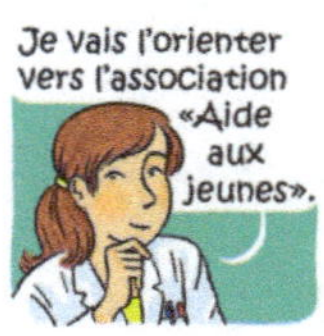
Je vais l'orienter vers l'association «Aide aux jeunes».

....

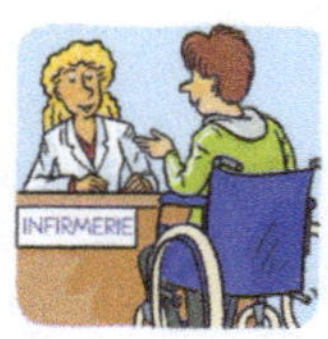
INFIRMERIE

....

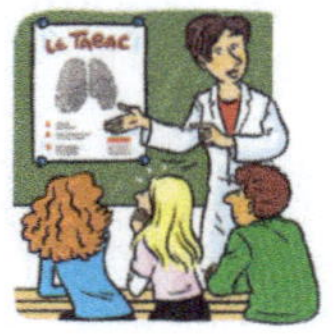
LE TABAC

....

Médecin et infirmière du Service de promotion de la santé en faveur des élèves

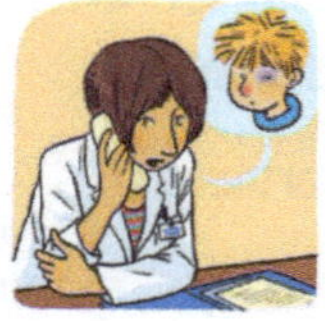

....

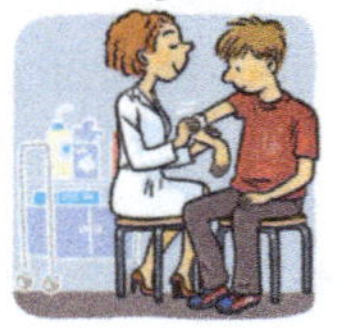

....

....

4 Les évolutions à l'adolescence

L'adolescence est une période de transition. Le corps se transforme et acquiert progressivement les caractéristiques physiques de l'adulte. La perception de soi change. L'adolescent quitte le monde protégé de l'enfance, mais n'est pas encore un adulte. Il aspire à plus de liberté, mais n'est pas encore autonome. L'adolescent doit se confronter à ces différentes contradictions pour construire sa nouvelle identité.

LA SITUATION

Les difficultés psychologiques — 18,3 %

- l'expression d'un profond mal-être
- l'anxiété, l'angoisse
- la perte d'estime de soi
- les addictions
- les fugues
- la dépression
- les tentatives de suicide

Le corps — 12,8 %

- les transformations de leur corps à la puberté
- des questions sur des maladies
- l'information et la confirmation de ce qui a été lu ou entendu dans les médias
- la demande d'informations ou d'explications après une consultation médicale

Le social — 7,1%

- des demandes d'information et d'orientation
- la recherche de structures pouvant les aider juridiquement ou médicalement

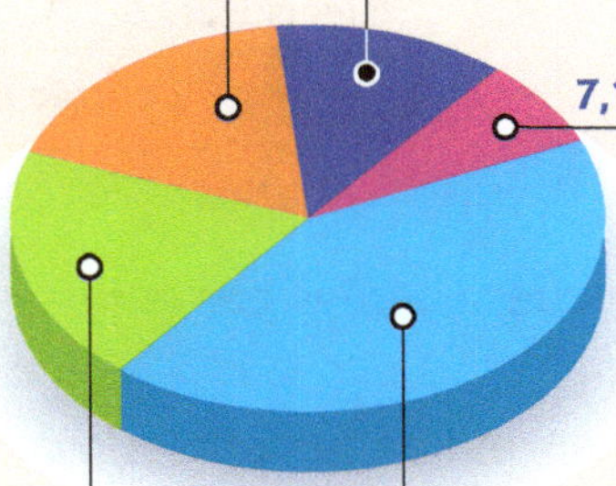

Les difficultés relationnelles — 19,2 %

- les relations à l'autre : amitié, amour, famille, école
- le manque de confiance
- la confusion dans les sentiments
- les situations de conflits, de rupture, de deuil...

La sexualité et la contraception — 42,6%

- l'appréhension du premier baiser ou du premier rapport sexuel
- l'emploi du préservatif
- les différents modes de contraception, dont la contraception d'urgence
- la crainte d'être enceinte
- les différentes méthodes d'interruption de grossesse

Fil Santé Jeunes a été créé en 1995 par le ministère du Travail et des Affaires sociales. Il est aujourd'hui sous l'égide de l'Institut National de Prévention et d'Éducation pour la Santé (INPES) et de la Direction Générale de l'Action Sociale (DGAS) du ministère de la Famille et de l'Enfance. Fil Santé Jeunes a pour mission l'écoute, l'information et l'orientation des jeunes. C'est aussi un observatoire national des difficultés qu'ils rencontrent en matière de santé.

Source : d'après Fil Santé Jeunes, www.filsantejeunes.com.

ANALYSE DE LA SITUATION

1 Lisez **LA SITUATION**. Soulignez la double mission de *Fil Santé Jeunes*.

2 Classez les thèmes abordés par ordre décroissant de fréquence.

....

....

3 Citez cinq difficultés psychologiques évoquées par les adolescents.

....

....

OBJECTIFS : Différencier adolescence et puberté. Présenter et justifier les principales transformations physiques et physiologiques caractéristiques de l'adolescence.

ACTIVITÉ 1 Les transformations physiques et physiologiques à l'adolescence

1 Lisez le Doc. 1. Donnez la définition de l'adolescence.

....

....

2 Définissez la puberté et indiquez l'âge moyen vers lequel elle débute :

- chez le garçon ....
- chez la fille ....

3 D'après vos connaissances, quel élément indique que les cycles féminins ont commencé chez l'adolescente ?

....

....

L'adolescence est une période de transition entre l'enfance et l'âge adulte. L'entrée dans l'adolescence est marquée par un processus biologique : la **puberté**.

Le corps accède alors à la maturité physique et devient apte à la procréation grâce à la maturation du système endocrinien. Les hormones hypothalamiques et hypophysaires stimulent les glandes sexuelles, qui libèrent des hormones sexuelles : œstrogènes, puis progestérone, chez la fille et testostérone chez le garçon.

L'apparition de la puberté ne se fait pas au même âge et suivant le même rythme pour chacun. Elle semble liée à des facteurs tels que l'origine géographique et familiale, ou encore le mode de vie. En moyenne, la puberté débute autour de 10-12 ans pour les filles et de 12-14 ans pour les garçons.

La fin de l'adolescence est marquée par l'autonomie sociale et économique, l'indépendance familiale et la majorité civile.

Doc. 1 L'entrée dans l'adolescence.

4 Encadrez, dans le Doc. 1 :

- en noir, le nom des substances chimiques libérées par le système endocrinien, responsables des changements corporels à l'adolescence ;
- en rouge, le nom spécifique des substances libérées par les ovaires chez la fille ;
- en bleu, le nom spécifique des substances libérées par les testicules chez le garçon.

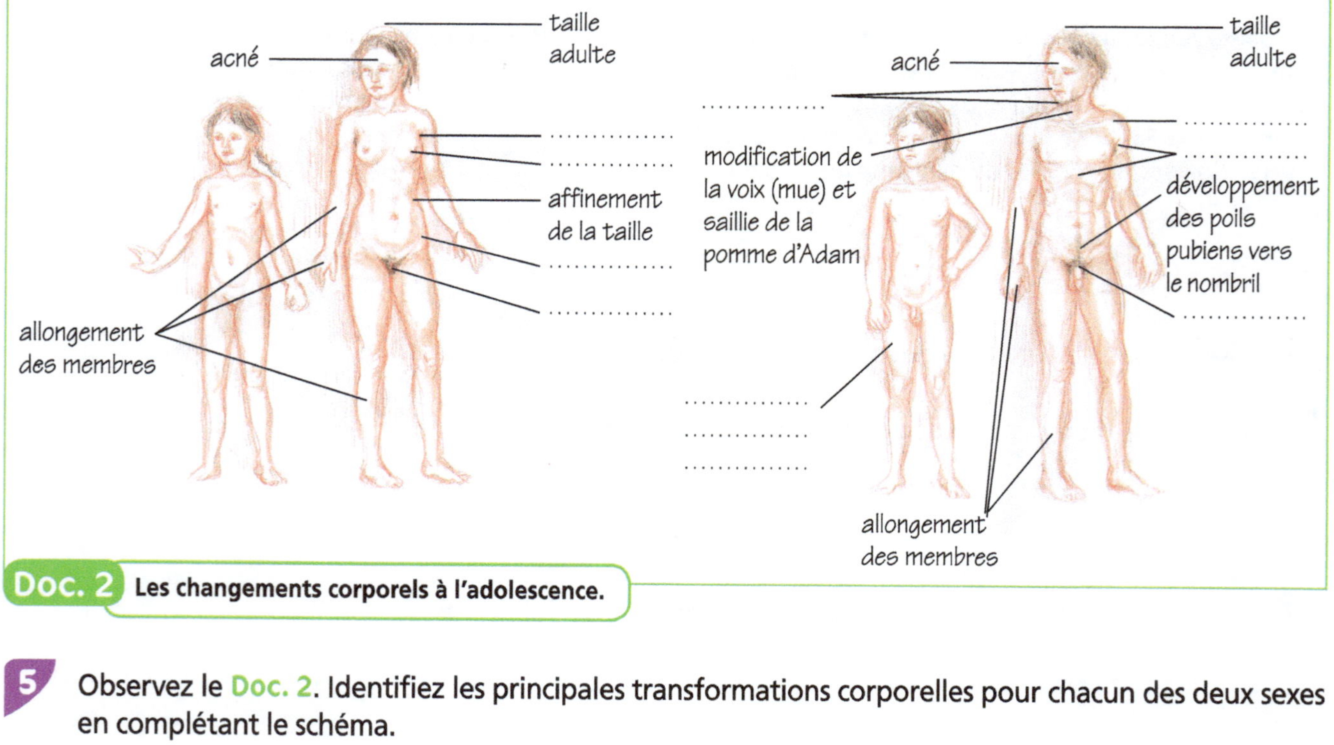

Doc. 2 Les changements corporels à l'adolescence.

5 Observez le Doc. 2. Identifiez les principales transformations corporelles pour chacun des deux sexes en complétant le schéma.

OBJECTIF (activités 2 et 3) : Présenter et justifier les modifications de l'image de soi, caractéristiques de l'adolescence.

ACTIVITÉ 2 L'image de soi

L'adolescent doit s'habituer aux changements de son corps. C'est une période souvent déstabilisante, pendant laquelle il oscille entre fierté et rejet. Il peut éprouver un sentiment de gêne, parfois d'étrangeté. Il s'observe beaucoup dans le miroir, se compare aux jeunes de son âge, à l'image idéale qu'il a en tête. Il est très sensible à son apparence physique et au regard que l'on porte sur lui. Pour pouvoir continuer à s'aimer et développer sa confiance en lui-même, l'adolescent doit s'approprier l'image et les perceptions nouvelles de son corps.

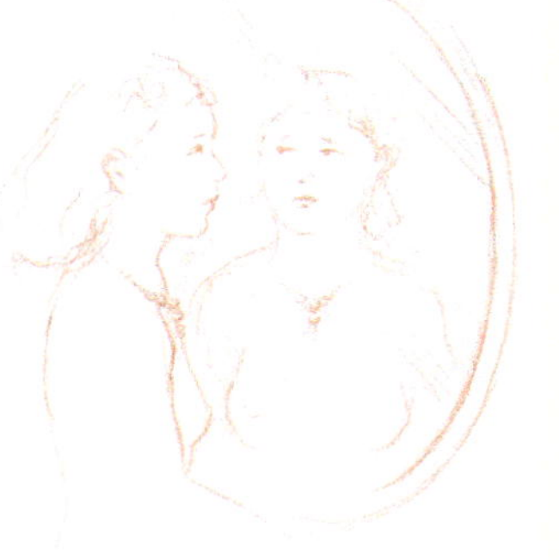

Doc. 3 **La perception de sa propre image à l'adolescence.**

1 Lisez le Doc. 3. Soulignez trois sentiments qu'un adolescent peut éprouver à voir son corps se transformer.

2 Observez le dessin du Doc. 3. Que semble chercher la jeune fille en s'observant dans le miroir ?

ACTIVITÉ 3 L'évolution de la vie sexuelle

1 Lisez le Doc. 4. Comment les adolescents commencent-ils à s'intéresser à la sexualité ?

2 Citez trois peurs que peuvent éprouver les adolescents avant leur premier rapport sexuel.

La vie sexuelle à l'adolescence commence par le rêve et l'imagination. En même temps qu'on se découvre, on extrapole sur l'autre. Le premier sujet de discussion avec les amis devient le sexe opposé. On cherche des sources d'informations sur la sexualité. Désirs et inquiétudes se mêlent : peur de ne pas savoir s'y prendre, d'avoir mal, de décevoir l'autre… Et puis un jour, on fait ses premières expériences, loin des diktats des magazines et des images mécaniques et stéréotypées de la pornographie que quasiment tous les adolescents ont déjà eues sous les yeux. Les filles franchissent le cap essentiellement parce qu'elles sont amoureuses, et les garçons ont en premier le désir de se mettre à l'épreuve. En moyenne, le premier baiser est échangé autour de 14 ans, le premier rapport sexuel a lieu autour de 17 ans.

Doc. 4 **L'adolescence et la sexualité.**

3 Indiquez l'âge moyen du premier baiser et celui du premier rapport sexuel.

OBJECTIF (activités 4 et 5) : Présenter et justifier la quête identitaire et le désir d'autonomie, caractéristiques de l'adolescence.

ACTIVITÉ 4 La quête d'autonomie

L'adolescent devient plus mature dans son corps, mais aussi dans sa réflexion. Il devient capable de raisonnements approfondis et développe sa propre vision du monde. Il a le désir de s'affirmer et de se sentir libre, mais en même temps, il est encore très loin de pouvoir vivre de façon autonome. Sur le plan matériel et économique, mais aussi sur le plan juridique, il reste sous la responsabilité de ses parents. L'adolescent vit donc une certaine contradiction entre ses aspirations, souvent encore très idéalisées, et la réalité concrète de son quotidien.

Doc. 5 **La recherche d'autonomie.**

Autonomie, le maître mot des vacances d'ados

« Entre 13 et 18 ans, on rêve de partir sans papa-maman, mais on n'a pas encore l'âge de s'aventurer tout seul. […] »

Ah, la Liberté avec un « L » majuscule, les grasses matinées qui se prolongent, la bande de copains, les rencontres et les sorties… Après une année scolaire éprouvante, les adolescents, comme leurs aînés, sont nombreux à rêver de vacances vraiment dépaysantes. Mais dans leur tête, le mot signifie surtout… loin des parents ! Ainsi Emmanuel, 15 ans, n'hésite pas à bouder le voyage de rêve organisé par papa et maman pour l'été : « *Les États-Unis, c'est très bien, le problème, c'est d'y aller avec vous* », grommelle-t-il à l'adresse de son père. »

Source : Arnaud Schwartz, *La Croix*.

Doc. 6 **Un témoignage d'adolescent sur les vacances sans parents.**

1 Lisez le **Doc. 5**. Comment les capacités intellectuelles évoluent-elles à l'adolescence ?

……………………………………………………………………………………

……………………………………………………………………………………

2 Indiquez le principal facteur qui freine l'autonomie de l'adolescent.

……………………………………………………………………………………

3 Lisez le **Doc. 6**. Indiquez comment les vacances sont envisagées par les adolescents. De quoi sont-elles synonymes ?

……………………………………………………………………………………

……………………………………………………………………………………

ACTIVITÉ 5 La recherche d'identité à l'adolescence

1 Lisez le **Doc. 7**. Pourquoi parle-t-on de « crise d'adolescence » ?

……………………………………………

……………………………………………

……………………………………………

2 Indiquez les répercussions possibles d'un mal-être à l'adolescence sur des sujets fragiles.

……………………………………………

……………………………………………

……………………………………………

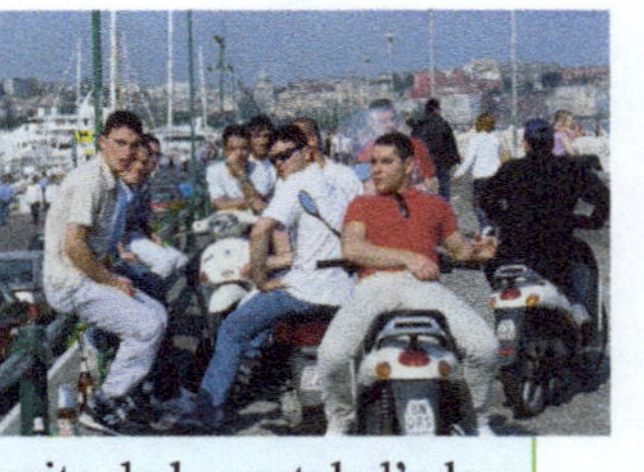

L'adolescent doit construire sa nouvelle identité. On parle de « crise d'adolescence » pour désigner cette période, où tous les repères anciens deviennent obsolètes, et qui nécessite de la part de l'adolescent un remaniement important de sa perception de lui-même, mais aussi de son rapport aux autres. Dans la grande majorité des cas, cette période délicate est traversée sans encombre. Toutefois, si l'adolescent est fragile, son mal-être peut déboucher sur des troubles psychologiques ou entraîner des comportements qui le mettent en danger, voire des tentatives de suicide.

Doc. 7 **La construction identitaire chez l'adolescent.**

OBJECTIF : Présenter et justifier les évolutions des relations de l'adolescent avec sa famille.

ACTIVITÉ 6 L'évolution des relations familiales au cours de l'adolescence

Prendre son envol

Petit enfant... [...]

Enfant, les parents sont le réconfort quand on se fait mal, le refuge quand on a peur, le soutien et le modèle quand on désire avancer. On a de quoi les aimer non ?! D'ailleurs, on ne se pose pas la question : nos parents sont indispensables et souvent tellement parfaits qu'on aspire à leur ressembler !

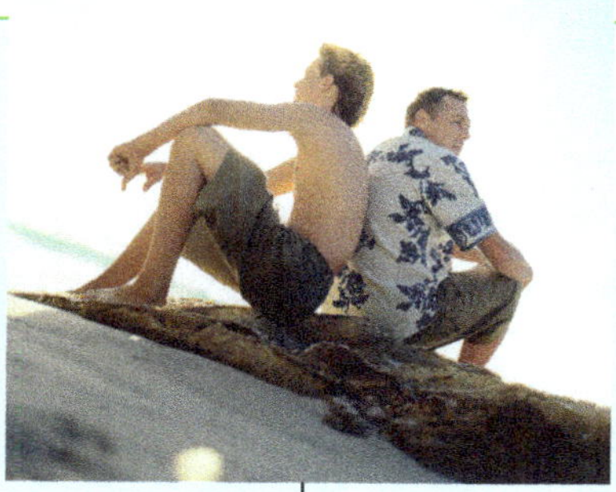

... jeune adolescent...

Et voilà que soudain... C'est la looose ! Vos parents sans reproches depuis une décennie laissent apparaître des signes de faiblesse. Quoi ? ! Toc toc toc... voilà l'adolescence !! « *Comment ça mes parents ne sont pas parfaits... ils m'auraient menti ?! Les grandes personnes n'auraient donc pas toujours raison ? Elles pourraient prendre parfois des décisions arbitraires, injustes ? Moi qui pense maintenant par moi-même et ai des envies propres, ils ne sont plus capables de me comprendre ni de répondre à mes exigences ? !* ». Au moment où votre corps est soumis à diverses transformations, [...] vous aspirez à plus d'autonomie, à plus de responsabilité, à plus de liberté.

Pour acquérir cette autonomie et parvenir à construire votre identité de futur jeune adulte, vous avez besoin de ces « autres », vos pairs, vos potes pour apprendre à vous connaître, vivre de nouvelles expériences, tester vos propres limites... Vos parents peuvent en être légèrement déstabilisés : c'est un peu comme si vous n'aviez plus besoin d'eux ?! Dans le même temps en effet, vous avez besoin d'apprendre à vous séparer d'eux, à remettre en question leur autorité, leur statut. [...]

... deviendra grand

Une fois passés le « choc » de l'adolescence et le chamboulement relationnel qui l'accompagne, chacun reprend sa place. Finalement, les parents restent les parents ! Ce n'est pas parce qu'on devient majeur qu'ils n'ont plus leur mot à dire sur ce qu'on est, sur ce qu'on fait... Toute la vie, ils sont ceux sur qui on pourra compter, ceux qui nous accompagneront dans le chemin qui mène à l'âge adulte. Vous avez encore besoin d'eux ! Ils ont l'expérience plus ou moins bonne que vous n'avez pas, peuvent être de bon conseil, ont encore des choses à vous apprendre... [...]

Source : Fil Santé Jeunes, www.filsantejeunes.com.

Doc. 8 L'adolescent et sa famille.

1 Lisez le Doc. 8. Soulignez les cinq représentations des parents pour les jeunes enfants.

2 Qu'est-ce qui caractérise les relations des adolescents avec leurs parents ?

....

....

3 Justifiez l'évolution des relations de l'adolescent avec sa famille.

....

....

Confiance : L'adolescent a besoin de sentir que ses parents lui font confiance, cela augmente son estime de lui-même et lui donne envie d'honorer cette confiance.

Dialogue : L'adolescent pense désormais par lui-même et désire prendre part aux discussions, exprimer son point de vue et être entendu.

Sécurité : L'adolescent a besoin de repères et de références. Cela passe par les valeurs transmises et le respect, l'affection et la présence des parents.

Autonomie : L'adolescent a besoin d'effectuer des choix personnels, de tester ses capacités et de faire l'expérience de ses possibilités.

Responsabilité : L'adolescent doit apprendre à assumer les conséquences de ses choix en terme de risques, mais aussi d'engagements.

Affection : Important à tout âge, aimer et être aimé reste nécessaire à l'adolescent, même s'il est très orienté vers le monde extérieur et ses découvertes.

Espoir : L'adolescent a besoin de croire en l'avenir pour développer son enthousiasme, ses compétences et avoir envie de construire sa vie.

Source : d'après M. Fize, *Cerveau et Psycho*, juillet-août 2006.

Doc. 9 Les sept besoins capitaux de l'adolescent.

4 Lisez le Doc. 9. Encadrez les sept besoins essentiels à l'adolescent.

Le point sur vos acquis

Analyse du Doc. 10

Françoise Dolto compare l'adolescent à un homard au moment de sa mue, moment où il est sans défense avant de se fabriquer une nouvelle carapace.

L'adolescent est un peu comme ce homard, « à nu » : il n'a plus sa coquille d'enfant et pas encore sa carapace d'adulte. Le regard et les réflexions des autres l'atteignent de plein fouet, tandis que ses propres pulsions le déstabilisent.

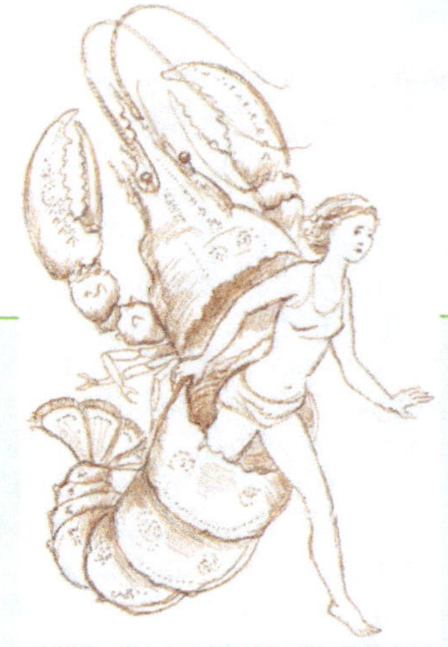

Doc. 10 Le « complexe du homard ».

1 Lisez le Doc. 10. Expliquez pourquoi Françoise Dolto compare l'adolescent à un homard pendant sa mue.

....

....

....

2 Énumérez, pour chacun des deux sexes, cinq transformations corporelles qui ont lieu à l'adolescence.

- ....

....

....

- ....

....

....

3 Indiquez les transformations psychologiques et identitaires vécues par l'adolescent.

....

....

....

4 Indiquez les caractéristiques des relations des adolescents avec leurs parents.

....

....

....

5 Différenciez les termes « adolescence » et « puberté ».

- ....

....

- ....

....

5 L'adolescent dans la société

L'adolescent a besoin de s'affirmer. Il recherche ses modèles hors de la famille, chez ses amis ou chez les personnalités qu'il admire. Il forge sa nouvelle identité et teste ses nouvelles capacités. En quête de limites, il peut parfois avoir des comportements excessifs et se mettre en danger. L'adolescent désire prendre sa place dans la société, mais, fort de ses idéaux, il a tendance à critiquer les valeurs et les principes de celle-ci.

LA SITUATION

Toutes les mesures du « Plan Santé des Jeunes » visent à permettre aux jeunes d'être acteurs de leur propre santé et de mieux les protéger en luttant efficacement contre les conduites à risque. Le plan prévoit la création d'une maison des adolescents (MDA) dans chaque département pour aider les jeunes et les étudiants les plus vulnérables.

Les MDA réunissent les dispositifs sanitaires, sociaux, éducatifs et juridiques dont les jeunes peuvent avoir besoin pour faire face aux difficultés qu'ils rencontrent. Ce sont des structures ouvertes où les adolescents peuvent se rendre librement et gratuitement sans avoir nécessairement l'autorisation préalable des parents.

Source : Ministère du Travail, de l'Emploi et de la Santé.

ANALYSE DE LA SITUATION

OBJECTIF : Préciser l'intérêt des maisons de l'adolescent.

1 Lisez **LA SITUATION**. Indiquez les objectifs du « Plan Santé des Jeunes ».

....

....

....

2 Observez le **Doc. 1**. Relevez les principales missions des maisons des adolescents.

....

....

....

3 À qui s'adressent-elles ?

....

....

....

4 Entourez, sur le **Doc. 1**, les trois thèmes fréquemment abordés par les professionnels accueillant le public dans les maisons des adolescents.

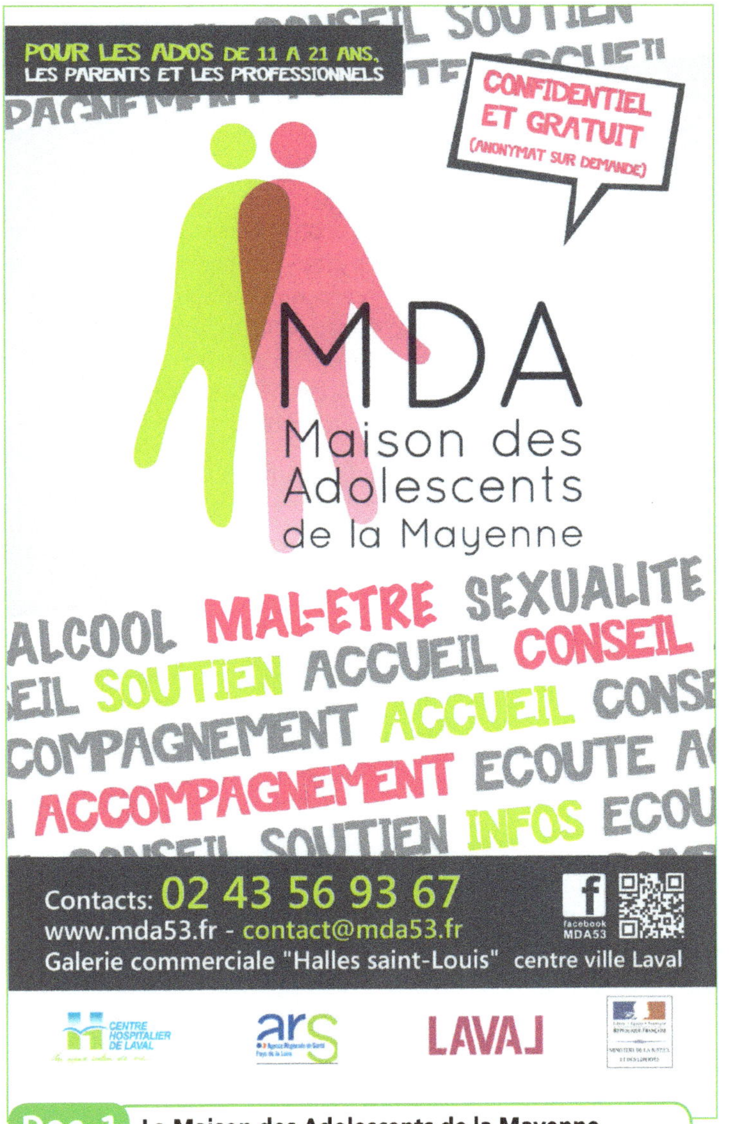
POUR LES ADOS DE 11 A 21 ANS, LES PARENTS ET LES PROFESSIONNELS
CONFIDENTIEL ET GRATUIT
(ANONYMAT SUR DEMANDE)
MDA
Maison des Adolescents de la Mayenne
ALCOOL MAL-ETRE SEXUALITE
SOUTIEN ACCUEIL CONSEIL
ACCOMPAGNEMENT ACCUEIL
ACCOMPAGNEMENT ECOUTE
SOUTIEN INFOS
Contacts: 02 43 56 93 67
www.mda53.fr - contact@mda53.fr
Galerie commerciale "Halles saint-Louis" centre ville Laval
facebook MDA53
CENTRE HOSPITALIER DE LAVAL
ars
LAVAL

Doc. 1 La Maison des Adolescents de la Mayenne.

OBJECTIF : Présenter les particularités du comportement social du jeune (expérimentations, conduites alimentaires, conduites vestimentaires, conduites langagières, importance du groupe ou du réseau d'amis…).

ACTIVITÉ 1 Les conduites sociales de l'adolescent

L'adolescent cherche à se démarquer du reste de la société par son comportement. Il défie en quelque sorte le monde dans lequel il sait devoir bientôt entrer : il rejette souvent les habitudes de vie qui ont rythmé son enfance. Il veut se coucher plus tard, regarder des émissions d'adultes à la télévision, sortir le soir avec ses amis pour faire la fête... L'influence du groupe à cet âge est forte. Il recherche des aliments attrayants, rapides à consommer qui déséquilibrent parfois son alimentation. Il utilise des mots et des expressions qui composent un langage spécifique à sa classe d'âge et traduisent mieux ce qu'il ressent. Il choisit lui-même ses vêtements et se crée un style, élément qui a son importance pour être accepté et respecté des autres.

Doc. 2 Les habitudes de vie au quotidien.

1. Lisez le Doc. 2. Indiquez quatre nouvelles habitudes de vie quotidienne à l'adolescence.

....

....

....

ACTIVITÉ 2 Les relations des adolescents entre eux et avec les adultes

L'adolescent s'écarte de sa famille et se tourne vers ses **pairs**. Le groupe d'amis assure plusieurs fonctions : il réconforte l'adolescent qui peut ainsi se comparer aux autres, constater qu'il partage les mêmes doutes et les mêmes expériences. L'adolescent adopte les mêmes comportements que ses pairs, ce qui développe un fort sentiment d'appartenance au groupe et lui assure la reconnaissance qu'il recherche. C'est une période où le désir d'être accepté est très fort et où le moindre rejet entraîne de la souffrance. Les confidences et les échanges avec les amis sont très importants. Quant aux adultes, la plupart sont repoussés, car ils représentent le monde dont l'adolescent cherche à se démarquer. Certains cependant, comme un professeur de sport ou une infirmière scolaire peuvent être investis d'un rôle de confident. L'adolescent pourra alors solliciter une écoute et chercher un refuge auprès d'eux. L'adolescent érige aussi certains personnages ou certaines vedettes en « idoles », qui deviennent pour lui des modèles.

Doc. 3 La place des amis et des adultes à l'adolescence.

1. Lisez le Doc. 3. À l'aide du lexique, définissez le terme de « pairs ». ....

....

....

2. Citez trois fonctions importantes du groupe des pairs à l'adolescence.

....

....

....

3. Quelles personnes sont prises le plus souvent pour modèle par les adolescents ?

....

....

....

OBJECTIF : Définir la notion de conduite à risques.

ACTIVITÉ 3 Les conduites à risques à l'adolescence

1 Lisez le Doc. 4. Expliquez la notion de risque à l'adolescence.

....

....

2 Indiquez trois facteurs qui peuvent entraîner l'adolescent vers des conduites dangereuses.

....

....

....

....

....

3 Citez cinq façons dont un mal-être peut se traduire à l'adolescence.

....

....

....

....

....

4 Consultez le Doc. 5. Expliquez de quelle façon un comportement dangereux peut être un appel à l'aide.

....

....

....

....

5 Classez les conduites dangereuses selon le sexe des adolescents.

Conduites dangereuses chez les filles	Conduites dangereuses chez les garçons
....	....
....	....
....	....
....	....
....	....

D'une façon générale, changer à l'adolescence c'est forcément prendre des risques. Il s'agit pour l'adolescent de sortir du cadre des expériences passées, d'éprouver une certaine liberté d'agir tout en évacuant sa tension interne. Dans la plupart des cas, l'adolescent prend des risques limités, ce qui témoigne plutôt d'un élan vital et d'une envie de se confronter au monde. Toutefois, il ne mesure pas toujours les conséquences de ses actes et peut subir des influences diverses.

D'autres facteurs peuvent également faire basculer l'adolescent vers des conduites dangereuses. C'est le cas d'une situation familiale et sociale difficile (violences conjugales, dépression, alcoolisme, précarité financière…), d'un manque de repères éducatifs structurants, ou d'un isolement affectif important (absence réelle ou manque de dialogue et d'affection des proches).

On observe alors fréquemment une désinsertion scolaire (absentéisme, manque de travail, désintérêt, absence de projet). L'adolescent peut traduire son mal-être de plusieurs façons. Certains se replient sur eux-mêmes, entament une dépression et parfois tentent de se suicider.

D'autres présentent des **troubles du comportement** : soit ils adoptent des **attitudes autodestructrices** (automutilations, troubles alimentaires…), soit ils commettent des **actes délinquants** (vols, agressions, destruction de biens…).

Doc. 4 Les risques et les conduites dangereuses à l'adolescence.

Violences tournées contre soi
Suicide
Anorexie
Boulimie
Scarification
Drogue
Alcool
Jeux dangereux
Sports extrêmes
Conduite dangereuse sur la route
Rapports sexuels à risques
Violences dirigées vers les autres
Bagarres
Contraintes sexuelles
Viols
Vol
Destruction des biens publics
Agressions physiques
Fugues

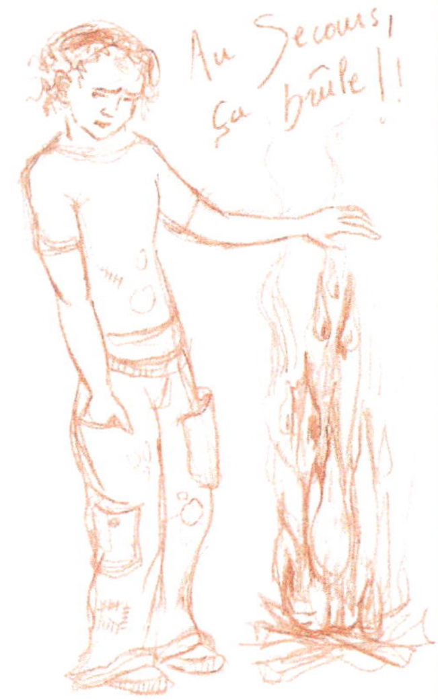

Conduite plus fréquente chez les filles (orange)
Conduite plus fréquente chez les garçons (bleu)

Doc. 5 Des exemples de conduites à risques à l'adolescence.

OBJECTIFS (Activités 4 et 5) : Analyser des données statistiques et présenter des réponses institutionnelles à quelques problèmes susceptibles de survenir (milieu scolaire…).

ACTIVITÉ 4 Des statistiques concernant l'usage de substances psychoactives

1 Observez le Doc. 6. Relevez les deux substances psychoactives les plus consommées chez les jeunes de 17 ans.

....

2 Comment évolue l'usage régulier du cannabis entre 2000 et 2017 ? ....

....

3 D'après vos connaissances, citez deux raisons possibles permettant d'expliquer la diminution de l'usage du tabac chez les mineurs entre 2000 et 2017 ?

....

....

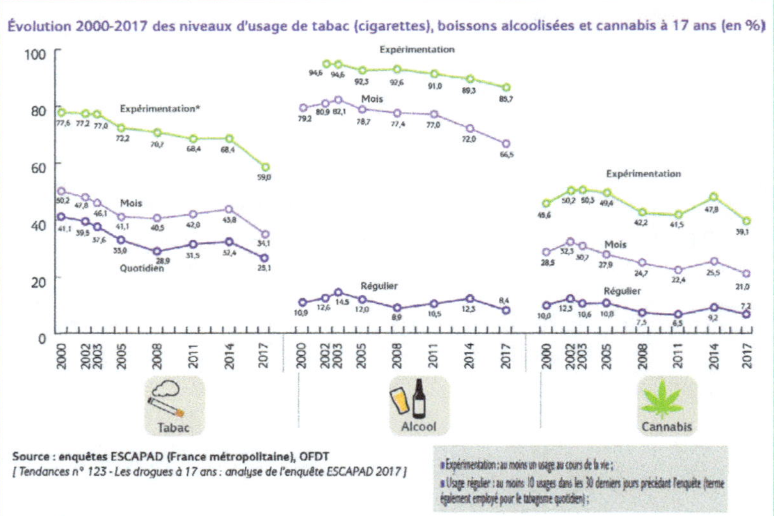

Doc. 6 Évolution 2000-2017 des niveaux d'usage de tabac (cigarettes), boissons alcoolisées et cannabis à 17 ans (en %).

ACTIVITÉ 5 Le Comité d'Éducation à la Santé et à la Citoyenneté (CESC)

Dans le cadre de la semaine de prévention, le CESC du lycée Marx Dormoy a accueilli dans sa cour de récréation le Bus Prévention Santé du Val de Marne.

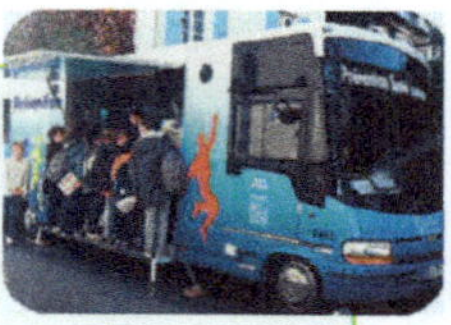

Un bus Prévention Santé sillonne le Val-de-Marne

Un bus un peu spécial, le Bus Prévention Santé, équipé de moyens multimédia, sillonne le Val-de-Marne pour donner de précieuses informations sur ce sujet. Sa mission initiale était d'informer sur la toxicomanie et le Sida.
Aujourd'hui, on peut y évoquer d'autres questions, comme l'alimentation, la sexualité, la violence, le dopage, les risques des piercings... Le Bus Prévention Santé peut s'installer lors de manifestations sportives, de fêtes de quartier ou de festivals. Il peut s'arrêter dans les collèges qui en font la demande. Cet outil pédagogique a pour but de créer un événement dans une stratégie commune de prévention, en collaboration avec des partenaires locaux (associations, enseignants, infirmières scolaires, services municipaux...). Il mobilise différents publics autour d'un thème de santé en favorisant le dialogue, l'écoute, la parole des publics et en diffusant une information.

Source : avec l'autorisation du conseil départemental du Val-de-Marne.

Doc. 7 Le bus Prévention Santé du Val-de-Marne.

1 Lisez le Doc. 7. À l'aide du lexique, traduisez le sigle CESC et précisez ses principales missions.

....

....

2 Énumérez les principaux thèmes abordés par le bus Prévention Santé.

....

....

OBJECTIF : Énoncer les différents droits des mineurs.

ACTIVITÉ 6 Le droit des mineurs : quelques exemples

La justice :
Même si je ne peux pas être considérée comme totalement responsable avant mes 18 ans, j'ai quand même des droits et des devoirs envers la société. Si je me rends coupable d'un crime ou d'un délit, je dois en rendre compte à la justice. Les sanctions sont adaptées à mon âge. Si je me sens en situation de danger, la protection de l'enfance me doit assistance.

La citoyenneté :
Je dois obligatoirement me faire recenser, à la mairie de mon domicile, dans les 3 mois suivant mon 16e anniversaire. L'attestation de recensement est obligatoire pour passer certains examens comme le permis de conduire… Je dois également participer obligatoirement à la journée défense et citoyenneté pour me sensibiliser au devoir de défense.

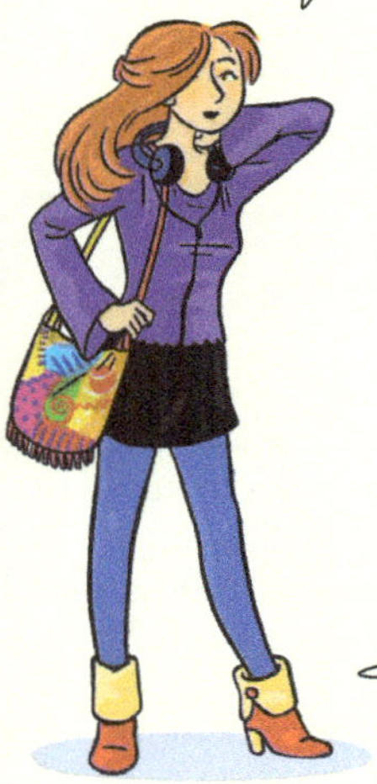

Les etudes :
Je suis soumise à l'obligation scolaire depuis que j'ai 6 ans et jusqu'à mes 16 ans. Ce sont mes parents qui décident de ma scolarité tant que je suis mineure. Je dois être assidue aux cours. Je suis obligée de respecter le règlement intérieur. Je dois me présenter aux épreuves et aux examens. En cas de difficultés scolaires, je peux bénéficier d'un dispositif de soutien et d'accompagnement scolaire. Et je peux également faire entendre ma voix grâce à mes représentants élus, me réunir, créer une association…

La famille :
Jusqu'à mes 18 ans, je suis placée sous l'autorité de mes parents. Ils sont tenus d'assurer mon éducation, de m'héberger, de m'entretenir. En retour, je leur dois obéissance.

La vie privée :
La loi me garantit une certaine marge de liberté. Cependant, s'ils l'estiment nécessaire, mes parents peuvent surveiller mon courrier et mes fréquentations. Cela fait partie de leur devoir d'éducation et de surveillance.

La sexualité :
L'adolescence correspond aux premières expériences amoureuses et sexuelles. La loi reconnaît le droit à une vie sexuelle à partir de 15 ans. Mais la sexualité peut également rimer avec grossesse non désirée ou Infections Sexuellement Transmissibles (IST). Dans ce cas, je peux avoir recours à la contraception d'urgence (ou pilule du lendemain) gratuitement, sans ordonnance et anonymement ou à l'IVG (Interruption Volontaire de Grossesse) sans en informer mes parents. En cas de risque d'IST, je peux pratiquer un dépistage gratuit et anonyme dans un Centre de Dépistage Anonyme et Gratuit (CDAG) ou dans un Centre d'Information, de Dépistage et de Diagnostic des Infections Sexuellement Transmissibles (CIDDIST).

La santé :
Au cours de ma scolarité, je dois passer obligatoirement plusieurs visites médicales qui permettent un dépistage des difficultés et handicaps éventuels. Je bénéficie aussi de la Sécurité sociale par l'intermédiaire de mes parents. Je peux consulter gratuitement un médecin dans une PMI (Protection Maternelle et Infantile) sans que mes parents soient au courant. La prescription de contraceptifs est gratuite dans les centres de planification et d'éducation familiale.

Doc. 8 Les droits et les devoirs des adolescents mineurs.

1 Lisez le Doc. 8. De quelles manières peut se faire entendre un adolescent au sein du système éducatif ?

....

....

2 Quels sont les recours d'une adolescente en cas de grossesse non désirée ? Précisez si ses parents sont obligatoirement mis au courant.

....

....

3 Soulignez les deux obligations citoyennes de l'adolescent.

Le point sur vos acquis

Analyse du Doc. 9

Qu'appelle-t-on « réseaux sociaux » ?
Le concept de réseau social définit des communautés d'utilisateurs qui se sont regroupés en fonction de centres d'intérêts communs (loisirs, passions, musique, voyages, vie professionnelle…) à travers un site Internet sur lequel ils se sont inscrits. Ils y créent un profil (page personnelle sur laquelle l'utilisateur se décrit) et entrent en relation avec d'autres utilisateurs inscrits sur le même site pour échanger entre eux des messages publics ou privés, des liens hypertexte, des vidéos, des photos ou utiliser des applications collaboratives.

Ce qui plaît aux adolescents
L'engouement pour les réseaux sociaux est un phénomène général suivi par les adolescents qui s'y inscrivent dès 11-12 ans, alors qu'ils sont censés n'y être autorisés qu'à partir de 13 ans. Cet engouement provient de plusieurs raisons (outre son adaptation en français) :
– ils seraient plus interactifs que les blogs en permettant de partager plus facilement et rapidement des commentaires et des photos ;
– ils seraient plus sécurisés car accessibles aux seuls amis (et aux amis des amis des amis…) ;
– ils seraient à l'abri du regard des parents ;
– ils permettent de créer des groupes sur tout et n'importe quoi, y compris sur des professeurs.

Le réseau social est un outil perçu comme nécessaire par les adolescents puisqu'il leur permet de trouver une place au sein de leur communauté et de voir quelles sont leurs compatibilités entre eux. Cet outil est celui qu'ils se sont approprié aujourd'hui… jusqu'à ce qu'un autre plus interactif fasse son apparition…

Selon Yann Leroux, psychologue, « *les réseaux sociaux permettent aux adolescents de se lier et de se délier avec tout autant de facilité. C'est un remède à la solitude, car il y a toujours quelqu'un pour vous répondre* ».

Source : Les Réseaux Sociaux (Dossier pratique n°3) – Action Innocence France.

La moitié des jeunes connectés

- 48% des 8-17 ans sont connectés à Facebook et 18% des moins de 13 ans y ont leur propre compte, avec l'accord des parents (à 97%).
- Le déclic a lieu au collège : 57% des élèves du collège sont connectés à Facebook. 11% des élèves le sont au primaire.
- Les jeunes se connectent souvent seuls : depuis leur ordinateur personnel (50%) et leur mobile (23%).
- La moitié des enfants se disent surveillés (55%) dans leur utilisation de Facebook.

Exposition aux contenus sensibles

Même si les réseaux sociaux sont des espaces plutôt civilisés, les risques existent :

- 25% des 8-17 ans ont déjà été victimes d'insultes, de mensonges ou de rumeurs.
- 36% des 8-17 ans ont déjà été choqués par certains contenus, notamment à caractère sexuel, violents, racistes ou homophobes.
- Et ils ne sont que 10% à en avoir parlé à leurs parents !

Guide pratique Les jeunes et les réseaux sociaux – Unaf, CNIL et Action Innocence.

Doc. 9 **L'engouement des jeunes pour les réseaux sociaux.**

1 Consultez le Doc. 9. Définissez ce qu'est un réseau social.

……………………………………………………………………………………………

……………………………………………………………………………………………

2 Soulignez les quatre raisons qui expliquent l'engouement des adolescents pour les réseaux sociaux.

3 Encadrez en rouge le pourcentage de 8-17 ans connectés à Facebook, en bleu celui des moins de 13 ans qui possèdent leur propre compte, et en noir, les risques auxquels les jeunes sont exposés sur ces réseaux.

4 Présentez les caractéristiques du comportement social des jeunes.

……………………………………………………………………………………………

……………………………………………………………………………………………

5 Indiquez trois conduites à risque des adolescents.

……………………………………………………………………………………………

……………………………………………………………………………………………

6 Pourquoi les maisons des adolescents ont-elles été créées ?

……………………………………………………………………………………………

……………………………………………………………………………………………

6 Le processus du vieillissement

Le vieillissement entraîne un affaiblissement et un ralentissement des fonctions, aussi bien physiologiques que cognitives. Au fil des années, le corps se tasse, la peau se ride, la mémoire fait défaut… Cependant, même si ce processus génétiquement programmé est inéluctable, chacun vieillit à son rythme.

LA SITUATION

Depuis un peu plus d'un an, Henri, 92 ans, se sent diminué. Dans son appartement, il a perdu petit à petit ses repères et est de plus en plus souvent victime de perte d'équilibre. D'un commun accord avec ses enfants, inquiets pour sa sécurité, il a décidé d'intégrer une maison de retraite. Vanessa rend visite à son grand-père pour la première fois depuis son placement. Elle y rencontre différentes personnes âgées : certaines, plus jeunes que son grand-père, ont conservé toutes leurs facultés intellectuelles, mais ne peuvent plus se mouvoir. D'autres se déplacent facilement, parfois sans déambulateur, mais tiennent des propos incohérents… Vanessa est confrontée pour la première fois à la vieillesse et à la maladie et prend soudain conscience que le temps n'affecte pas toutes les personnes âgées de la même manière.

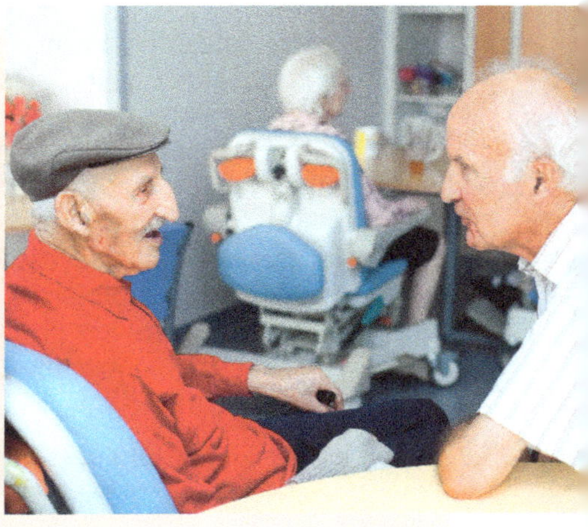

ANALYSE DE LA SITUATION

1 Lisez LA SITUATION. Énumérez les quatre raisons qui ont poussé Henri et sa famille à envisager le placement en structure d'accueil.

....

....

2 D'après vos connaissances, quelle est la principale conséquence des pertes d'équilibre chez une personne âgée ?

....

....

3 Indiquez comment le processus de vieillissement se traduit chez les personnes âgées rencontrées par Vanessa.

....

....

Personnes avec	Total en %
Déficiences motrices	12,4
Déficiences visuelles	2,3
Déficiences auditives	8,0
Déficiences du langage et de la parole	0,1
Déficiences viscérales ou métaboliques*	5,7
Déficiences intellectuelles ou mentales	2,3
Pluridéficiences physiques	22,6
Déficiences physiques et mentales	10,4
Déficiences autres et/ou indéterminées	11,3
Total des personnes de 60 ans ou plus avec déficiences	75,1
Ensemble des personnes de 60 ans ou plus	100,0

* cardio-vasculaires, respiratoires, rénales…

Source : *enquête Handicaps-Incapacités-Dépendances*, INSEE.

Doc. 1 Répartition des déficiences chez les personnes de 60 ans ou plus.

4 Observez le Doc. 1. Entourez le pourcentage de personnes de 60 ans et plus atteintes de déficiences.

5 Quelle affection touche le plus de personnes âgées ?

....

OBJECTIFS : Définir et différencier les notions de vieillissement, sénescence, sénilité.
Caractériser le vieillissement différentiel.

ACTIVITÉ 1 La notion de vieillissement

Au cours de la dernière période de la vie, le vieillissement se traduit par un ralentissement et un affaiblissement de l'ensemble des fonctions physiologiques et mentales. La sénescence est l'ensemble des phénomènes physiologiques naturels de la vieillesse. La sénilité est un vieillissement pathologique, c'est-à-dire qu'elle est liée à une maladie.

Le processus du vieillissement n'est pas identique d'une personne à l'autre et chez une même personne, les différents organes ne vieillissent ni au même moment ni au même rythme. On parle alors de vieillissement différentiel. Ces grandes variations sont dues d'une part à des facteurs internes : physiologiques (génétiques), mais aussi psychologiques (curiosité intellectuelle, résilience…) et d'autre part à des facteurs externes. Ainsi, la façon dont la personne a mené sa vie (profession exercée, habitudes de vie, notamment alimentation, activités physiques…) et les épreuves qu'elle a rencontrées (accidents, maladies, événements difficiles…) jouent un rôle déterminant.

Doc. 2 Les définitions liées au vieillissement.

L'espérance de vie en France a fait un bond en avant : elle est passée de 49 ans au début du siècle dernier à 82 ans en 2017, soit 79,5 années pour les hommes et 85,4 années pour les femmes.

L'espérance de vie en bonne santé, c'est-à-dire sans limitation d'activités ou sans incapacité majeure, a elle aussi augmenté. En France, en 2015, elle est estimée à 62,6 ans pour les hommes et à 64 ans pour les femmes.

Cet allongement de la vie provient essentiellement des progrès de la médecine et de l'amélioration des conditions de vie dans les domaines de l'hygiène, du travail, de l'alimentation, du logement…

Doc. 3 La vieillesse aujourd'hui.

1 Lisez le Doc. 2. Reliez les termes suivants à leur définition.

Vieillissement •	• Ensemble des aspects pathologiques et régressifs caractéristiques de la vieillesse.
Sénescence •	• Processus physiologique normal que subit tout organisme vivant au cours de la dernière période de vie.
Sénilité •	• Processus physiologique du vieillissement/Affaiblissement et ralentissement des fonctions vitales dû à la vieillesse.

2 Définissez le vieillissement différentiel.

……

……

3 Citez deux facteurs internes et trois facteurs externes qui participent au vieillissement.

……

……

4 Lisez le Doc. 3. Justifiez la phrase : « Aujourd'hui, on vit plus longtemps et en meilleure santé. »

……

……

5 Donnez la définition de l'espérance de vie en bonne santé.

……

……

6 Soulignez en rouge, dans le Doc. 3, l'espérance de vie d'un homme et d'une femme en France et, en noir, les facteurs à l'origine de cet allongement de la vie.

OBJECTIFS : Indiquer les modifications cellulaires et tissulaires liées au vieillissement. Repérer les modifications morphologiques du corps liées au vieillissement. Recenser les modifications anatomiques et physiologiques liées au développement et en déduire les conséquences pour la personne. À partir de situations données, repérer les modifications cognitives et psychologiques, en déduire les conséquences pour la personne.

ACTIVITÉ 2 Le vieillissement biologique

Le vieillissement physiologique se caractérise par une diminution de la vitesse de reproduction de certaines cellules et par des erreurs lors de leur multiplication. Les radicaux libres accélèrent cette altération. Les tissus sont donc de moins bonne qualité. Ils se déshydratent également et perdent leur élasticité. La masse graisseuse augmente.

Doc. 4 Le vieillissement physique et physiologique.

Le système nerveux : ralentissement des fonctions cognitives (mémoire, attention…), diminution de la vitesse d'exécution des gestes, diminution de l'adaptabilité, pathologies neuro-dégénératives (démences, maladie de Parkinson).

Le système immunitaire : diminution des défenses, moins bonne élimination des cellules anormales.

L'appareil excréteur : diminution du contrôle des sphincters, incontinence urinaire et fécale.

L'appareil locomoteur : fonte musculaire, arthrose, cyphose, ostéoporose.

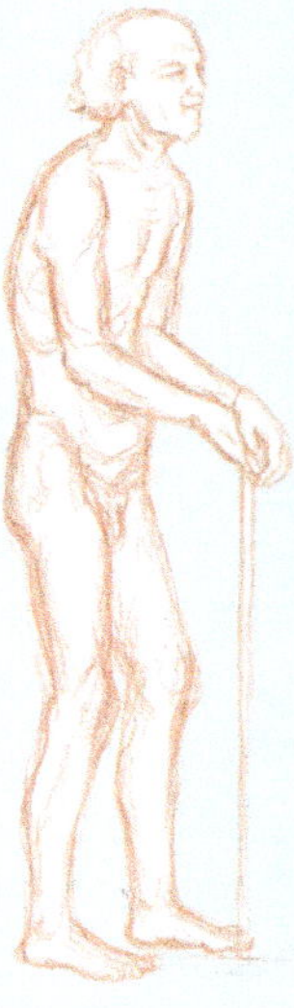

La peau et les phanères : peau fine, ridée, moins élastique, dépigmentation et chute des cheveux, ongles cassants.

L'ouïe : surdité progressive.

La vue : cécité progressive, presbytie, cataracte.

L'appareil cardio-vasculaire : athérosclérose, hypertension, varices, phlébite, risque d'accidents cardio-vasculaires, cérébro-vasculaires et d'infarctus.

L'appareil digestif : ralentissement du transit intestinal, constipation.

L'appareil génital : ménopause, andropause, ralentissement de l'activité sexuelle.

Doc. 5 Le vieillissement et ses conséquences possibles sur les différents systèmes du corps humain.

1 Lisez le Doc. 4. Soulignez les modifications cellulaires et tissulaires liées au vieillissement.

2 Observez le Doc. 5. Énumérez les changements externes **observables** chez les personnes âgées. ……………………………………………

……………………………………………………………………

……………………………………………………………………

3 Encadrez, sur le Doc. 5, les pathologies qui peuvent apparaître avec le vieillissement de l'appareil cardio-vasculaire.

Les performances cognitives (perception, attention, mémoire, raisonnement…) déclinent avec l'âge. La personne âgée est moins rapide et fatigue plus vite. L'adaptabilité, c'est-à-dire la capacité à faire face à des situations complexes ou nouvelles, diminue. La personne âgée affectionne des repères stables. Les modifications ont tendance à la perturber et à engendrer un sentiment de vulnérabilité et d'insécurité. Ces difficultés d'adaptation s'accompagnent d'un désinvestissement affectif : ce qui est connu est recherché et valorisé au détriment des nouveautés qui viennent du monde extérieur, comme les nouvelles technologies.

Doc. 6 Le vieillissement cognitif et psychologique.

4 Laquelle de ces trois déviations de la colonne vertébrale est typique de la vieillesse ?

☐ La cyphose : le haut du dos se voûte.

☐ La lordose : la courbure au niveau lombaire est très accentuée.

☐ La scoliose : la colonne vue de dos décrit un S.

5 Lisez le Doc. 6. Soulignez les conséquences du vieillissement sur les fonctions cognitives.

6 Pourquoi parle-t-on de diminution de l'adaptabilité et de désinvestissement affectif chez les sujets âgés.

……………………………………………………………………………………………

……………………………………………………………………………………………

……………………………………………………………………………………………

OBJECTIFS (activités 3 et 4) : Justifier l'attitude professionnelle adaptée au regard des comportements caractéristiques des malades : anxiété, déambulation, agressivité, pertes des repères…

ACTIVITÉ 3 La maladie d'Alzheimer

L'entrée dans la maladie d'Alzheimer est progressive et discrète. Elle se caractérise par des difficultés mnésiques qui apparaissent et plongent la personne dans la perplexité et l'angoisse.

La perte des mots nécessaires à l'expression et à la compréhension, la difficulté de se repérer dans le temps et dans l'espace provoquent un état réactionnel d'agitation, modifient le comportement et les conduites quotidiennes. Par voie de conséquence, la communication avec l'entourage est brouillée. On constate des difficultés d'expression verbale (propos décalés ou incohérents) auxquelles s'ajoute un ralentissement des gestes quotidiens habituels.

La perte de certaines capacités à s'habiller, à mettre la table et à reconnaître les lieux familiers de l'environnement immédiat s'installe progressivement.

Une irritabilité accompagne d'autres troubles de l'humeur parfois imprévisibles, perturbe la communication et provoque des moments de tension avec l'entourage. L'agitation et la déambulation peuvent être des moyens d'exprimer une angoisse difficile à contenir. Des véritables états de panique peuvent survenir.

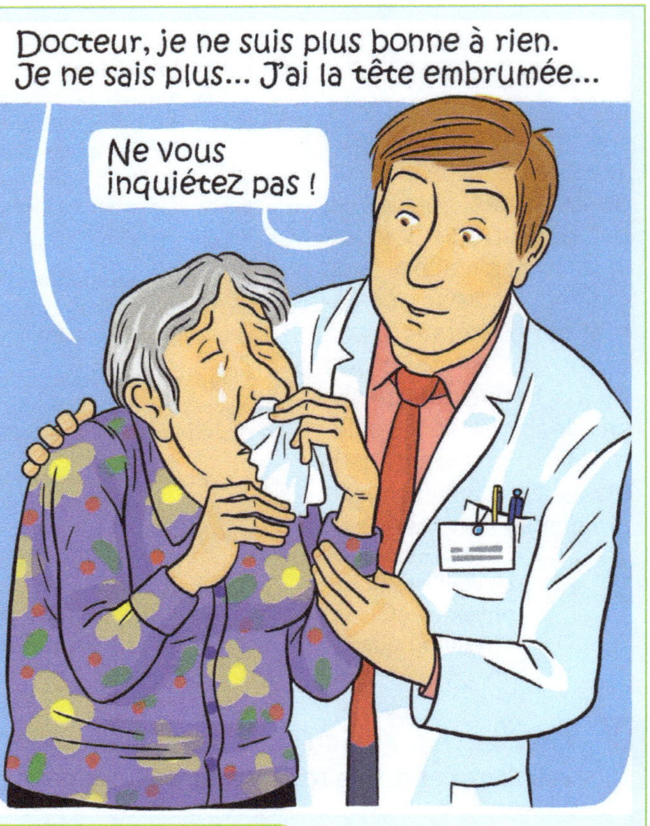

Docteur, je ne suis plus bonne à rien. Je ne sais plus… J'ai la tête embrumée…
Ne vous inquiétez pas !

Doc. 7 **Les symptômes et les réactions émotionnelles dans la maladie d'Alzheimer.**

1 Lisez le Doc. 7. Récapitulez six différents signes de la maladie d'Alzheimer.

……………………………………………………………………………………………

……………………………………………………………………………………………

……………………………………………………………………………………………

……………………………………………………………………………………………

2 Cherchez la définition du trouble mnésique dans le lexique. Expliquez le dessin qui illustre ce trouble et l'attitude du médecin.

……………………………………………………………………………………………

……………………………………………………………………………………………

……………………………………………………………………………………………

3 Citez deux émotions que les personnes souffrant de cette maladie peuvent éprouver.

……………………………………………………………………………………………

……………………………………………………………………………………………

4 Indiquez trois conséquences de cette maladie sur la relation entre la personne atteinte et ses proches.

……………………………………………………………………………………………

……………………………………………………………………………………………

ACTIVITÉ 4 La prise en charge de la maladie d'Alzheimer

La perte progressive des capacités cognitives et/ou fonctionnelles rend parfois difficile la prise en charge des personnes atteintes de la maladie d'Alzheimer et nécessite l'adaptation des pratiques professionnelles au regard des comportements caractéristiques des malades. L'objectif qui doit être visé par l'ensemble des aidants est de maintenir ou d'améliorer leur autonomie dans la vie quotidienne, tout en prévenant l'apparition des troubles psychologiques et comportementaux, souvent le reflet d'une souffrance physique ou morale.

Les professionnels doivent avant tout privilégier l'écoute, la communication, faire preuve d'empathie, impliquer le patient dans la prise de décision…

Doc. 8 **La prise en charge des malades d'Alzheimer.**

À l'époque où aucun médicament n'existait pour traiter la maladie d'Alzheimer, ont été développés des programmes de stimulation cognitive : les ateliers mémoire. Ils sont généralement animés par des psychologues ou tout autre personnel formé (infirmières…) et se déroulent sous forme d'exercices ludiques. Ils permettent de travailler les diverses capacités cognitives (attention, concentration, orientation spatio-temporelle, mémoire, langage, raisonnement, reconnaissance visuelle…).

Ils sont aussi un lieu convivial, d'échanges et de communication permettant de lutter contre l'isolement social, de renforcer l'autonomie et de redonner confiance et estime de soi au malade. Ils s'adressent également à toutes les personnes âgées sans troubles de mémoire soucieuses de préserver leurs capacités cognitives.

Doc. 9 **Les ateliers mémoire.**

1 Lisez le Doc. 8. Énumérez les pratiques professionnelles des aidants des malades d'Alzheimer.

....

....

....

2 Quels sont les deux objectifs principaux de l'ensemble des professionnels encadrant des patients atteints de la maladie d'Alzheimer ?

....

....

3 Sous chaque illustration, décrivez l'attitude adoptée par le professionnel encadrant le malade d'Alzheimer.

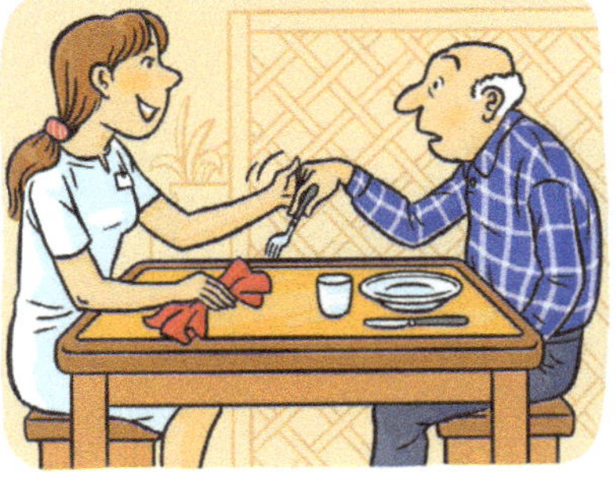

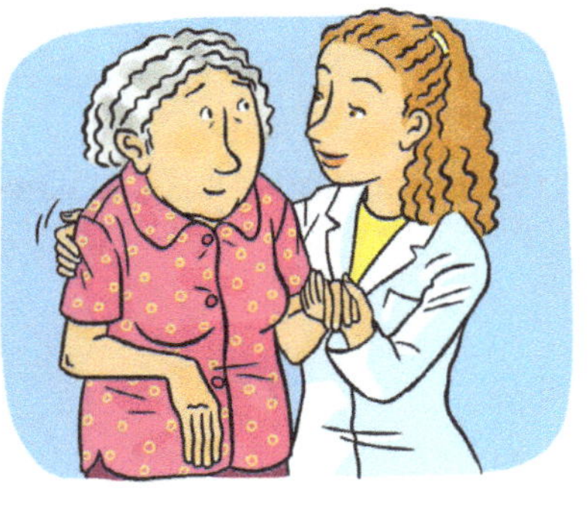

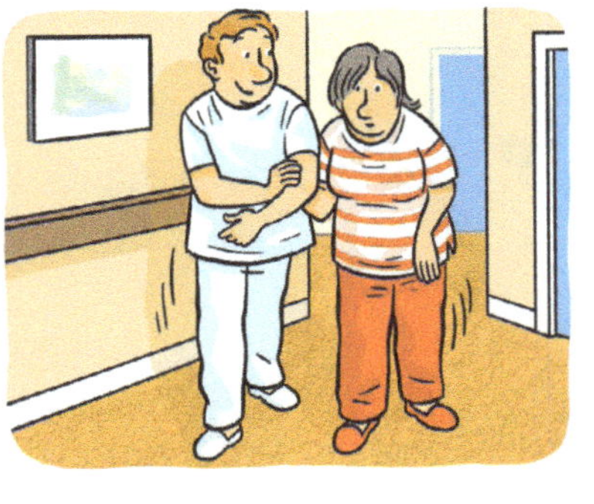

....

....

4 Lisez le Doc. 9. À qui s'adressent les ateliers mémoire ?

....

....

5 Soulignez, dans le Doc. 9, les quatre objectifs principaux des ateliers mémoire.

Le point sur vos acquis

Analyse du Doc. 10

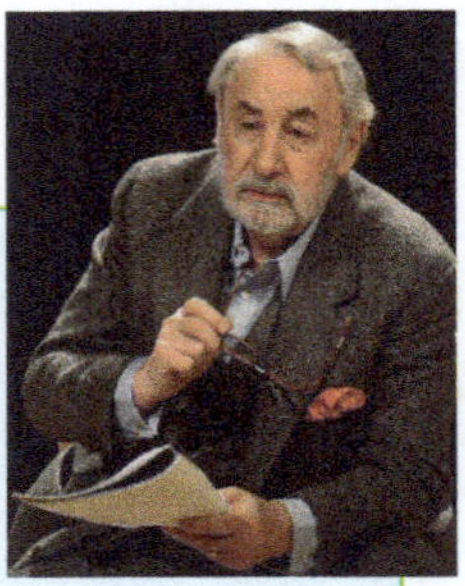

Il me semble qu'ils fabriquent des escaliers plus durs qu'autrefois. Les marches sont plus hautes, il y en a davantage. En tout cas, il est plus difficile de monter deux marches à la fois.
Aujourd'hui, je ne peux en prendre qu'une seule.
À noter aussi les petits caractères d'imprimerie qu'ils utilisent maintenant. Les journaux s'éloignent de plus en plus de moi quand je les lis : je dois loucher pour y parvenir. L'autre jour, il m'a presque fallu sortir de la cabine téléphonique pour lire les chiffres inscrits sur les fentes à sous.
Il est ridicule de suggérer qu'une personne de mon âge ait besoin de lunettes, mais la seule autre façon pour moi de savoir les nouvelles est de me les faire lire à haute voix – ce qui ne me satisfait guère, car de nos jours les gens parlent si bas que je ne les entends pas très bien.
Tout est plus éloigné. La distance de ma maison à la gare a doublé, et ils ont ajouté une colline que je n'avais jamais remarquée avant. En outre, les trains partent plus tôt. J'ai perdu l'habitude de courir pour les attraper, étant donné qu'ils démarrent un peu plus tôt quand j'arrive. Ils ne prennent pas non plus la même étoffe pour les costumes. Tous mes costumes ont tendance à rétrécir, surtout à la taille. Leurs lacets de chaussures aussi sont plus difficiles à atteindre.
Le temps même change. Il fait froid l'hiver, les étés sont plus chauds. Je voyagerais, si cela n'était pas aussi loin. La neige est plus lourde quand j'essaie de la déblayer. Les courants d'air sont plus forts. Cela doit venir de la façon dont ils fabriquent les fenêtres aujourd'hui.
Les gens sont plus jeunes qu'ils n'étaient quand j'avais leur âge. Je suis allé récemment à une réunion d'anciens de mon université, et j'ai été choqué de voir quels bébés ils admettent comme étudiants. Il faut reconnaître qu'ils ont l'air plus poli que nous ne l'étions ; plusieurs d'entre eux m'ont appelé « monsieur » ; il y en a un qui s'est offert à m'aider pour traverser la rue.
Phénomène parallèle : les gens de mon âge sont plus vieux que moi. Je me rends bien compte que ma génération approche de ce que l'on est convenu d'appeler un certain âge, mais est-ce une raison pour que mes camarades de classe avancent en trébuchant dans un état de sénilité avancée ? Au bar de l'université, ce soir-là, j'ai rencontré un camarade. Il avait tellement changé qu'il ne m'a pas reconnu…

Doc. 10 **La vieillesse vue par Philippe Noiret, acteur de théâtre et de cinéma.**

1. Lisez le Doc. 10. Soulignez le nom de l'auteur de ce récit.

2. Recherchez dans le texte et classez les difficultés rencontrées par les personnes âgées dans leur quotidien dans le tableau suivant :

DÉFICIENCES MOTRICES	DÉFICIENCES DES ORGANES DES SENS
– Difficultés à marcher sur de longues distances (motricité perturbée : ralentissement des gestes quotidiens, marche à petits pas…). – …………………… – ……………………	– …………………… – …………………… – ……………………

3. Qu'est-ce qui explique que le camarade n'ait pas reconnu le narrateur dans le bar ?

……………………………………………………………………

4. Citez différents changements morphologiques liés à la vieillesse.

……………………………………………………………………

……………………………………………………………………

5. Rappelez la définition du mot sénilité.

……………………………………………………………………

6. Citez deux pathologies psychiques majoritaires chez les personnes âgées.

……………………………………………………………………

7. Après la toilette, l'aide-soignante présente à Henri ses vêtements dans l'ordre d'habillage. Justifiez cette attitude professionnelle en lien avec sa pathologie.

……………………………………………………………………

7 La perte d'autonomie

Le vieillissement, les problèmes de santé ou les évènements de la vie peuvent parfois entraîner la perte de certaines facultés chez la personne âgée et l'obliger à solliciter une aide extérieure.

LA SITUATION

Monsieur Larbi vit depuis 3 ans aux « Mésanges », Établissement d'Hébergement pour Personnes Âgées Dépendantes (EHPAD) situé à Lyon. Comme tous les dimanches, Mme Pinson, sa fille vient le chercher pour le déjeuner en famille. Aujourd'hui, tous ses enfants sont réunis pour fêter ses 82 ans et ont cuisiné ses plats préférés. Habituellement particulièrement soucieux de son apparence, M. Larbi est aujourd'hui moins élégant. Il a peu d'appétit, parle fort et fait répéter souvent lors des conversations.

De retour à l'EHPAD, Mme Pinson s'entretient avec une infirmière et une aide-soignante et leur fait part des modifications de comportement qu'elle a observées chez son père depuis quelques semaines : sa bonne humeur habituelle a fait place à un caractère apathique.

Les professionnels ont, eux aussi, récemment constaté des signes avant-coureurs d'une perte d'autonomie : troubles de l'équilibre, pertes de mémoire, odeurs d'urine…

Il a récemment demandé à ce qu'on lui apporte ses repas en chambre, car il ne se sent plus capable de se déplacer jusqu'à la salle à manger commune. Il prévient les aides-soignantes quand il est réveillé pour qu'elles puissent l'aider à sortir de son lit.

La semaine suivante, Mme Pinson a rendez-vous avec le médecin coordonnateur de la maison de retraite pour évoquer la dépendance de son père.

ANALYSE DE LA SITUATION

OBJECTIF : À partir d'exemples ou d'observations, repérer les signes évocateurs d'une perte d'autonomie.

1 Lisez **LA SITUATION**. Quel est le problème de Monsieur Larbi ?

....

....

2 Soulignez, dans **LA SITUATION**, les signes évocateurs de la perte d'autonomie de Monsieur Larbi.

3 Observez le **Doc. 1**. Quelles sont les deux activités qui demandent le plus d'aide ?

....

....

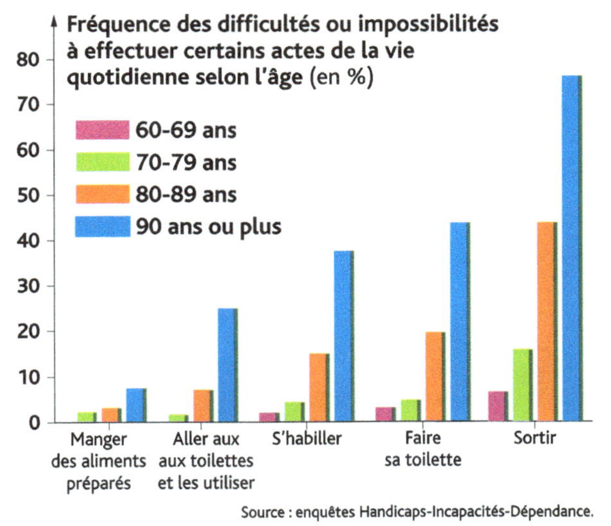

Source : enquêtes Handicaps-Incapacités-Dépendance.

Doc. 1 La fréquence des incapacités par tranche d'âge.

4 Quel est le pourcentage des personnes âgées de 70 à 79 ans qui ont besoin d'aide pour la toilette ? Quel est-il pour les plus de 90 ans ?

....

....

5 Vers quel âge observe-t-on une augmentation importante des incapacités ?

....

....

OBJECTIFS : Définir les notions d'autonomie et de dépendance. À partir de différentes situations, repérer et classer les facteurs générateurs d'une perte d'autonomie.

ACTIVITÉ 1 De l'autonomie à la dépendance

L'autonomie est la capacité et le droit d'une personne à choisir elle-même les règles de sa conduite, l'orientation de ses actes et les risques qu'elle est prête à courir. L'autonomie est donc plus que la capacité à effectuer seul les actes de la vie quotidienne, elle implique la responsabilité du sujet face à ses choix de vie. Les personnes qui ont perdu leurs facultés de discernement ne sont plus considérées comme autonomes, même si elles n'ont pas de déficiences physiques. C'est le cas des personnes démentes dans la population âgée.

Une personne dépendante est une personne qui ne peut accomplir les actes de la vie quotidienne sans l'aide de quelqu'un. Elle présente des incapacités, c'est-à-dire des difficultés ou des impossibilités à réaliser des actes élémentaires (physiques comme se tenir debout, psychiques comme mémoriser…) ou plus complexes (s'habiller, s'orienter…). Une aide technique (canne, déambulateur, appareillages multiples…) et souvent humaine (famille, professionnel médico-social ou de santé…) devient nécessaire. La dépendance résulte de la perte ou de la diminution des facultés.

Doc. 2 **Les notions d'autonomie et de dépendance.**

1 Lisez le Doc. 2. Différenciez les termes « autonomie » et « dépendance » en les expliquant.

……………………………………………………………………………………………………

……………………………………………………………………………………………………

……………………………………………………………………………………………………

Facteurs physiques	Facteurs psychiques	Facteurs liés à l'environnement	Facteurs liés aux habitudes de vie
• Le vieillissement des différents appareils et systèmes du corps : …………………… …………………… …………………… • Les maladies (diabète, hypertension, maladies de Parkinson, cardio-vasculaires, cancer…). • Les chutes (avec pour conséquences des fractures, dont la fracture du col du fémur). • Les accidents domestiques (brûlures, intoxications…).	• Le vieillissement cognitif (diminution de la mémoire, de la concentration…). • Les chocs affectifs (ex. : tristesse et laisser-aller après le décès du conjoint, la mort d'un animal domestique…). • Les événements de vie difficiles (perte de l'ancien logement, perte de capacités…). • Les pathologies psychiques : …………………… ……………………	• Un environnement pauvre en stimulations (peu d'activités possibles dans le logement ou aux alentours). • La surprotection de l'entourage (maternage des proches qui font « à la place »). • Un logement inadapté (absence de rampes, tapis occasionnant des chutes…). • L'isolement social (impossibilité de sortir, absence d'interlocuteurs…).	• La non-utilisation des fonctions physiques (absence d'exercice, de marche, maintien de positions toujours identiques). • La non-utilisation des fonctions psychiques (absence d'exercices entretenant la mémoire, de confrontation d'idées avec les autres…). • Les mauvaises habitudes de vie (tabac, alcool, alimentation déséquilibrée, trop riche en sucre et en graisse…).

Doc. 3 **Les différents facteurs à l'origine des incapacités et de la dépendance des personnes âgées.**

2 Reliez les modifications de comportement de Monsieur Larbi aux facteurs générateurs de sa perte d'autonomie.

Signes	Facteurs
Parle fort, fait répéter •	• Dépression
Odeur d'urine •	• Problèmes de mobilité
Perte d'appétit •	• Incontinence urinaire
Négligence vestimentaire •	• Surdité

3 Consultez le Doc. 3. Classez-y les facteurs générateurs de la perte d'autonomie de Monsieur Larbi.

OBJECTIF : À partir de différents outils, évaluer la dépendance d'une personne (AGGIR).

ACTIVITÉ 2 L'évaluation de la dépendance

La dépendance est une notion difficile à appréhender. Les professionnels ont donc éprouvé le besoin de créer de multiples indicateurs : Colvez, Katz, Lawton, EHPA, AGGIR… En France, on recense une centaine de « grilles » permettant d'évaluer la dépendance.

La grille de Colvez évalue la dépendance physique par la perte de mobilité de la personne. Si on lui associe la détection de troubles psychiques, notamment les pertes de mémoire, on peut calculer l'indicateur EHPA. L'indice de Katz repère huit niveaux de dépendance à travers six Activités de la Vie Quotidienne (AVQ) telles que se laver, s'habiller, s'alimenter, se mouvoir… Le test de Lawton estime la capacité de la personne à se débrouiller dans son environnement par rapport à des Activités Instrumentales de la Vie Quotidienne (AIVQ) comme faire des achats, cuisiner, faire le ménage, faire la lessive, utiliser un transport, gérer son argent, gérer ses médicaments et utiliser le téléphone.

La grille AGGIR est basée sur la capacité des personnes à réaliser des AVQ et des AIVQ sans l'aide d'un tiers.

Contrairement à la grille AGGIR qui n'apprécie que le niveau de dépendance physique et mentale des personnes âgées, Pathos est un dispositif permettant d'estimer les soins médicaux et techniques nécessaires à la prise en charge des pathologies des résidents en maisons de retraite.

Doc. 4 **Les outils d'évaluation de la dépendance d'une personne âgée.**

1 Lisez le Doc. 4. Associez par une croix les indicateurs à la dépendance évaluée.

	Dépendance physique	Dépendance psychique	Besoins médico-techniques
Colvez			
EHPA			
Katz			
Lawton			
AGGIR			
Pathos			

2 Consultez le Doc. 5. Soulignez la signification du sigle AGGIR.

3 Précisez, à l'aide du lexique, la signification du sigle GIR et à quoi il correspond.

....

....

....

....

4 Entourez, sur le Doc. 5, le GIR de M. Larbi.

5 À partir de **LA SITUATION** et de la légende du Doc. 5, complétez la grille AGGIR pour le cas de M. Larbi. Soulignez en rouge les variables qui permettent le calcul du GIR.

Nom : *LARBI* Prénom : *Mohammed* Numéro d'immatriculation : *1 30 06 69 123 161*

SITUATION AU REGARD DES ACTES ESSENTIELS ET ORDINAIRES DE LA VIE

VARIABLES DISCRIMINANTES – AUTONOMIE PHYSIQUE ET PSYCHIQUE		
COHÉRENCE : converser et/ou se comporter de façon sensée		*A*
ORIENTATION : se repérer dans le temps, les moments de la journée et dans les lieux		*A*
TOILETTE : concerne l'hygiène corporelle	Haut	*A*
	Bas	*B*
HABILLAGE : s'habiller, se déshabiller, se présenter	Haut	*A*
	Moyen	*A*
	Bas	*A*
ALIMENTATION : manger les aliments préparés	Se servir	*A*
	Manger	*A*
ÉLIMINATION : assumer l'hygiène de l'élimination urinaire et fécale	Urinaire	......
	Fécale	*A*
TRANSFERT : se lever, se coucher, s'asseoir		......
DÉPLACEMENT À L'INTÉRIEUR : avec ou sans canne, déambulateur, fauteuil roulant…		......
DÉPLACEMENT À L'EXTÉRIEUR : à partir de la porte d'entrée sans moyen de transport		*C*
COMMUNICATION À DISTANCE : utiliser les moyens de communication, téléphone, sonnette, alarme…		......
	GIR :	**4**

VARIABLES ILLUSTRATIVES – AUTONOMIE DOMESTIQUE ET SOCIALE	
GESTION : gérer ses propres affaires, son budget, ses biens	*C*
CUISINE : préparer ses repas et les conditionner pour être servis	*C*
MÉNAGE : effectuer l'ensemble des travaux ménagers	*C*
TRANSPORT : prendre et/ou commander un moyen de transport	*C*
ACHATS : acquisition directe ou par correspondance	*C*
SUIVI DU TRAITEMENT : se conformer à l'ordonnance du médecin	*C*
ACTIVITÉS DE TEMPS LIBRE : activités sportives, culturelles, sociales, de loisirs ou de passe-temps	*C*

A : fait seul, totalement, habituellement, correctement
B : fait partiellement, non habituellement, non correctement
C : ne fait pas

Doc. 5 **La grille nationale AGGIR (Autonomie Gérontologique et Groupes Iso-Ressources).**

OBJECTIF (activités 3 et 4) : Préciser les objectifs et conditions d'attribution des différentes allocations ou aides dédiées aux personnes âgées.

ACTIVITÉ 3 L'Allocation Personnalisée d'Autonomie

1 Consultez le Doc. 6. Entourez la signification du sigle APA.

2 Comment est officiellement évalué le degré de perte d'autonomie dans le cas de l'attribution de l'APA ?

L'allocation personnalisée d'autonomie (APA) entrée en vigueur le 1er janvier 2002

Quelles sont les conditions pour en bénéficier ?

- être âgé de 60 ans ou plus ;
- attester d'une résidence stable et régulière en France ;
- avoir besoin d'être aidé pour accomplir les actes de la vie quotidienne ou d'être surveillé régulièrement.

Comment est évalué le degré de perte d'autonomie ?

Le degré de perte d'autonomie est évalué par le médecin coordonnateur de l'établissement ou par un médecin conventionné à l'aide de la grille AGGIR, qui permet de distinguer 6 degrés de dépendance (les GIR). Seuls les GIR 1 à 4 ouvrent droit à l'APA.

Qui l'attribue ?

Le conseil départemental du dernier domicile, sur décision de son président, attribue l'APA.

Quel est le montant maximum que peut percevoir une personne âgée ?

Le montant de l'APA varie en fonction du degré de perte d'autonomie et des ressources de la personne ainsi que de la tarification de l'établissement.

Doc. 6 L'Allocation Personnalisée d'Autonomie (APA) en établissement.

3 Rappelez le GIR de M. Larbi. Peut-il bénéficier de l'APA ? Justifiez votre réponse.

4 Est-ce que M. Larbi remplit les conditions d'attribution de l'APA. Justifiez votre réponse.

5 Qui versera l'APA à M. Larbi ?

6 Soulignez, dans le Doc. 6, les trois facteurs dont on tient compte pour calculer le montant maximum de l'APA en établissement.

ACTIVITÉ 4 La procédure d'attribution de l'APA

1 Consultez le Doc. 7. Que représente-t-il ?

....

....

....

2 Quelle démarche doit être effectuée pour déclencher l'évaluation du GIR ? Par qui l'évaluation est-elle effectuée ?

....

....

....

....

3 Citez les deux cas dans lesquels la réponse à une demande d'APA est défavorable.

....

....

4 Quelle est la date correspondant à l'ouverture des droits éventuels à l'allocation ?

....

5 Entourez le mode de calcul du montant de l'APA.

L'APA, ÉTAPE PAR ÉTAPE

RETRAIT DE DOSSIER
Auprès du médecin coordonateur ou du directeur de la structure d'accueil

↓

DÉPOT DU DOSSIER *(Jour J)*

↓

Dossier déclaré complet par le conseil départemental *(au plus tard Jour J + 10 jours)*
Évaluation du GIR de la personne âgée par le médecin coordonnateur de l'établissement

→ GIR 1 à 4 : OUI
Dossier ACCEPTÉ

→ GIR 5 ou 6 : NON
Dossier REFUSÉ

↓

Examen du dossier pour contrôle et validation par un médecin du conseil départemental et un praticien de la Caisse Primaire d'Assurance Maladie

→ DÉSACCORD sur l'évaluation du GIR
saisie par le demandeur de la commission de réglement amiable des litiges ou de la commission départementale d'aide sociale

↓

DÉCISION FAVORABLE
Calcul de la participation financière restant à la charge du demandeur
- fonction des revenus
- fonction du GIR de rattachement

↓

Calcul du montant de l'APA :
APA = Tarif Dépendance – Participation

→ Notification d'attribution de la prestation
(Jour J2) = au plus tard (Jour J + 30 jours)

→ D'ACCORD
Le premier versement comprend le montant du mois en cours et également, à titre rétroactif, le montant de l'APA due à compter du jour de réception du dossier de demande complet. Il est versé soit à son bénéficiaire, soit à l'établissement.
(Jour J2 + 30 jours)

→ NON, PAS D'ACCORD
La personne âgée conteste le montant de la prestation. Il dispose d'une possibilité de recours amiable ou contentieux.

↓

Réexamen du dossier par la commission APA (recours amiable) ou par la commission départementale d'aide sociale (recours contentieux)

Doc. 7 L'APA en établissement, étape par étape.

6 Lisez le Doc. 8. Soulignez les trois composantes de la tarification des maisons de retraite. Précisez celle qui est partiellement ou totalement prise en charge par l'APA.

....

7 La participation de M. Larbi a été chiffrée à une valeur de 2,85 €/jour. À l'aide du Doc. 9, calculez le montant journalier de l'APA qui lui sera attribuée.

....

- **Le tarif d'hébergement**
Il correspond à l'administration générale, l'accueil hôtelier, la restauration, l'entretien et l'animation. Il est réglé par la personne accueillie ou en cas d'insuffisance de revenus, par l'aide sociale départementale.
- **Le tarif soins**
Il sert à couvrir les soins médicaux. Il est financé par l'assurance maladie.
- **Le tarif dépendance**
Il permet la prise en charge des interventions relationnelles, de l'animation, de l'aide à la vie quotidienne et des prestations de type hôtelier qui ont un lien direct avec la dépendance. Il est en partie pris en charge par l'APA.

Doc. 8 La tarification des maisons de retraite médicalisées (EHPAD).

	Par jour	Par mois
TD* GIR 1/2	18,60 €	560 €
TD* GIR 3/4	11,84 €	355 €
TD* GIR 5/6	5,03 €	150 €

* TD = Tarif Dépendance.

Doc. 9 Les montants des tarifs dépendance par GIR pour l'établissement « Les Mésanges » de Lyon.

Le point sur vos acquis

Analyse du Doc. 10

1 Consultez le Doc. 10. Encadrez le nombre de personnes âgées dépendantes bénéficiaires de l'APA en 2012.

2 Comment devrait évoluer ce nombre dans les trente prochaines années ?

3 Calculez le nombre de bénéficiaires de l'APA vivant en établissement spécialisé pour l'année 2009.

4 Rappelez la signification du sigle APA et les trois conditions à remplir pour bénéficier de cette prestation.

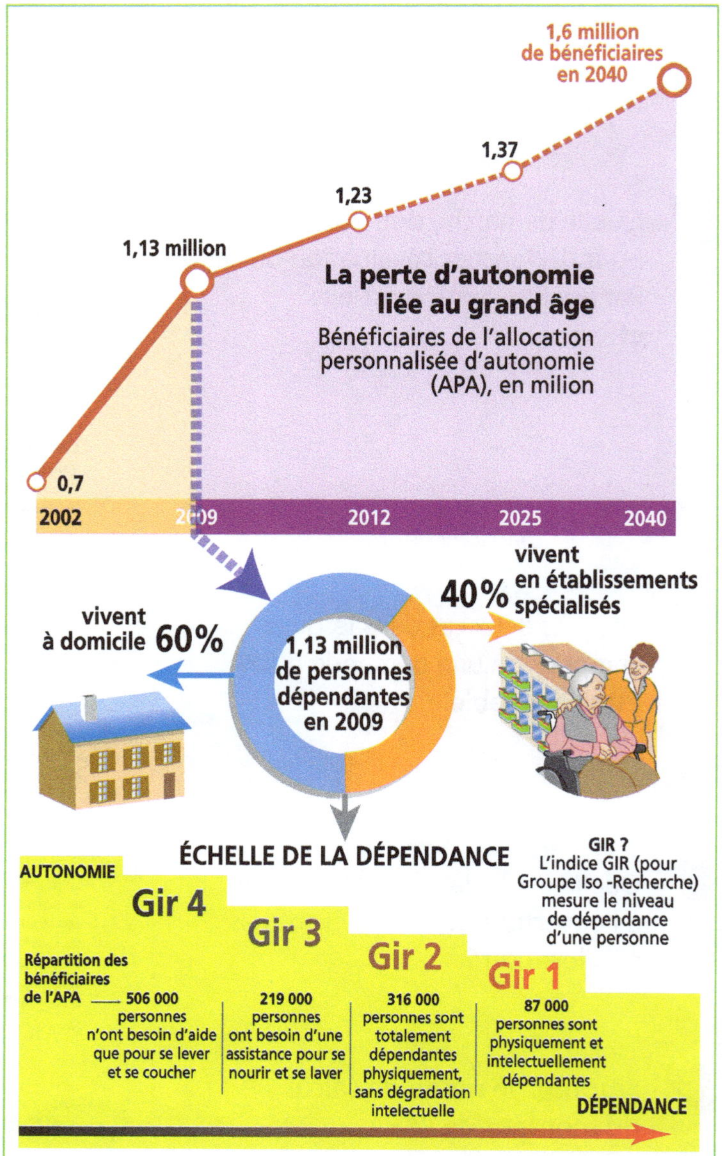

D'après : *Le Figaro.*

Doc. 10 La perte d'autonomie liée au grand âge.

5 Définissez la dépendance à l'aide de vos connaissances.

6 Quel outil permet d'évaluer la dépendance dans le cas de la demande d'APA ? Combien de degrés de dépendance permet-il de distinguer ?

7 Indiquez deux signes évocateurs de la perte d'autonomie d'une personne âgée.

8 La personne âgée dans la société

La vieillesse s'étend aujourd'hui sur une période très longue. Les personnes vivent plus longtemps et en meilleure santé. Les jeunes retraités sont actifs et les effets du vieillissement se font sentir à un âge avancé. La société, qui voue un culte à la jeunesse, peine à reconnaître ses sujets âgés, pourtant de plus en plus nombreux. Le lien familial, lui, ne souffre pas de cette mauvaise image ; la solidarité reste présente entre les générations.

LA SITUATION

L'association « Un Toit pour des Générations » propose un système de cohabitation originale : mettre en contact un jeune qui recherche un logement sans trop dépenser d'argent, et une personne âgée en quête de compagnie ou d'un complément de revenus. Cette dernière met ainsi une chambre à disposition en échange de petits services, d'une participation aux charges ou d'une présence régulière les soirs et les week-ends.

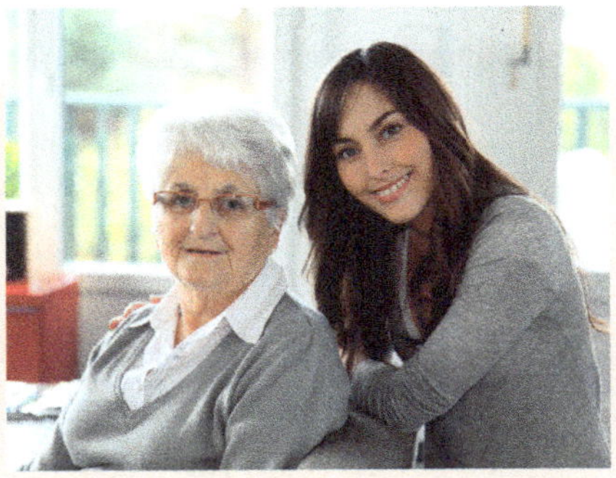

Extrait d'un article de presse.

ANALYSE DE LA SITUATION

1 Lisez **LA SITUATION**. Quel est le sujet de l'article ?

....

....

2 Soulignez dans le document les deux générations qui sont logées sous le même toit.

3 Indiquez l'intérêt que représente cette cohabitation pour :

– Le jeune : ....

– La personne âgée : ....

4 Observez le Doc. 1. Identifiez la tranche d'âge :

– des enfants et adolescents : ....

– des parents : ....

– des séniors : ....

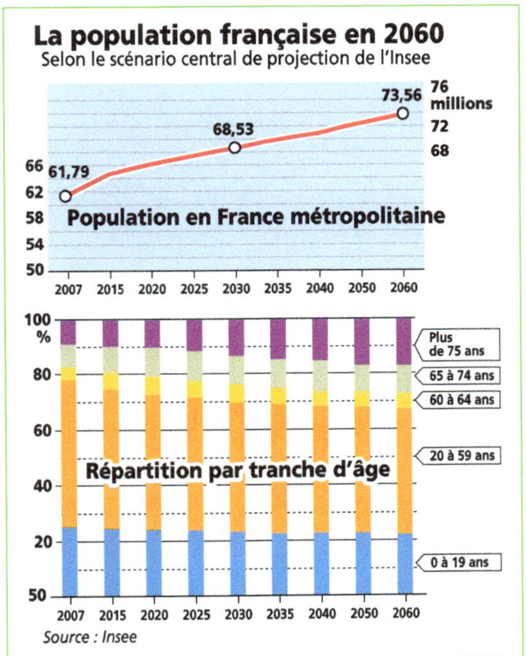

Doc. 1 L'évolution des différentes tranches d'âges de la population.

5 Quelle est l'évolution de la tranche d'âge des 20-59 ans ?

....

6 Comparez-la à celle des populations plus âgées. Que va-t-il se passer dans les années à venir ?

....

....

OBJECTIF : À partir de situations données, définir et caractériser les différents âges de la vieillesse.

ACTIVITÉ 1 Les différents âges de la vieillesse

Troisième période de la vie après l'enfance et l'âge adulte, la vieillesse était autrefois associée à la déchéance physique et mentale. En pratique, la frontière entre âge adulte et vieillesse est franchie vers 60 ans selon l' OMS , et coïncide avec la cessation de l'activité professionnelle. Avec l'allongement de la durée de vie (notamment en bonne santé), la retraite, synonyme de vieillesse, n'est plus d'actualité. Les plus de 60 ans constituent, de nos jours, un groupe de population hétérogène.

On distingue désormais trois catégories de personnes âgées :

- les jeunes retraités ou « 3e âge », de 60 à 75 ans environ, généralement en bonne santé, vivant en couple, sont encore actifs, autonomes et mobiles ;
- les personnes âgées de plus de 75 ans ou « 4e âge » pour lesquels apparaissent progressivement quelques problèmes de santé. Cette phase de fragilisation physique s'accompagne peu à peu d'une perte d'autonomie rendant obligatoire une adaptation des activités quotidiennes ;
- les personnes de plus de 90 ans ou « 5e âge » pour lesquelles vivre de manière autonome est devenu impossible en raison d'une dégradation de leur état de santé qui les plonge dans la dépendance.

Doc. 2 Les trois catégories de personnes âgées.

Pour la plupart des seniors, la retraite est synonyme de liberté, de loisirs et de voyages. Plus surprenant, près de 1/3 d'entre eux aimerait continuer à travailler après l'âge légal de la retraite. Décidemment, les seniors débordent d'énergie et d'envies…

Doc. 3 Les résultats de l'enquête de l'Institut français des seniors « Les français face à la retraite ».

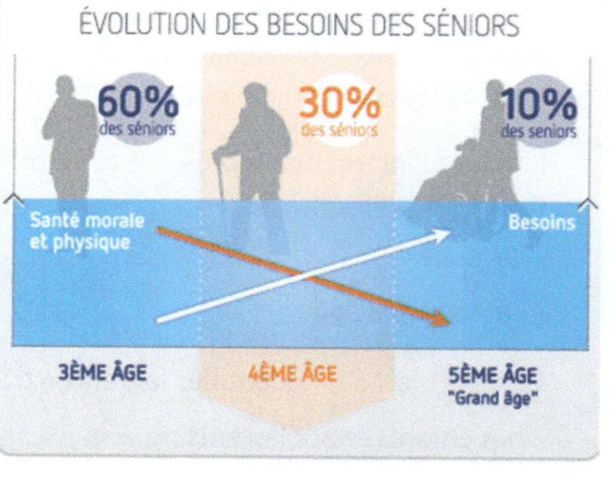

Doc. 4 L'évolution des besoins des seniors.

1 Lisez le Doc. 2. Selon quel critère entre-t-on dans la vieillesse d'après l'OMS ? À quoi correspond-elle ?

....

....

....

....

2 Lisez le Doc. 3. Que représente la retraite pour la plupart des séniors ?

....

....

3 Observez le Doc. 4. Relevez la proportion de personnes âgées par catégorie d'âge.

....

....

....

4 Comment évolue la santé morale et physique des personnes âgées avec les catégories d'âge.

....

5 Caractérisez les catégories d'âges de la vieillesse en les reliant à leur tranche d'âge et à l'évolution de leurs besoins.

Plus de 90 ans •	• 3e âge •	• Personnes âgées actives, autonomes et indépendantes.
60-74 ans •	• 4e âge •	• Personnes âgées dépendantes.
75-89 ans •	• 5e âge •	• Personnes âgées non dépendantes, mais un peu moins autonomes.

OBJECTIF (activités 2 à 4) : Présenter et analyser les réactions de la personne âgée, de son entourage face au vieillissement.

ACTIVITÉ 2 Les représentations de la vieillesse

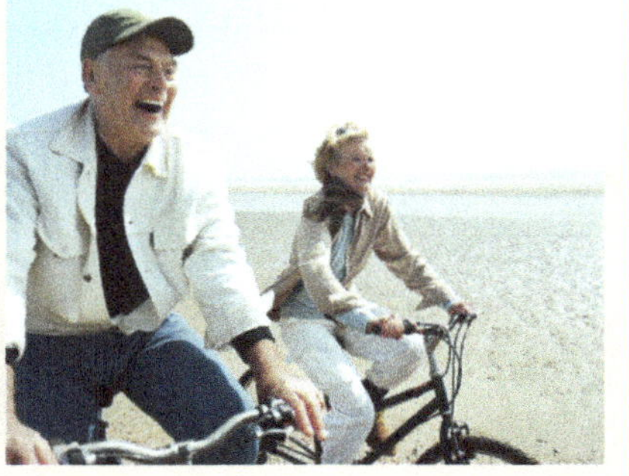

La perception que l'on a de soi est subjective, influencée par notre histoire, et varie selon les événements qui nous affectent. Elle dépend également du regard que les autres portent sur nous.

L'estime de soi est plutôt bonne chez les personnes âgées. Globalement, elles ont le sentiment de mieux se connaître, d'avoir un regard plus objectif sur la vie et de mieux gérer leurs émotions. Moins tributaires du regard des autres, elles ont également tendance à voir dans « les vieux » dont parle la société, des personnes plus âgées qu'elles-mêmes... En fait, le facteur clé de cet état d'esprit positif repose sur le sentiment d'autonomie et de maîtrise de leur propre vie.

Cette image positive est mise à mal lorsque des incapacités entraînent une dépendance importante (pour se laver, aller aux toilettes, manger, marcher...). La personne se dévalorise alors, se sent inutile, « encombrante ». Elle s'identifie davantage à l'image négative que la société lui renvoie parfois. On observe souvent un repli sur soi et une diminution des capacités à lutter, tant au niveau physique que psychique.

Doc. 5 L'estime de soi chez la personne âgée.

1 Lisez le Doc. 5. Citez trois facteurs qui caractérisent la perception de soi.

....

....

....

2 Consultez le Doc. 6. De quelle image la vieillesse bénéficie-t-elle majoritairement ?

....

....

....

3 Décrivez la perception que les personnes âgées ont globalement d'elles-mêmes et indiquez le facteur qui en est à l'origine.

....

....

....

....

<u>QUESTION</u> : Pour la société en général, vous diriez que la vieillesse, c'est plutôt... ?

L'expérience	45
La sagesse	40
Une richesse	30
Total positif	78
Une charge	23
Un signe de déclin	18
Un handicap	16
Total négatif	47
Sans opinion	2
	% (1)

Source : Extrait du sondage « Les Français et le grand âge » par la TNS Sofres.

Doc. 6 La perception du grand âge.

4 Quel changement peut modifier cette perception et quelles en sont les conséquences ?

....

....

....

....

ACTIVITÉ 3 Le vécu de la vieillesse

Différent d'une personne à l'autre, le vécu de la vieillesse dépend de plusieurs facteurs :
- du bien-être physique (de la présence ou de l'absence de douleurs, de déficiences, d'incapacités) ;
- des ressources psychiques pour faire face à différentes pertes et continuer à investir la vie malgré les épreuves (par exemple, fréquenter un club du 3ᵉ âge après le décès du conjoint) ;
- de la capacité à entretenir des relations et à participer à la vie sociale ;
- des ressources financières (pension de retraite, aide sociale…) ;
- des conditions de vie matérielles (confort du logement, accessibilité des services d'aide, des commerces…).

Doc. 7 Les différents facteurs influençant le vécu de la vieillesse.

1 Lisez le Doc. 7. La vieillesse est-elle forcément mal vécue par les personnes âgées ?

....

2 Soulignez les cinq facteurs dont dépend le vécu de la vieillesse.

ACTIVITÉ 4 Les réactions de l'entourage face au vieillissement

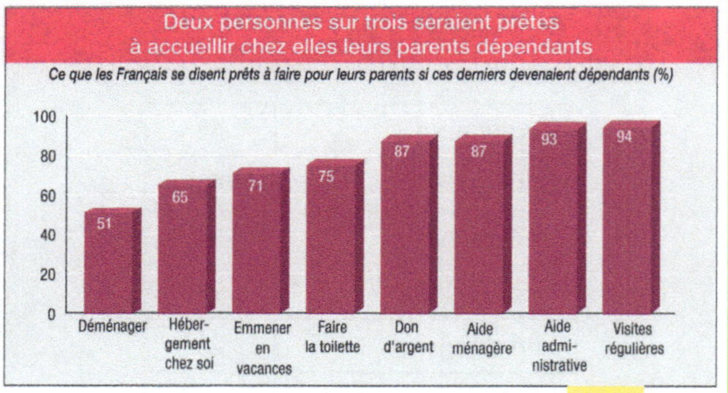

Source : Baromètre des solidarités Familiales, Crédoc n° 200.

Doc. 8 Les solidarités familiales à l'égard des personnes âgées.

Interrogés sur le sacrifice que peut représenter le fait de s'occuper d'une personne dépendante, seuls 3 % des Français répondent spontanément qu'ils ne sacrifient rien. Selon plus d'un Français sur trois, lorsque l'on s'occupe d'une personne âgée dépendante dans son entourage proche, on sacrifie avant tout sa vie familiale (39 %) et le temps libre pour prendre soin de soi (36 %). Certains ont également le sentiment que la relation de couple peut en pâtir (28 %) ou le temps libre pour voir ses amis (25 %). Plus de 20 % parlent même d'y laisser sa propre santé (21 %) et 16 % de sacrifier sa vie professionnelle.

Source : institut CSA.

Doc. 9 Les résultats du sondage « Le regard des Français à l'égard de la dépendance ».

1 Observez le Doc. 8. Quelle est la source de ce graphique ?

....

2 Quels sont les quatre services les plus susceptibles d'être rendus par les enfants à leurs parents s'ils devenaient dépendants ?

....

....

3 Combien de Français seraient prêts à accueillir leurs parents dépendants chez eux ?

....

4 Lisez le Doc. 9. Quelles sont les six conséquences de la prise en charge d'une personne dépendante sur la vie de l'aidant ?

....

....

....

OBJECTIFS : Présenter la place des personnes âgées dans la société (personnes autonomes, personnes dépendantes). Comparer le rôle et la place de la personne âgée dans différentes cultures.

ACTIVITÉ 5 La place des personnes âgées dans la société

Longtemps considérées comme détentrices du savoir, de l'expérience et de la sagesse, les personnes âgées, notamment dépendantes, peinent de nos jours à trouver leur place dans une société où les valeurs prônées sont le travail, la rapidité et l'efficacité. Autres phénomènes : le **jeunisme** et l' **âgisme** tendent à reléguer les personnes âgées dépendantes en marge de la société. Parfait exemple de ce mouvement anti-âge : la publicité, qui véhicule de plus en plus des images de personnes âgées en forme, d'apparence jeune… Cette population de « seniors » devient alors une nouvelle cible privilégiée pour le marketing, car elle est disponible et dispose de moyens financiers (loisirs, voyages, santé…).

Les plus de 60 ans ont beaucoup de temps pour s'investir dans des associations (culturelles, de loisirs, clubs du 3e âge…), dans le bénévolat. Ils voyagent, participent à la vie de leur quartier, votent… Ils ont un rôle social.

Aujourd'hui les personnes de 60-70 ans constituent une génération pivot : elles apportent un soutien familial (financier, matériel…), aussi bien à leurs enfants qu'à leurs aînés dépendants. Elles peuvent parfois héberger à leur domicile leurs ascendants, réaliser de petits travaux domestiques (ménage, bricolage…) ou encore garder leurs petits-enfants pour pallier le manque de places en crèche ou l'absence d'un des parents suite à un divorce.

Cette population a aussi un rôle en matière d'économie : outre les dépenses (prise en charge de la dépendance, financement des retraites…), leur évolution démographique est génératrice de recettes : créations d'emplois spécialisés, fabrication de matériels spécifiques, construction de structures d'hébergement adaptées…

Doc. 10 **La place sociale et économique des personnes âgées dans la société française.**

1 Lisez le Doc. 10. À l'aide du lexique, définissez le jeunisme et l' âgisme. Quelles conséquences ont ces deux phénomènes sur les personnes âgées ?

....

....

....

....

....

2 Comparez les représentations ancienne et actuelle de la société à l'égard des personnes âgées ?

....

....

....

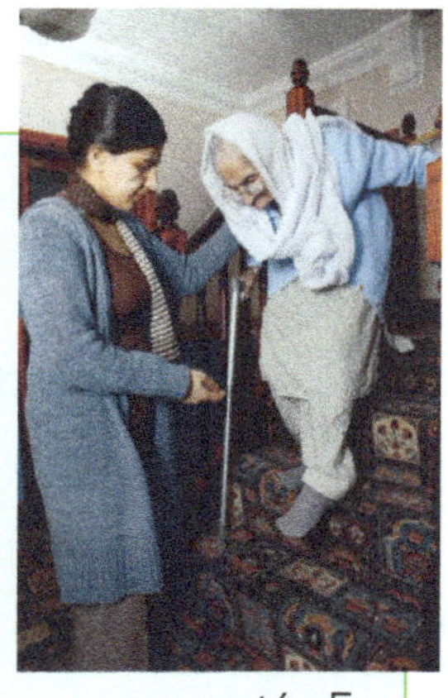

Dans certains pays d'Europe, d'Asie ou d'Afrique, le prestige et l'autorité des anciens sont des caractéristiques fortes. Ces sociétés dites de la tradition considèrent leurs aînés comme sages et précieux. Ni actives, ni particulièrement puissantes, les personnes âgées sont des membres respectés de leur société, de leur communauté. En effet, toutes les activités de service dont elles sont responsables et qu'elles réalisent ont de la valeur. De plus, il existe une plus grande solidarité familiale. Les proches sont considérés comme responsables de l'aide et des soins apportés aux personnes âgées dépendantes. Il n'est pas rare de voir cohabiter plusieurs générations sous le même toit.

Doc. 11 **La place des personnes âgées dans différentes cultures.**

3 Soulignez en rouge le portrait des personnes âgées qui apparaissent le plus dans la publicité.

4 Soulignez en bleu la raison pour laquelle cette population devient une cible commerciale.

5 Entourez les trois rôles des personnes âgées dans la société française.

6 Lisez le Doc. 11. Énumérez les quatre caractéristiques attribuées aux personnes âgées dans les sociétés de la tradition.

....

....

7 Soulignez, dans le Doc. 11, les deux raisons qui expliquent leur place dans ces sociétés.

Le point sur vos acquis

Analyse du Doc. 12

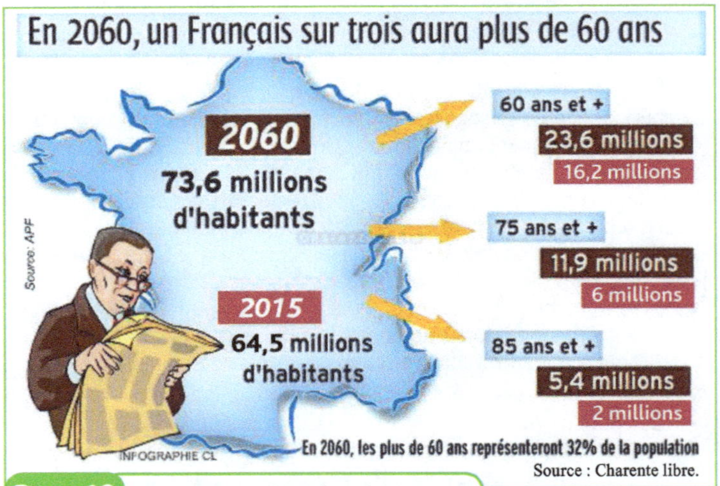

Doc. 12 L'évolution des plus de 60 ans dans la population française.

1 Consultez le Doc. 12. Nommez les tranches d'âges listées ci-dessous et précisez leurs caractéristiques principales :

– 60 ans et plus : ....

....

– 75 ans et plus : ....

....

– 85 ans et plus : ....

....

2 Encadrez le nombre de personnes de 60 ans et plus en 2015.

3 Comment évolue cette population entre 2015 et 2060 ?

....

4 Citez trois facteurs qui jouent un rôle dans la façon de vivre et de ressentir la vieillesse.

....

....

....

Analyse du Doc. 13

QUESTION : *Vous-même, parmi les choses suivantes, qu'est-ce que vous redoutez le plus quand vous pensez au moment où vous serez très âgé ?*

La dépendance, la perte d'autonomie	33
Les maladies, les problèmes de santé	17
La solitude, l'isolement	19
Devoir quitter votre maison	6
La pauvreté, le manque de moyens financiers	5
Le fait de perdre des proches	7
La fin de vie	7
Le manque de respect, les mauvais traitements	4
Ne pas pouvoir être pris en charge par votre famille	1
Aucune crainte	0
Sans opinion	1
	100 %

Source : Extrait du sondage « Les Français et le grand âge » par la TNS Sofres.

Doc. 13 Les craintes liées au grand âge.

1 Lisez le Doc. 13. Soulignez les trois principales craintes exprimées par rapport au vieillissement.

2 Comment la solidarité entre les générations au sein de la famille s'exprime-t-elle ?

....

....

3 Citez deux services que les personnes âgées rendent à leurs enfants.

....

....

4 Indiquez trois façons, pour les enfants, d'aider leurs parents âgés.

....

5 Quelle est la place des personnes âgées dans les sociétés traditionnelles ?

....

9 La politique sociale et médico-sociale pour les personnes âgées

Le vieillissement croissant de la population conduit à amplifier les moyens permettant de répondre aux besoins des personnes âgées. Les mesures prises en leur faveur évoluent pour tenir compte de leur augmentation en nombre et des risques de dépendance, qui seront plus importants dans les années à venir. Différentes aides financières et réductions fiscales ont donc été mises en place pour les personnes âgées.

LA SITUATION

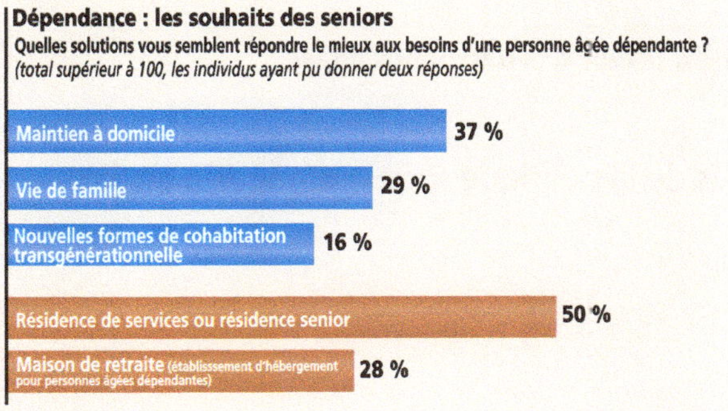

Source : *Le Figaro.*

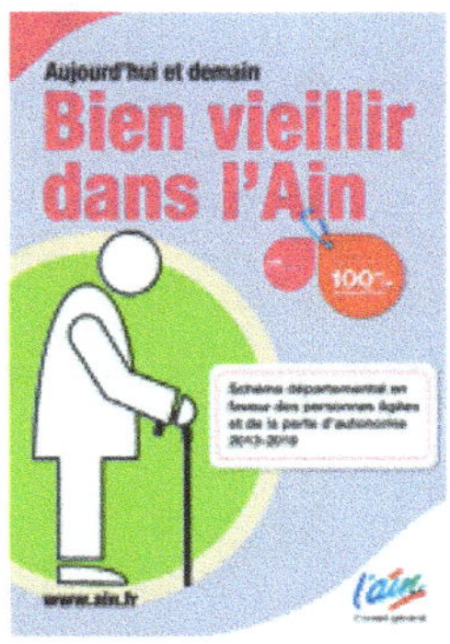

▶ **2e schéma des personnes âgées et de la perte d'autonomie 2018-2023**

Chef de file pour l'accompagnement des personnes âgées, le Département a piloté la construction du schéma et sa mise en œuvre. Pour anticiper le vieillissement de la population dans l'Ain d'ici à 2025, des solutions plus adaptées sont à envisager. Le schéma fixe les priorités pour une meilleure prise en charge de la dépendance sur tous les aspects : santé, logement, service d'aide...

Doc. 1 Le schéma gérontologique en faveur des personnes âgées de l'Ain.

ANALYSE DE LA SITUATION

1 Lisez LA SITUATION. Relevez le pourcentage de seniors souhaitant, lorsqu'ils deviendront dépendants :

– le maintien à domicile : ....

– l'accueil en maison de retraite : ....

2 Consultez le Doc. 1. Quelle est la nature du document ?

....

....

....

3 Donnez le rôle d'un schéma gérontologique.

....

....

....

4 Qui a en charge la mise en place de la politique nationale en faveur des personnes âgées au niveau local ?

....

....

OBJECTIFS : Énoncer et justifier les grands principes de la politique sociale et médico-sociale en faveur des personnes âgées. Indiquer les services ou organismes permettant la mise en œuvre de la politique médico-sociale en faveur des personnes âgées.

ACTIVITÉ 1 La politique sociale et médico-sociale

La politique sociale et médico-sociale en faveur des personnes âgées, notamment dépendantes, relève sur le plan national de la compétence du ministère de la Santé et du ministère de la Solidarité et de la Cohésion sociale. Elle répond à quatre enjeux majeurs : apporter un soutien financier à la prise en charge de la dépendance, prévenir la perte d'autonomie, favoriser le maintien à domicile et offrir un nombre suffisant de places d'accueil dans des structures adaptées.

Pour mettre en place la politique du gouvernement en faveur des personnes âgées, il appuie ses actions sur quatre organismes nationaux : l'Agence Nationale d'Évaluation Sociale et Médico-sociale (**ANESM**), la Caisse Nationale de Solidarité pour l'Autonomie (**CNSA**), le Comité National des Retraités et des Personnes Âgées (**CNRPA**).

Au niveau régional, l'Agence Régionale de la Santé (**ARS**) définit et met en œuvre la politique médico-sociale en collaboration avec la Caisse d'Assurance Retraite et de la Santé au Travail (**CARSAT**). Au niveau local, le conseil départemental est responsable de la politique gérontologique. Le Centre Communal d'Action Sociale (CCAS) et le Centre Local d'Information et de Coordination (CLIC) sont les interlocuteurs privilégiés des personnes âgées.

Doc. 2 **L'organisation territoriale de la politique médico-sociale en faveur des personnes âgées.**

1 Lisez le Doc. 2. Quelles sont les instances **responsables** de la politique sociale et médico-sociale

– au niveau national ? ....

– au niveau régional ? ....

– au niveau local ? ....

2 À l'aide du lexique, donnez les missions principales de la CNSA.

....

....

Loi du 20 juillet 2001 : relative à la prise en charge de la perte d'autonomie des personnes âgées et à l'allocation personnalisée d'autonomie (APA).

Loi du 02 janvier 2002, rénovant l'action sociale et médico-sociale : elle concerne notamment les usagers accueillis dans les établissements et les services recevant des personnes âgées et fixe de nouvelles règles relatives aux droits des personnes (par exemple : le libre choix de la prise en charge à domicile ou en établissement).

La loi du 29 décembre 2015 relative à l'adaptation de la société au vieillissement a pour objectif d'anticiper les conséquences du vieillissement de la population et à favoriser l'accompagnement à domicile : création du droit au répit pour les aidants (prise en charge financière de l'accueil de la personne aidée dans un accueil de jour, ou un hébergement temporaire), les foyers-logements prennent le nom de résidences-autonomie et sont modernisés, possibilité pour les personnes résidant dans des établissements médico-sociaux ou faisant appel à un service médico-sociale de désigner une personne de confiance (personne désignée par écrit par la personne âgée pour prendre les décisions la concernant si elle n'était plus en état de le faire elle-même).

Doc. 3 **Les principaux textes réglementaires dédiés aux personnes âgées.**

3 Lisez le Doc. 3. Soulignez les trois principales mesures de la loi du 29 décembre 2015.

4 Encadrez l'aide destinée à financer la prise en charge de la dépendance des personnes âgées.

5 Citez la loi qui permet à toute personne âgée de choisir son mode de prise en charge, soit à domicile, soit en établissement.

OBJECTIF : Préciser les objectifs et conditions d'attribution des différentes allocations ou aides dédiées aux personnes âgées.

ACTIVITÉ 2 Des allocations ou aides dédiées aux personnes âgées

A

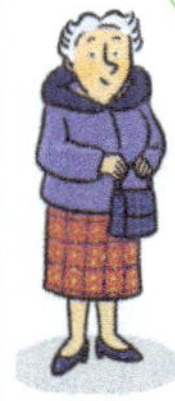

Si vous avez au moins 65 ans

Vous pouvez avoir droit à L'allocation de solidarité aux personnes âgées (ASPA)

Pour les assurés les plus modestes…
… pour garantir un minimum de ressources

Sous conditions de :
- **être titulaire d'une retraite** personnelle ou de réversion ;
- **ressources :** vos ressources personnelles ne doivent pas dépasser le plafond de l'année en cours, soit :
  - 833,20 euros par mois, au 1er avril 2018, si vous vivez seul ;
  - 1 293,54 euros par mois, au 1er avril 2018, si vous êtes mariés, ou vivez maritalement (Pacs ou concubinage)
- **résidence :** vous devez résider régulièrement en France.

Source : L'assurance retraite.

B

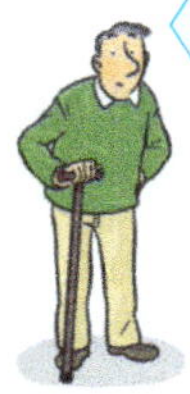

Si vous avez au moins 55 ans

Vous pouvez avoir droit à Des aides pour améliorer votre logement

Pour les personnes âgées souhaitant rester à domicile le plus longtemps possible…

… pour aider à financer les travaux pour rendre le logement plus sécurisant et plus adapté.

Plusieurs financements sont possibles, par exemple auprès des caisses de retraite, de la commune et du département.

Les conditions et les montants sont propres à chaque financeur.

Source : L'assurance retraite.

C

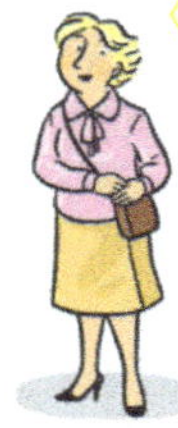

Si vous avez au moins 55 ans

Vous pouvez avoir droit à Une retraite de reversion

À la perte de votre conjoint…

= 54 % du montant de la retraite que percevait ou aurait perçu le conjoint décédé.

Sous conditions de ressources : vos ressources personnelles ne doivent pas dépasser le plafond de l'année en cours, soit :
- 20 550,40 euros par an au 1er janvier 2018 si vous vivez seul,
- 32 880,64 euros par an au 1er janvier 2018 si vous êtes remarié ou vivez maritalement (Pacs ou concubinage).

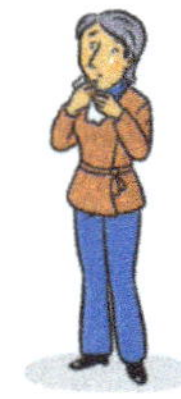

Si vous avez moins de 55 ans

Vous pouvez avoir droit à Une allocation de veuvage

… Pour faire face aux difficultés financières liées au décès

Sous condition de :
- **mariage :** vous devez être veuve ou veuf, ni remarié, ni avoir conclu un Pacs, ni vivre en concubinage au moment de votre demande ;
- **résidence :** vous devez résider en France métropolitaine, dans un département d'outre-mer, en Polynésie française ;
- **ressources :** ne pas avoir de ressources supérieures à un certain plafond, soit 2 278,28 euros par trimestre au 1er janvier 2018.

Source : L'assurance retraite.

Doc. 4 Des exemples de prestations pour les personnes âgées.

1 Consultez le Doc. 4A. Donnez la signification du sigle ASPA.

....

2 Précisez l'objectif de cette allocation dédiée aux personnes âgées.

....

....

3 Lisez le Doc. 4B. Traduisez le sigle ASH. Quel est le but de cette aide ?

....

....

4 Observez le Doc. 4C. Nommez les deux types d'aides financières auxquelles peut avoir droit une personne à la perte de son conjoint. Précisez si l'on peut cumuler ces aides.

....

....

5 Comparez les Doc. A, B, et C. Quelles sont les trois conditions qu'il faut généralement réunir pour ouvrir le droit aux aides sociales ?

....

....

Le point sur vos acquis

Analyse du Doc. 5

1 Lisez le Doc. 5. Qu'est-ce que la journée de solidarité ? Quel est son objectif et quand a-t-elle été instaurée ?

....

....

....

2 Quand a été fixée cette journée de solidarité, lors de sa création ?

....

3 Énumérez trois possibilités qu'a une entreprise, depuis 2008, de participer à la solidarité en faveur des personnes âgées.

....

....

4 Encadrez, sur le Doc. 5, le montant qu'a rapporté la journée de solidarité en 2018.

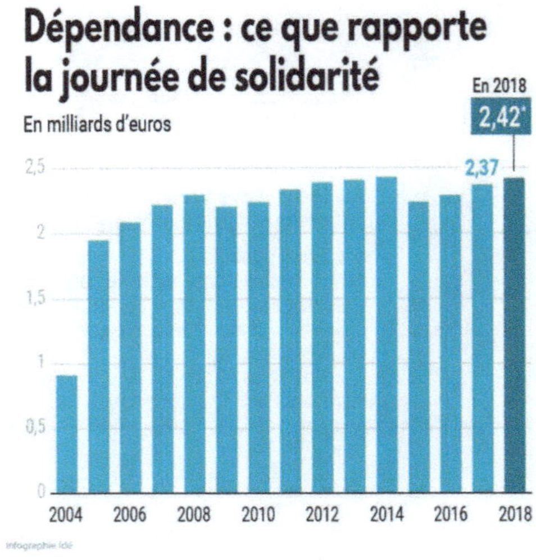

Source : www.boursorama.com, le 18/05/2018.

Doc. 5 Lundi de Pentecôte : ce que rapporte la journée de solidarité ?

Analyse du Doc. 6

Les acteurs du financement de la dépendance

Part	Acteur	Montant
1,2 %	Caisse Nationale d'Assurance Vieillesse	370 M€
1,3 %	État (avantages fiscaux)	387 M€
1,9 %	Caisse Nationale d'Allocations Familiales	568 M€
10 %	Caisse Nationale de Solidarité pour l'Autonomie	2 968 M€
14,3 %	Départements	4 200 M€
27,3 %	Familles	8 000 M€
44 %	Assurance maladie	12 893 M€

Source : Projet annuel de performance pour 2008 de la mission solidarité, insertion et égalité des chances.

Doc. 6 Les acteurs du financement de la dépendance.

1 Consultez le Doc. 6. Quel est l'acteur principal de la prise en charge financière de la dépendance des personnes âgées ?

....

2 Reliez les différentes aides ou allocations à leur objectif ainsi qu'à leur condition d'âge :

Objectif	Aide	Condition d'âge
Couvrir les frais d'hébergement dans une structure d'accueil. •	• ASPA •	• Moins de 55 ans
Garantir un minimum de ressources aux personnes âgées les plus modestes. •	• Retraite de réversion •	• Plus de 55 ans
Faire face aux difficultés financières liées au décès du conjoint. •	• Allocation de veuvage •	• Plus de 65 ans
	• ASH •	

10 Les établissements et les structures d'accueil

L'âge avançant, la question du lieu de vie se pose aussi bien pour la personne âgée que pour sa famille. De nombreux établissements et structures offrent des prestations variées selon la dépendance, l'état de santé, la situation financière… de l'usager.

LA SITUATION

Maëva Vigot, cadre de santé, travaille dans l'EHPAD « Les Edelweiss », accueillant quarante-cinq résidents âgés de 78 à 102 ans. En début d'après-midi, elle se charge avec le directeur, monsieur Plomont, d'accueillir une nouvelle résidente, madame Augusta, âgée de 85 ans et évaluée GIR2. Après une visite de la structure, une rencontre avec l'équipe, Maëva lui explique l'organisation des journées, les prestations assurées et le fonctionnement des services. Elle lui remet enfin le livret d'accueil dans lequel se trouve la charte de la personne âgée dépendante (**rabat 6**), le règlement de fonctionnement et le contrat de séjour de l'EHPAD (**rabat 5**).

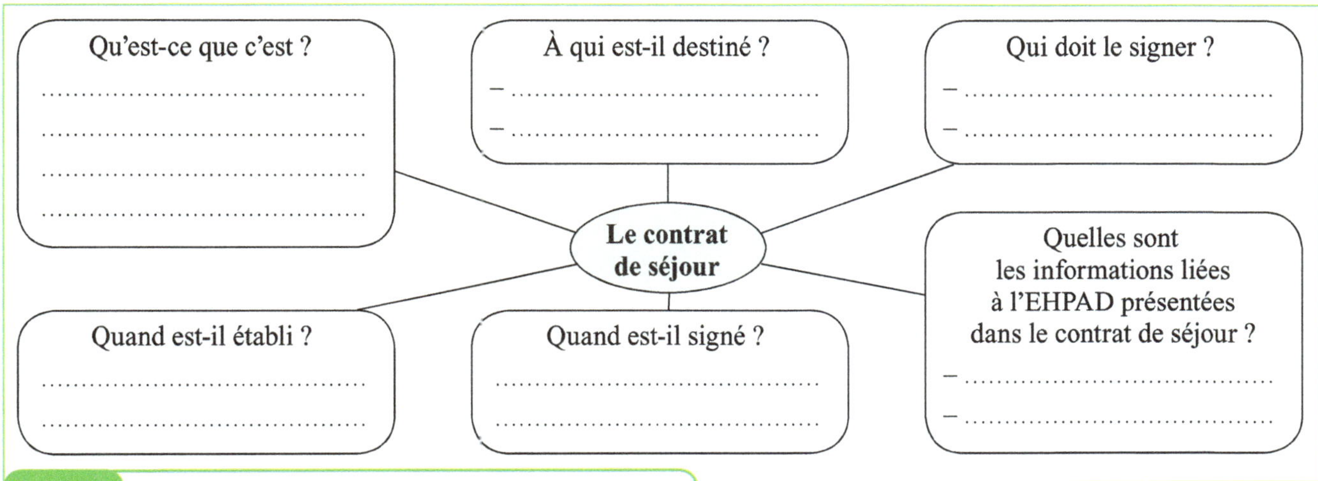

Doc. 1 **Le contrat de séjour de l'EHPAD « Les Edelweiss ».**

ANALYSE DE LA SITUATION

OBJECTIF : Présenter les structures d'accueil pour personnes âgées.

1 Lisez **LA SITUATION**. Entourez toutes les démarches effectuées par Maëva pour présenter la structure à Mme Augusta.

2 Consultez le **rabat 5**, puis complétez le schéma du **Doc.1**.

3 Citez quatre prestations assurées par :

– l'EHPAD « Les Edelweiss » : ……………………………………………………

……………………………………………………………………………………

– des prestataires extérieurs : ……………………………………………………

……………………………………………………………………………………

4 À l'aide du **rabat 5**, calculez le coût de la journée de séjour à l'EHPAD « Les Edelweiss » pour Mme Augusta.

……………………………………………………………………………………

OBJECTIF : Présenter les structures d'accueil pour personnes âgées.

ACTIVITÉ 1 L'établissement d'hébergement pour personnes âgées dépendantes (EHPAD) et l'unité de soins de longue durée (USLD)

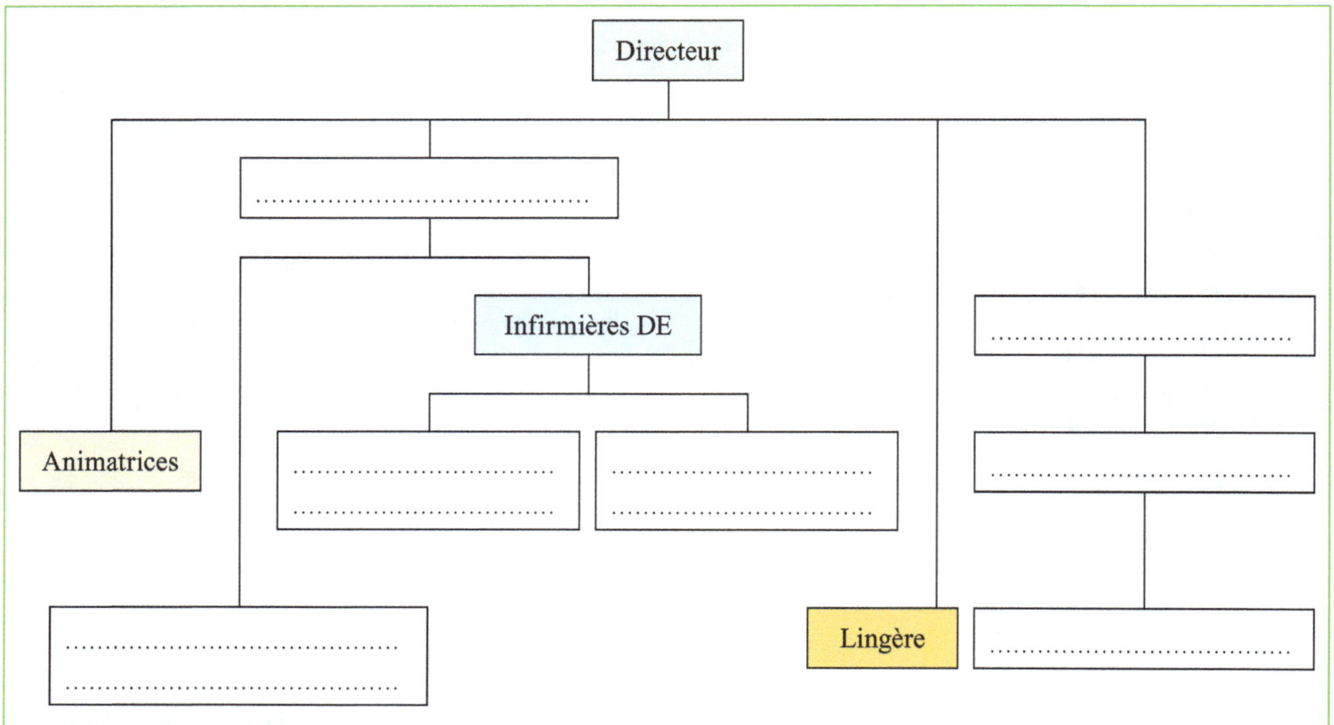

Doc. 2 L'organigramme de l'EHPAD « Les Edelweiss ».

1 Observez le **Doc. 2**. Replacez les professionnels suivants au bon endroit : *cadre de santé, aides-cuisiniers, aides-soignantes (AS), agents de service hospitalier (ASH), chef cuisinier, aides médico-psychologiques (AMP), cuisiniers.*

2 Situez, à l'aide de hachures bleues, Maëva, sur le **Doc. 2**.

3 À l'aide du **rabat 5**, cochez la (ou les) structure(s) d'accueil concernée(s) par chacune des affirmations suivantes.

Objectif ou fonctionnement	EHPAD	USLD
a) L'objectif est de permettre l'accueil des personnes âgées dépendantes afin de leur fournir un ensemble de prestations comprenant le logement, les repas, différents services spécifiques tels que les soins d'hygiène et médicaux…	☐	☐
b) Il s'agit de lieux médicalisés comprenant le plus souvent un médecin formé à la gériatrie avec présence d'infirmières continue en journée et la nuit.	☐	☐
c) C'est une structure relevant du secteur hospitalier et qui est essentiellement financée par l'assurance maladie.	☐	☐
d) Les professionnels de cette structure agissent selon les principes énoncés dans la charte pour les personnes âgées dépendantes (**rabat 6**).	☐	☐
e) Cette structure est soumise à une obligation de conventionnement avec l'État et le conseil départemental. Elle est financée par l'assurance maladie pour la partie soins et par l'usager avec l'aide du conseil départemental pour la partie hébergement et la partie dépendance.	☐	☐

OBJECTIF : Énumérer les principes énoncés dans la charte des personnes âgées dépendantes et les illustrer par des exemples.

ACTIVITÉ 2 La charte des personnes âgées dépendantes

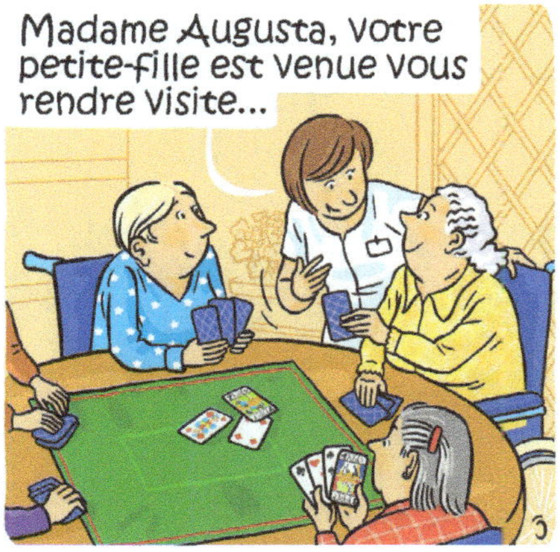
Madame Augusta, votre petite-fille est venue vous rendre visite...

Principe énoncé dans la charte des personnes âgées dépendantes : ....

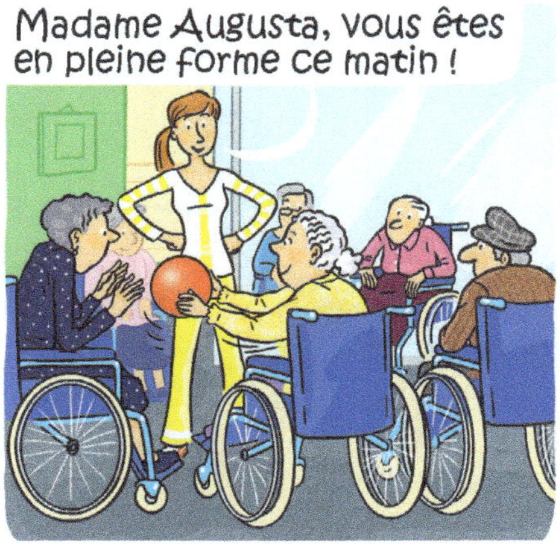
Madame Augusta, vous êtes en pleine forme ce matin !

Principe énoncé dans la charte des personnes âgées dépendantes : ....

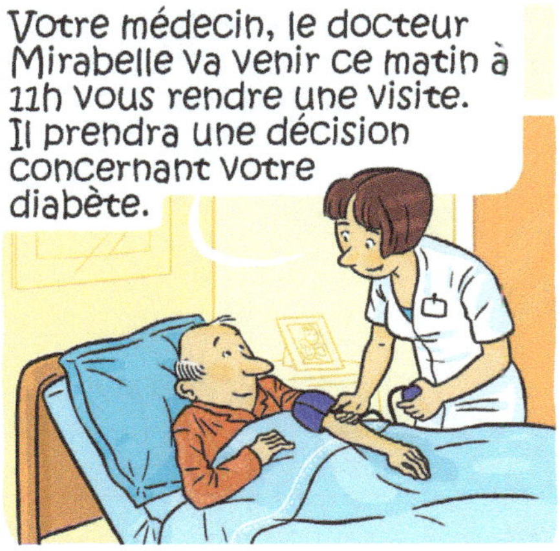

Principe énoncé dans la charte des personnes âgées dépendantes : ....

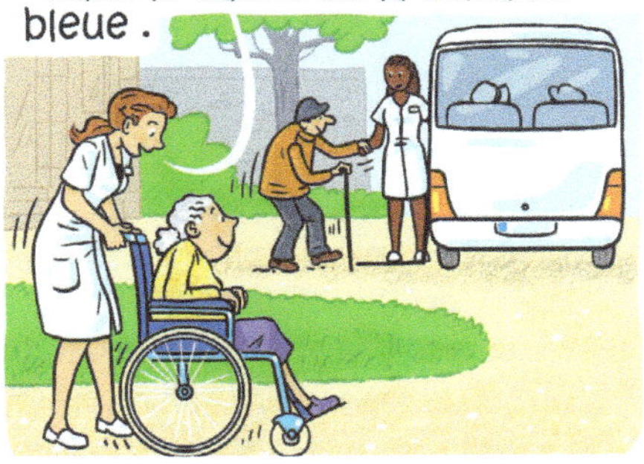
C'est un grand jour aujourd'hui. Nous partons dans l'EHPAD «Les chardons» pour un loto dans le cadre de la semaine bleue .

Principe énoncé dans la charte des personnes âgées dépendantes : ....

Doc. 3 **Quelques exemples de situations dans l'EHPAD « Les Edelweiss ».**

1 Observez le Doc. 3. Identifiez puis indiquez, pour chacun des dessins, le principe de la charte du **rabat 6** qui est illustré.

2 À l'aide du **rabat 6**, relevez le numéro du principe de la charte auquel correspond chaque situation.

a) Tout résident dispose de ses ressources personnelles. Il peut notamment utiliser librement la part de son revenu qui reste disponible. N° ......

b) Mme Augusta se rend chaque vendredi à l'office religieux de 9 heures. N° ......

c) Les professionnels de l'EHPAD assurent l'accompagnement de la fin de vie des résidents et leur offrent, comme à leurs proches, une écoute. N° ......

d) L'EHPAD « Les Edelweiss » est abonné au journal local. Il est à la disposition des résidents qui souhaitent le lire. Une lecture est organisée chaque matin dans la bibliothèque pour ceux qui ne peuvent ou ne veulent pas lire eux-mêmes. N° ......

OBJECTIF : Présenter les structures d'accueil pour personnes âgées.

ACTIVITÉ 3 La résidence autonomie

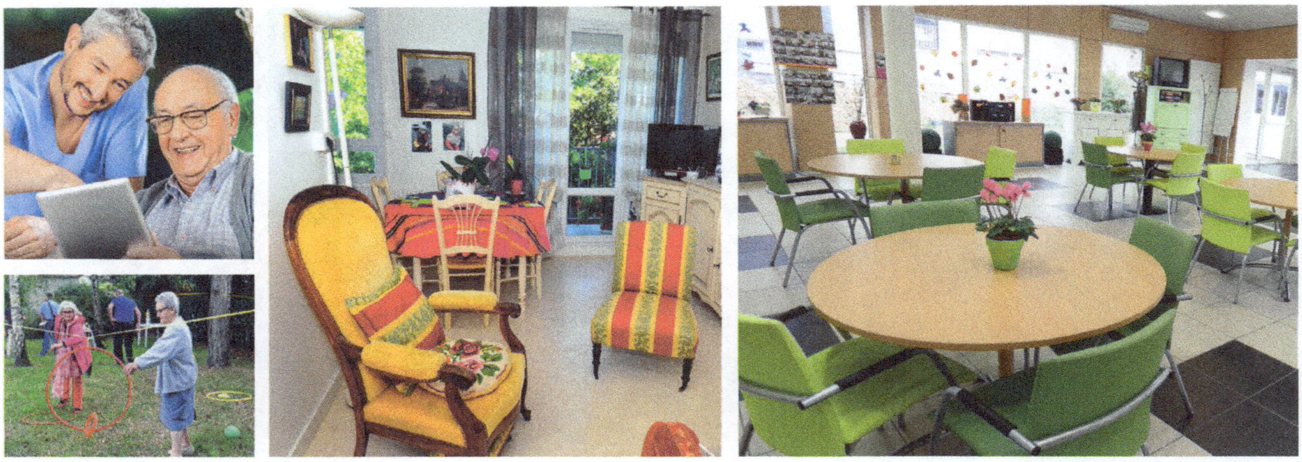

Source : https://www.poitiers

Doc. 4 La vie dans une résidence autonomie.

1 Observez le Doc. 4. Citez trois prestations proposées par une résidence autonomie à ses résidents.

....

....

....

Les résidences autonomies (anciennement appelées logements foyers) accueillent des personnes âgées seules ou en couple, de plus de 60 ans, relativement autonomes (GIR 6, GIR5 ou GIR4). Les appartements sont privatifs et certains espaces sont communs. Ces résidences proposent des prestations minimales, individuelles ou collectives : un service de restauration, de sécurité, d'entretien du linge, d'animation.

La vocation essentielle d'une résidence autonomie est d'offrir, au sein d'un bâtiment collectif, un logement individuel et des prestations facultatives à des personnes âgées en mesure d'assurer par elles-mêmes les actes essentiels de la vie quotidienne.

Services proposés

Public accueilli

Objectifs de la résidence autonomie

Doc. 5 La présentation de la résidence autonomie.

2 Lisez le Doc .5. Fléchez chaque information surlignée du Doc. 5 à l'encadré correspondant.

3 Justifiez pourquoi la résidence autonomie est qualifiée de « maillon intermédiaire entre le domicile et l'établissement ».

....

....

....

OBJECTIF : Repérer les alternatives au placement en institution proposées aux personnes âgées.

ACTIVITÉ 4 L'accueil de jour, l'accueil familial et l'hébergement temporaire

....

« Il faut arriver à tout concilier : le temps à consacrer aux résidents et sa vie personnelle. Les résidents sont présents 24h/24, week-end compris. L'objectif est de les accueillir au sein d'une famille afin qu'ils puissent partager son quotidien tout en étant pris en charge selon leurs besoins : repas, ménage, courses… Ils vivent "comme à la maison", dans un environnement chaleureux et sécurisant. »

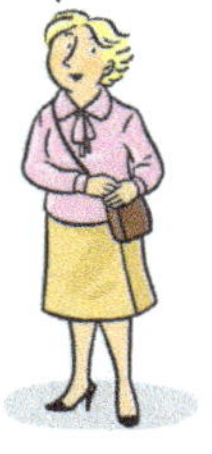

Mme Jardin accueille deux personnes âgées à son domicile.

....

« Ce mode d'accueil s'adresse à des personnes âgées dont le maintien à domicile est momentanément compromis. Il répond à trois objectifs : pallier l'isolement de la personne âgée en cas de congés des aidants, permettre une sortie d'hospitalisation alors que la santé de la personne âgée est encore fragile, découvrir la vie en collectivité pour préparer une entrée en institution. »

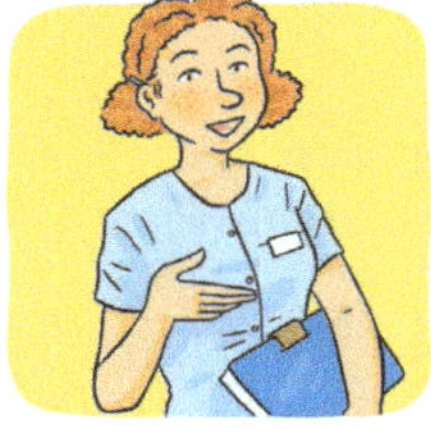

Mme Vigot, cadre de santé de l'EHPAD « Les Edelweiss ».

....

« Chaque journée ou demi-journée est rythmée par des activités variées choisies pour faire prendre conscience de la réalité, faciliter la socialisation, apporter des repères, renforcer l'image positive de la personne. L'animation donne un sens à la vie des personnes âgées et à leurs familles. Il s'agit d'un espace intermédiaire entre le domicile et l'institution. »

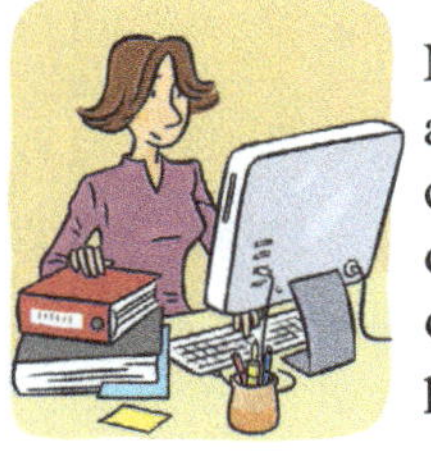

Mme Tilleul, animatrice coordonnatrice d'une structure d'accueil pour personnes âgées.

Doc. 6 **Le témoignage de quelques professionnels.**

1 Lisez le Doc. 6. Replacez en titre : *accueil de jour, accueil familial, hébergement temporaire*.

2 Soulignez en rouge, pour chacun des témoignages, la phrase expliquant pourquoi ce mode d'accueil est une alternative au placement en institution.

3 Consultez le **rabat 5**. Quelle structure peut proposer un hébergement temporaire ?

....

4 Parmi la liste des affirmations ci-dessous, rayez celles qui sont inexactes.
Les alternatives au maintien à domicile :

a) sont une formule de répit pour les aidants.
b) correspondent à l'ensemble des moyens personnalisés mis en œuvre pour permettre à une personne âgée en perte d'autonomie de continuer à vivre dans de bonnes conditions dans un environnement proche de celui du domicile.
c) sont l'établissement d'hébergement pour personnes âgées dépendantes (EHPAD) et l'unité de soins de longue durée (USLD).
d) correspondent à une formule intermédiaire entre le domicile et l'hébergement temporaire.

5 Pour chaque affirmation, inscrivez la(ou les) personne(s) concernée(s) par chacun des engagements ci-dessous en utilisant le code suivant : ***AF** accueillant familial et **PA** personne accueillie.*

a) Garantir la continuité de l'accueil en prévoyant son remplacement en cas de maladie, de vacances. ......
b) Obtenir un agrément pour l'accueil d'une à trois personnes. ......
c) Respecter les espaces privés de la famille accueillante. ......
d) Signer un contrat. ......
e) Héberger, nourrir, entretenir la personne âgée accueillie. ......
f) Établir les déclarations administratives qui lui incombent en tant qu'employeur. ......

Le point sur vos acquis

Analyse du Doc. 7

La MARPA accueille des personnes retraitées, seules ou en couples.

Elle dispose de 18 logements T1 bis de 35 m² et d'un T2 de 46 m².

LA MARPA propose :
- la présence d'une équipe professionnelle de jour comme de nuit ;
- l'accompagnement dans la vie sociale de la résidence ;
- la prise éventuelle des repas dans la salle à manger commune ;
- l'entretien du linge personnel ;
- des animations à la résidence ;
- un système de téléassistance qui permet d'appeler 24 heures sur 24.

Exemple d'aménagement d'un logement

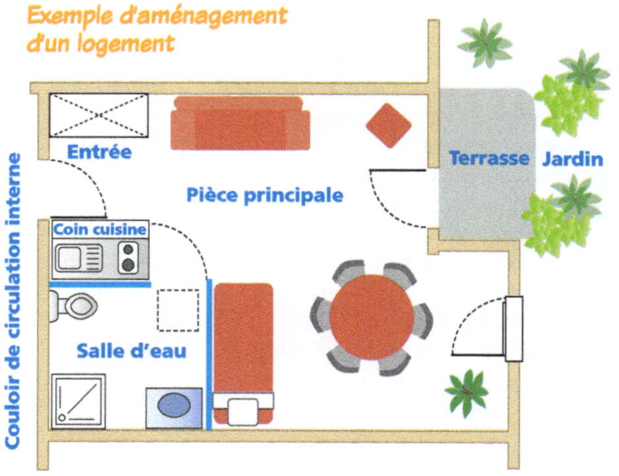

« À la MARPA, vous pouvez aller et venir à votre guise, mener les activités de votre choix, recevoir votre famille et vos amis. »

Doc. 7 La Maison d'Accueil Rurale pour Personnes Âgées (MARPA).

1 Observez et lisez le Doc. 7. Présentez la MARPA.

....

....

....

2 Complétez les deux phrases suivantes afin d'indiquer un principe énoncé dans la charte des personnes âgées dépendantes.

– Toute personne âgée dépendante doit être encouragée à conserver ....

– Toute personne âgée dépendante doit pouvoir garder la maîtrise de ....

et de ....

3 Décodez les sigles des deux structures, puis reliez chaque structure à son (ou ses) fonctionnement(s).

Structure	Fonctionnement
Accueil de jour	Il s'agit d'une alternative au placement en institution proposée aux personnes âgées.
EHPAD ou	C'est une structure dont l'entrée est subordonnée à la signature d'un contrat de séjour. Les résidents accueillis ne peuvent plus demeurer à domicile.
Accueil familial	L'hébergement peut être temporaire.
USLD ou	Les prestations assurées sont l'hébergement, la restauration, les soins médicaux et paramédicaux, l'animation…

11 La notion de handicap

Le mot « handicap », apparu dans le langage usuel en 1950, reste encore aujourd'hui le terme utilisé par les juristes, les milieux associatifs et les professionnels pour qualifier une personne en situation de handicap. Ce terme met en évidence les difficultés sociales dues à des capacités restreintes d'une partie croissante de la population qui représente 15 % de la population totale selon l'OMS.

LA SITUATION

L'image du fauteuil roulant se présente à l'esprit dès qu'on évoque les personnes handicapées. Elle fait écran, comme l'arbre qui cache la forêt. La réalité du handicap est pourtant loin de s'y réduire. [...]

Nous côtoyons quotidiennement des personnes vivant avec un handicap physique ou mental. [...] On dénombre six millions de Français handicapés. Et nous pouvons tous être touchés, à l'occasion d'un banal accident sportif, domestique ou professionnel. Pour ne pas parler des accidents de la route ou des maladies invalidantes qui, chaque année, élargissent la population concernée... [...]

La médecine actuelle permet de sauver des gens accidentés, des malades ou des grands prématurés qui garderont des séquelles. L'allongement de l'espérance de vie contribue aussi à élargir la population en situation de handicap.

Source : d'après Elisabeth Tingry, Handicaps, éd. Librio Santé n° 677, 2005.

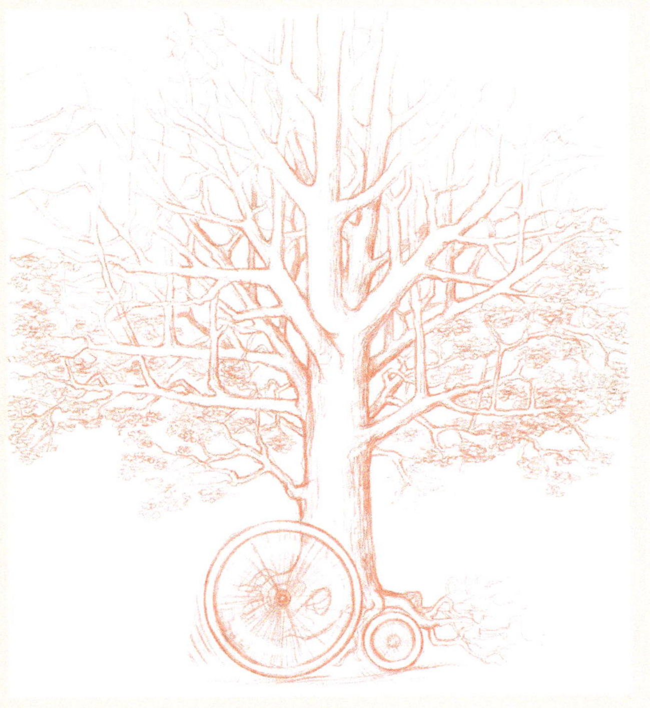

ANALYSE DE LA SITUATION

1 Lisez **LA SITUATION**. Comparez le dessin et le texte. Quels sont les éléments du texte qui sont suggérés dans le dessin ?

....

....

....

....

....

....

2 Pourquoi le handicap nous concerne-t-il tous ?

....

....

3 Soulignez, dans **LA SITUATION**, les quatre facteurs à l'origine de l'augmentation du nombre de personnes handicapées chaque année.

OBJECTIFS (activités 1 et 2) : Définir la notion de handicap. À partir de la classification en vigueur, illustrer et caractériser, à l'aide d'exemples, les principaux types de handicaps (handicaps physiques, mentaux, acquis, congénitaux). Énoncer les principales causes de handicaps et les incidences des altérations sur la vie quotidienne, sociale et dans les activités d'apprentissage. Présenter les facteurs favorisant l'inclusion de la personne handicapée.

ACTIVITÉ 1 La classification des handicaps

La classification internationale du fonctionnement, du handicap et de la santé (CIF) est adoptée par l'OMS en 2001. Dans la CIF, le terme « fonctionnement » recouvre d'une part l'analyse de l'ensemble des problèmes de santé de la personne, et d'autre part ses difficultés pour participer à la vie sociale. Cette classification fait une synthèse entre la pathologie, les conséquences et les obstacles dans la situation de la vie de la personne. Ainsi, deux personnes souffrant du même problème de santé peuvent avoir, selon leur milieu de vie et leurs caractéristiques personnelles (âge, sexe, origine sociale…), des degrés de handicap différents.

Doc. 1 **L'évaluation de la situation de handicap.**

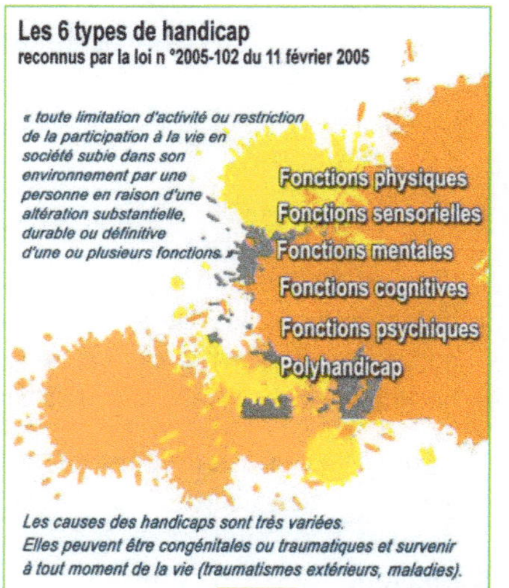
Les 6 types de handicap
reconnus par la loi n °2005-102 du 11 février 2005
« toute limitation d'activité ou restriction de la participation à la vie en société subie dans son environnement par une personne en raison d'une altération substantielle, durable ou définitive d'une ou plusieurs fonctions »
Fonctions physiques
Fonctions sensorielles
Fonctions mentales
Fonctions cognitives
Fonctions psychiques
Polyhandicap
Les causes des handicaps sont très variées.
Elles peuvent être congénitales ou traumatiques et survenir à tout moment de la vie (traumatismes extérieurs, maladies).

Source : revue APAJH n° 101, mars 2009.

Doc. 2 **Les types et les causes de handicaps.**

Cas n° 1 : Christian Guyot, déficient auditif sévère depuis la naissance, n'entend pas les sons aigus, mais perçoit les basses fréquences. Il est musicien et professeur de musique.

Cas n° 2 : Michel Petrucciani, victime d'une ostéogenèse imparfaite sévère, a mené une carrière internationale d'auteur-compositeur de jazz.

Cas n° 3 : Les acteurs de l'Oiseau-mouche, vingt-trois comédiens professionnels, tous handicapés mentaux, répètent La Mère de Bertolt Brecht.

Cas n° 4 : Rachida, tétraplégique à la suite d'un plongeon, est juriste.

Doc. 3 **La diversité des situations de handicap.**

1 Lisez le Doc. 1. Soulignez le nom de la classification internationalement utilisée depuis 2001 pour classer les personnes souffrant d'un handicap.

2 Deux personnes porteuses du même handicap sont-elles confrontées au même problème d'inclusion sociale ? ……………………………………………………………………………………

………

3 Consultez le Doc. 2. Relevez la définition juridique du handicap établie par la loi du 11 février 2005.

………

………

4 Encadrez, sur le Doc. 2, les six types de handicaps reconnus par la loi du 11 février 2005.

5 À l'aide du Doc. 2 et du Doc. 3, complétez le tableau suivant.

Cas	Origine du handicap	Type de handicap	Métier exercé
Cas n° 1 : Christian Guyot	❒ Handicap congénital ❒ Handicap héréditaire ❒ Handicap acquis	…………………… ……………………	…………………………………… ……………………………………
Cas n° 2 : Michel Petrucciani	❒ Handicap congénital ❒ Handicap héréditaire ❒ Handicap acquis	…………………… ……………………	…………………………………… ……………………………………
Cas n° 3 : Les acteurs de l'Oiseau-mouche	❒ Handicap congénital ❒ Handicap héréditaire ❒ Handicap acquis	…………………… ……………………	…………………………………… ……………………………………
Cas n° 4 : Rachida	❒ Handicap congénital ❒ Handicap héréditaire ❒ Handicap acquis	…………………… ……………………	…………………………………… ……………………………………

ACTIVITÉ 2 Les causes et les conséquences des handicaps

Les trois personnes suivantes partagent une expérience commune, « un handicap », mais leur forme, leur gravité, leur date d'apparition, leur pénibilité et leurs conséquences sociales diffèrent radicalement.

Mathieu, 12 ans, est un batteur talentueux et fait preuve d'une aisance étonnante pour son premier contact avec ce groupe de percussionnistes. Il répond en virtuose à Julien, installé à droite de Martin Saint-Pierre, un compositeur argentin. Mathieu et Julien sont atteints d'autisme.

Ombline, 26 ans, est une très belle femme. Mais pour l'instant, elle cause une véritable inquiétude à son mari. Son joli ventre arrondi annonce la naissance imminente de Clémentine. Ombline souffre d'un syndrome de Marfan, une maladie génétique rare qui met en danger celui qui la porte : son artère aorte peut se déchirer à tout moment. Ombline risque de perdre la vie en mettant Clémentine au monde.

Bertrand, père de deux enfants, renseigne avec autorité une candidate à l'un des stages proposés par l'institut qu'il a créé. Rien dans sa voix, ni dans son discours, ne laisse supposer à l'autre bout du fil que ce chef d'entreprise est assis dans un fauteuil roulant et invalide à 80 %.

Source : d'après Élisabeth Tingry, Handicaps, éd. Librio Santé n° 677, 2005.

Doc. 4 La diversité des handicaps.

1 Lisez le Doc. 4. Soulignez les cinq éléments qui caractérisent le handicap de chacun de ces individus.

2 Reliez chacune des personnes avec le type de handicap correspondant.

Mathieu •	• Handicap moteur
Ombline •	• Handicap mental
Bertrand •	• Maladie génétique

3 À l'aide du lexique, définissez l'autisme. Précisez les conséquences sociales et les incidences sur les activités d'apprentissage pour les enfants atteints d'autisme.

....

....

....

....

4 Quel risque Ombline prend-elle ?

....

....

Des précautions simples sont toutefois à prendre au quotidien. Il faudra éviter les efforts, le portage de poids, les chocs, tant dans la vie quotidienne que professionnelle. Certains sports sont interdits, comme l'haltérophilie ou le fitness. D'autres seront tolérés de temps à autre en fonction des cas. Il ne faut jamais commencer une activité physique sans en avoir discuté avec le médecin, en fonction de l'évolution de la maladie comme des médicaments administrés.

En ce qui concerne la scolarité des enfants, ils peuvent être normalement scolarisés. Il sera nécessaire de prévenir les enseignants sur les conséquences de la maladie (fatigabilité, acuité visuelle, motricité) et de son traitement (fatigue due aux bêtabloquants...). L'activité physique des enfants sera encadrée, mais maintenue avec les restrictions exposées plus haut.

Source : Le Syndrome de Marfan – Encyclopédie Orphanet Grand Public, 2006.

Doc. 5 Les conséquences de la maladie de Marfan sur la vie familiale, professionnelle, sociale, scolaire et sportive.

5 Lisez le Doc. 5. Soulignez en rouge les conséquences sur la vie quotidienne d'une personne atteinte du syndrome de Marfan et en bleu celles sur la scolarité.

6 D'après vos connaissances, donnez trois exemples concrets d'éléments qui favorisent l'inclusion des personnes handicapées dans la société.

- ....
- ....
- ....

OBJECTIF : Énumérer et justifier les principaux moyens de prévention existant pour certains handicaps.

ACTIVITÉ 3 La prévention du handicap

Implanté généralement dans les grandes villes, le Centre d'Action Médico-Sociale Précoce (CAMSP) prend en charge le dépistage et le traitement des troubles de la communication, du langage (autisme, dysphasie) et des handicaps chez les enfants de 0 à 6 ans. Certains sont spécialisés dans un type de pathologie. D'autres sont polyvalents. Le CAMSP est agréé par les caisses primaires d'assurance maladie et le conseil général du département au titre de la protection maternelle et infantile. Il a une mission d'aide auprès des futurs parents, de prévention des difficultés et de soins à des jeunes enfants handicapés. L'ensemble de ses actions cherche à favoriser l'insertion du jeune enfant dans son milieu familial et social et le développement harmonieux de ses capacités. Pour cela, il est composé d'une équipe pluridisciplinaire constituée de pédiatre, pédopsychiatre, médecin de rééducation, orthophoniste, psychomotricien, assistant social, éducateur spécialisé et auxiliaire de puériculture. Cela permet d'avoir une approche globale de l'enfant et de tout réunir dans un seul lieu, pour simplifier la vie des parents.

Doc. 6 **Le Centre d'Action Médico-Sociale Précoce.**

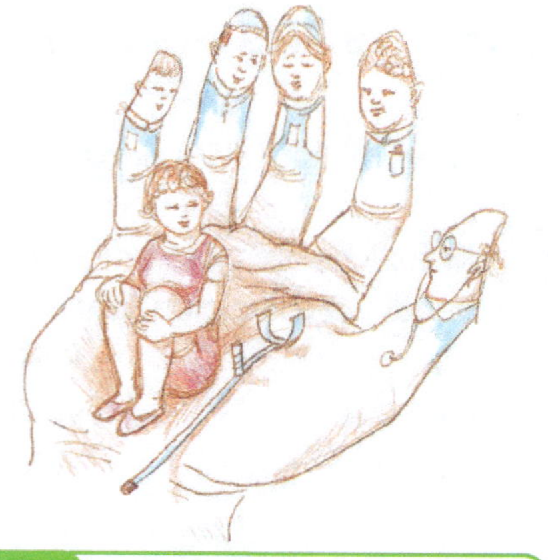

Doc. 7 **Les acteurs de la prévention.**

1 Lisez le Doc. 6. Donnez la signification du sigle CAMSP.

....

2 Quelles sont les trois missions du CAMSP ?

- ....

....

- ....

....

- ....

....

3 Quel est l'objectif du CAMSP ?

....

4 Quelle population le CAMSP prend-il en charge ?

....

5 Quelles structures donnent l'agrément à un CAMSP ?

....

....

6 Quels sont les différents intervenants auprès des enfants et des familles ?

....

....

7 Dans la liste des moyens de prévention des handicaps ci-dessous, entourez le ou les intrus.

a) Le conseil génétique
b) Les consultations prénatales, les échographies, l'amniocentèse
c) L'autonomie et la dépendance
d) Les examens à la naissance
e) Le congé de maternité
f) L'hygiène de vie
g) Les examens de l'enfant
h) Les vaccinations

OBJECTIF : Analyser les réactions possibles de l'environnement, de la famille face au handicap (rejet, surprotection).

ACTIVITÉ 4 Les attitudes face au handicap

L'annonce d'un handicap provoque un choc émotionnel que l'on n'oublie jamais. Le cheminement est le même pour tous les individus : la stupéfaction d'abord et le refus de croire, l'injustice et la colère ensuite, la culpabilité puis l'acceptation, et enfin la quête d'un sens…

Accueillir un enfant handicapé est toujours difficile. Chacun fait comme il peut et essaie de surmonter l'incompréhension et le regard des autres. Les réactions de la famille sont de deux ordres. Certaines familles renforcent leurs liens, d'autres éclatent. Tout dépend de la forme et de la gravité du handicap, de l'âge auquel il apparaît, ainsi que du système de valeurs de la famille. Une déformation physique, une déficience intellectuelle ou une maladie génétique font ressentir une blessure et un sentiment de culpabilité toujours suivis des mêmes questions : est-elle transmise par le père ? La mère ? Ou les deux ?

Les mères, après avoir songé à mourir avec leur enfant handicapé, choisissent majoritairement de continuer à vivre pour répondre aux besoins de leur enfant handicapé. Les pères ajustent leur mode de vie, ou abandonnent leur famille ou encore restent et s'oublient dans le travail.

Une fois le choc passé, les familles doivent changer leurs représentations quant au développement de leur enfant et leur avenir. Certains parents acceptent leur enfant handicapé, d'autres se protègent en niant le handicap, ou l'acceptent et hyperprotègent leur enfant, d'autres encore cherchent à tout prix l'opération ou le traitement qui effacera tout.

Ceux qui deviennent handicapés après un accident n'échappent pas au même cheminement : le traumatisme, la désillusion, le deuil et la reconstruction de soi. Ils doivent retrouver un nouveau mode de vie, la confiance et un sens à leur existence.

Doc. 8 Les réactions face au handicap.

1 Lisez le Doc. 8. Indiquez le cheminement de tout individu à l'annonce d'un handicap.

....

....

....

2 Présentez les cinq formes de réactions de la famille face au handicap.

....

....

....

....

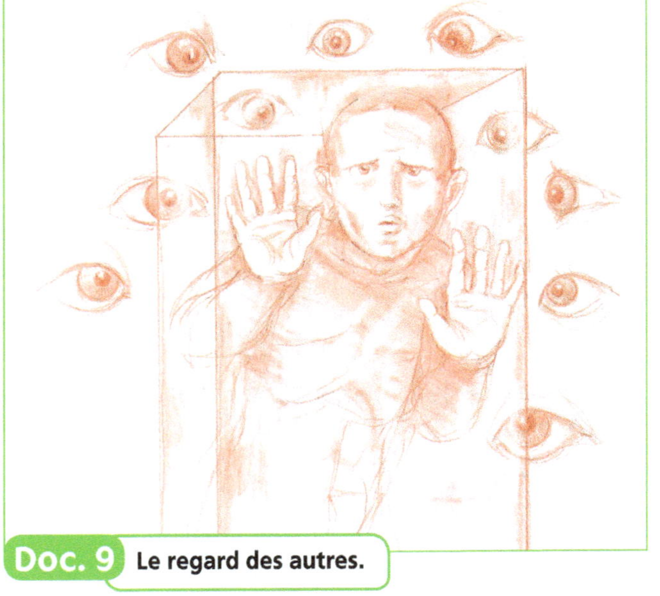

Doc. 9 Le regard des autres.

3 Observez le Doc. 9. Décrivez la représentation artistique.

....

....

....

4 Interprétez ce dessin.

....

....

Le point sur vos acquis

Analyse du Doc. 10

Selon vous, dans les 5 années qui viennent, l'inclusion des personnes handicapées mentales dans la société va...

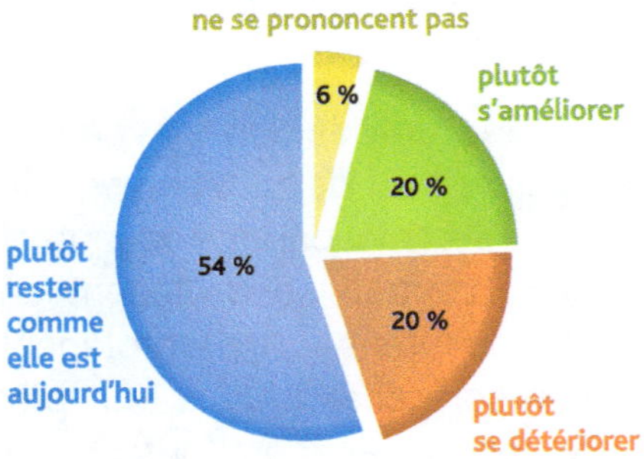

87 % des personnes qui ont répondu à l'enquête sont les parents, le frère ou la sœur d'un enfant handicapé ayant un taux d'incapacité supérieur ou égal à 80 %.

Source : Vivrensemble n° 79, Journal de l'Unapei, enquête Unapei/Ipsos

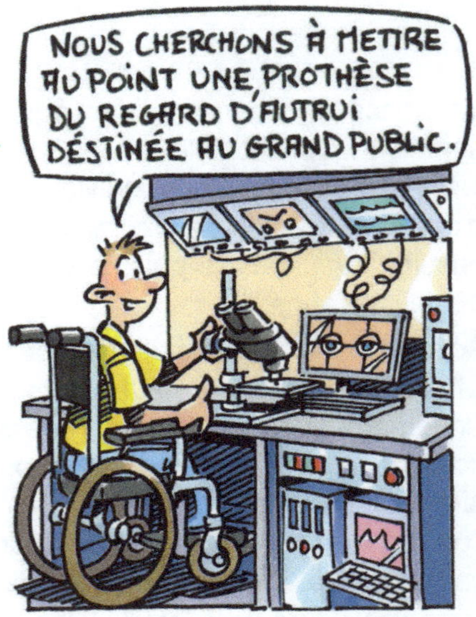
NOUS CHERCHONS À METTRE AU POINT UNE PROTHÈSE DU REGARD D'AUTRUI DESTINÉE AU GRAND PUBLIC.

Doc. 10 **Le regard de la société sur les personnes en situation de handicap.**

1 Lisez le Doc. 10. Soulignez les personnes ayant répondu à l'enquête de l'Unapei.

2 Interprétez les résultats de l'enquête Unapei.

....

....

....

....

....

3 Expliquez le message de l'image humoristique du Doc. 10.

....

....

....

4 Reliez les différents types de handicaps à leurs caractéristiques.

Handicap moteur •	• Il résulte d'une atteinte d'un ou plusieurs sens (ouïe, vue...).
Handicap sensoriel •	• Il implique une déficience du niveau de développement intellectuel.
Handicap mental •	• Il résulte de toute atteinte de la capacité de tout ou partie du corps à se mouvoir, réduisant l'autonomie de la personne.

5 Rappelez les trois causes principales des handicaps.

....

....

6 Indiquez un moyen de prévention du handicap congénital.

....

12 La politique en faveur des personnes handicapées

L'approche du handicap et la société ayant considérablement évoluées, il était essentiel d'améliorer les droits des personnes handicapées. À cet effet, la loi du 11 février 2005 pour l'égalité des droits et des chances, centrée sur la participation des personnes à la vie sociale, affirme le droit à la compensation des conséquences du handicap.

OBJECTIF : Énoncer les grands principes de la législation en faveur des personnes handicapées.

1 Observez **LA SITUATION**. De quel message le Téléthon est-il porteur ?

....

2 Quelle est l'action attendue ? Quels sont ses effets ?

....

....

....

3 Lisez le **Doc. 1**. Soulignez les trois axes principaux de la loi du 11 février 2005.

4 Pourquoi parle-t-on de guichet unique pour la MDPH ?

....

....

5 Encadrez, dans le **Doc. 1**, les cinq priorités de la loi du 11 février 2005.

LA SITUATION

Chaque année, des manifestations sont organisées dans toute la France pour collecter des fonds au profit du Téléthon.

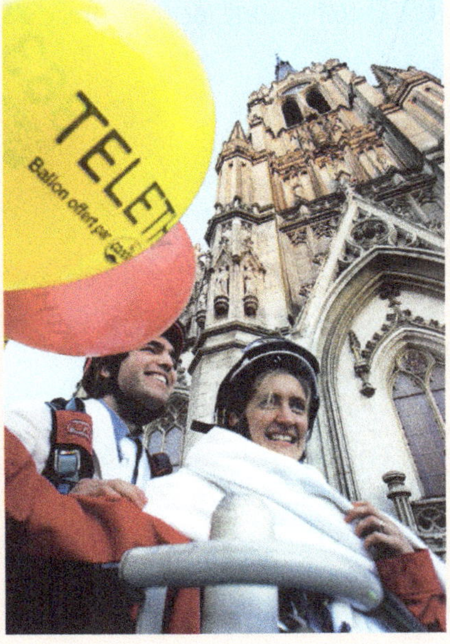

La loi du 11 février 2005 pour l'égalité des droits et des chances, la participation et la citoyenneté des personnes handicapées a pour objectif de garantir aux personnes handicapées le libre choix de leur projet de vie, de leur permettre une participation effective et entière à la vie sociale et de placer la personne handicapée au centre des dispositifs qui la concernent. Pour garantir ces droits, la loi prévoit de :

- **faciliter les démarches administratives** : il existe dans chaque département une Maison Départementale des Personnes Handicapées (MDPH), qui est un guichet unique en mesure de donner une information complète et rapide à toutes les questions liées au handicap (téléphones, sites…) et de gérer les droits des personnes handicapées ;
- **personnaliser le plan d'orientation et de compensation du handicap** : la création de la Commission des Droits et de l'Autonomie des Personnes Handicapées (CDAPH) examine chaque cas et est chargée de l'attribution des prestations et des aides ;
- **combler le désavantage individuel** que rencontre la personne handicapée par la mise en place de la Prestation de Compensation du Handicap (PCH) attribuée par la CDAPH, après évaluation et élaboration d'un plan personnalisé de compensation du handicap par une équipe pluridisciplinaire ;
- **favoriser l'inclusion scolaire en « milieu ordinaire »** avec le Projet Personnel de Scolarisation (PPS), conduit en partenariat avec le référent de l'Éducation nationale et sous la responsabilité de l'équipe pluridisciplinaire de la MDPH ;
- **renforcer l'efficacité de l'obligation de formation et d'emploi** des personnes handicapées par la valorisation, d'une part des entreprises qui choisissent l'emploi direct de travailleurs handicapés et, d'autre part, par l'augmentation de la contribution à une caisse spécifique pour celles qui n'emploient aucun travailleur handicapé.

Doc. 1 Les priorités de la loi du 11 février 2005.

OBJECTIF : Présenter les missions des différentes instances ou commissions : Maison Départementale des Personnes Handicapées (MDPH), équipe pluridisciplinaire d'évaluation, Commission des Droits et de l'Autonomie des Personnes Handicapées (CDAPH).

ACTIVITÉ 1 Les différentes instances dédiées aux personnes handicapées

1 Consultez le Doc. 2. Donnez la signification des sigles « MDPH » et « CDAPH ».

....

....

....

2 Quelles sont les missions de la MDPH ?

....

....

....

....

....

3 Énumérez les six missions assignées à l'équipe pluridisciplinaire d'évaluation sous la responsabilité de la CDAPH.

....

....

....

....

....

4 À l'aide du lexique, citez les différents acteurs de l'équipe pluridisciplinaire d'évaluation.

....

....

....

....

....

Maison départementale des personnes handicapées

La MDPH est administrée par une commission exécutive présidée par le président du Conseil Général.

« Guichet unique »
Pour la personne handicapée, sa famille ou ses représentants.

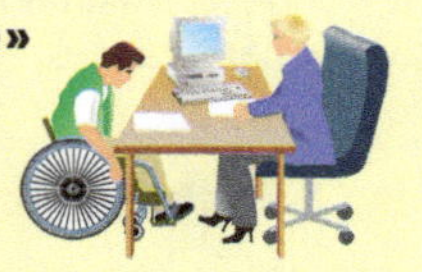

- Accueillir, informer, conseiller, répondre aux questions.
- Évaluer les besoins et les satisfaire.
- Reconnaître et ouvrir les droits
- Faire aboutir les démarches.
- Prendre des décisions quant à l'orientation des enfants et des adultes vers une formation, un emploi, ou un établissement spécialisé pour le travail.

⇕

Commission des droits et de l'autonomie des personnes handicapées (CDAPH)

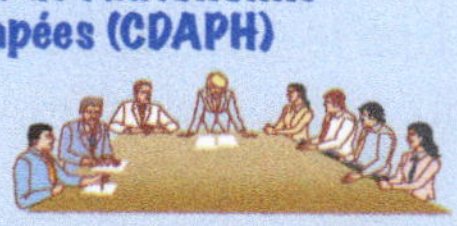

- Elle est rattachée à la MDPH.
- Elle comprend un président et plusieurs membres titulaires représentant les associations et les organismes du secteur du handicap.
- Elle se réunit pour se prononcer sur toutes les demandes présentées par la personne handicapée, sa famille ou son tuteur suite à l'évaluation de l'équipe pluridisciplinaire d'évaluation.

⇕

Équipe pluridisciplinaire d'évaluation

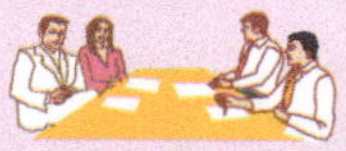

- Évalue le projet de vie de la personne : reconnaissance de la lourdeur du handicap, orientation scolaire, professionnelle ou médico-sociale, désignation de l'établissement d'accueil, attribution des prestations, reconnaissance de la qualité de travailleur handicapé et enfin les droits divers, comme la carte d'invalidité, de stationnement ou de priorité..
- Se compose de médecins, d'assistants sociaux, d'enseignants spécialisés…

Doc. 2 La Maison Départementale des Personnes Handicapées (MDPH).

OBJECTIF : Indiquer les prestations sociales en faveur de la personne handicapée.

ACTIVITÉ 2 Les prestations en faveur des personnes handicapées

L'allocation d'éducation de l'enfant handicapé (AEEH) est une prestation destinée à aider les parents qui assument la charge d'un enfant handicapé, sans qu'il soit tenu compte de leurs ressources. L'AEEH est une somme à laquelle peut être associé un complément variant en fonction du coût du handicap et de la baisse ou de l'arrêt de l'activité d'un des parents.

L'allocation aux adultes handicapés (AAH) est destinée à apporter une aide financière aux personnes handicapées, âgées de 20 à 60 ans et disposant de revenus modestes. Elle permet de garantir un revenu minimal.

L'allocation compensatrice de tierce personne (ACTP) permet aux personnes handicapées d'assumer les frais supplémentaires entraînés par le recours à une tierce personne.

La prestation de compensation du handicap (PCH) à domicile ou en établissement, effective depuis le 1er janvier 2006, est attribuée sans condition de ressources. Elle couvre les besoins de la personne handicapée en aides technique, humaine, animalière, pour l'aménagement du logement ou du véhicule, et peut aussi fournir des aides exceptionnelles ou spécifiques. Elle va progressivement se substituer à l'allocation compensatrice de tierce personne.

Doc. 3 Les prestations destinées aux personnes handicapées.

1 Lisez le Doc. 3. Donnez ci-dessous la signification des sigles des différentes prestations, puis reliez-les à leur bénéficiaire.

Sigle	Signification		Bénéficiaires
AEEH	....	•	• Adultes
AAH	....	•	
ACTP	....	•	• Enfants
PCH	....	•	

- Être âgé de moins de 20 ans.
- Bénéficier d'un taux d'incapacité permanente d'au moins 80 %.
- Complément d'allocation versé en fonction de la nature ou de la gravité du handicap.

Montant de l'AEEH en vigueur à partir de janvier 2018 : 130,12 €/mois.

Doc. 4 Les conditions à remplir pour l'obtention de l'AEEH et son montant.

2 Lisez le Doc. 4. Soulignez les deux conditions d'obtention de l'AEEH.

3 À l'aide du Doc. 3 et du Doc. 5, énumérez les trois conditions à remplir pour l'obtention de l'AAH.

....

....

....

....

- Bénéficier d'un taux d'incapacité permanente d'au moins 80 %. Dans ce cas, l'AAH est complétée par un complément de ressources (179,49 € par mois) pour les personnes handicapées dans l'incapacité de travailler.
- Bénéficier d'un taux d'incapacité permanente compris entre 50 % et 80 % à la condition d'être dans l'impossibilité de se procurer un emploi. Dans ce cas, l'AAH est complétée par la majoration pour la vie autonome (104,87 € par mois), à l'attention des personnes qui peuvent travailler, mais qui sont au chômage en raison de leur handicap.
- Les intéressés ne doivent pas dépasser un certain montant plafond de ressources (9 970,51 € pour une personne seule ou 19 403,04 € pour un couple auquel il faut ajouter 4 850,76 € par enfant à charge supplémentaire).

Doc. 5 Les conditions à remplir pour l'obtention de l'AAH (808,46 euros par mois au 1er janvier 2018).

OBJECTIFS : Présenter la législation relative à l'emploi des personnes handicapées en milieu ordinaire.
Présenter les facteurs favorisant la participation à la vie sociale : accès au travail et à la formation.

ACTIVITÉ 3 L'obligation d'emploi des personnes handicapées

Le code du travail attribue la qualité de « travailleur handicapé » à toutes les personnes âgées de 16 ans ou plus, exerçant ou souhaitant exercer une activité professionnelle et dont « les possibilités d'obtenir ou de conserver un emploi sont réduites par suite de l'altération d'une ou plusieurs fonctions physiques, sensorielles, mentales ou psychiques ».

La loi prévoit un quota de travailleurs handicapés dans le monde du travail, pour compenser les difficultés particulières des personnes handicapées. L'obligation légale pour les entreprises de plus de vingt salariés est d'employer un quota de 6 % de personnes handicapées parmi leur personnel. Les entreprises qui ne respectent pas le quota doivent payer une contribution annuelle à l'AGEFIPH (Association pour la gestion du fonds pour l'insertion professionnelle des personnes handicapées). Ces fonds sont ensuite redistribués aux établissements qui respectent cette obligation.

Pour se faire recruter par une entreprise privée, la personne handicapée peut se faire aider par le réseau spécialisé Cap emploi. Son employeur pourra demander, en plus des aides automatiques, une aide supplémentaire si son handicap est considéré comme lourd. Elle est un salarié comme les autres avec, en plus, un doublement du préavis en cas de licenciement.

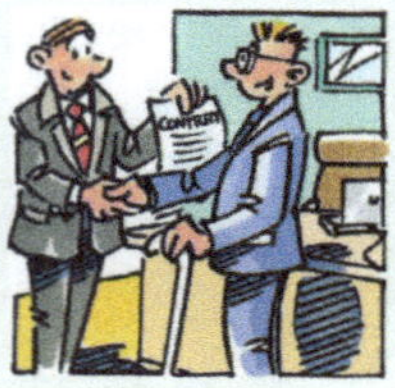

Si la personne handicapée veut entrer dans la fonction publique, elle bénéficie de la suppression des limites d'âge pour les concours et d'aménagements spécifiques si elle est recrutée.

Doc. 6 La législation du travail pour les personnes handicapées.

L'association ARPEJEH réunit des employeurs privés et publics de tous secteurs, engagés dans une politique en faveur de l'égalité des chances et de l'emploi des personnes handicapées.

ARPEJEH a pour vocation de promouvoir la formation, la qualification et l'emploi des jeunes personnes handicapées. Pour réaliser cette volonté d'œuvrer dans le sens de la loi du 11 février 2005, ARPEJEH et ses membres sont convaincus qu'un dispositif pragmatique d'information, d'accueil et d'accompagnement des jeunes handicapés dans leur parcours de formation et la construction de leur projet professionnel permettra, à terme, une meilleure insertion professionnelle.

Source : Dossier de Presse ARPEJEH, 1er Juillet 2011, www.arpejeh.com.

Doc. 7 L'association ARPEJEH (Accompagner la Réalisation des Projets d'Études de Jeunes Élèves et Étudiants Handicapés).

1 Lisez le Doc. 6. Donnez la définition du terme « travailleur handicapé ».

....

....

....

2 Relevez le quota de travailleurs handicapés rendu obligatoire par la loi dans les entreprises de plus de 20 salariés.

....

....

3 Soulignez en rouge les mesures spécifiques liées à l'emploi d'une personne handicapée dans une entreprise privée et, en bleu, celles liées à l'emploi dans la fonction publique.

4 Lisez le Doc. 7. Qu'est-ce que l'association ARPEJEH ?

....

....

5 Indiquez la vocation de cette association.

....

....

OBJECTIF : Présenter les facteurs favorisant la participation à la vie sociale : accessibilité, services et moyens de communication, accès aux loisirs et aux vacances…

ACTIVITÉ 4 Les facteurs favorisant la participation à la vie sociale des personnes handicapées

1 Consultez le Doc. 8. Identifiez les trois types de bâtiments concernés par le Cadre Bâti.

……………………………………………………………

……………………………………………………………

……………………………………………………………

2 Quel est l'objectif de cette réglementation du Cadre bâti ?

……………………………………………………………

……………………………………………………………

……………………………………………………………

3 En vous aidant du Doc. 8, identifiez pour chaque représentation les facteurs favorisant la vie sociale des personnes handicapées.

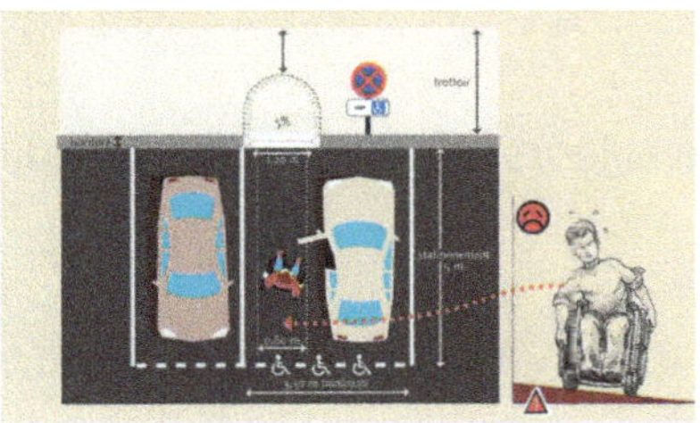

……………………………………………………………

……………………………………………………………

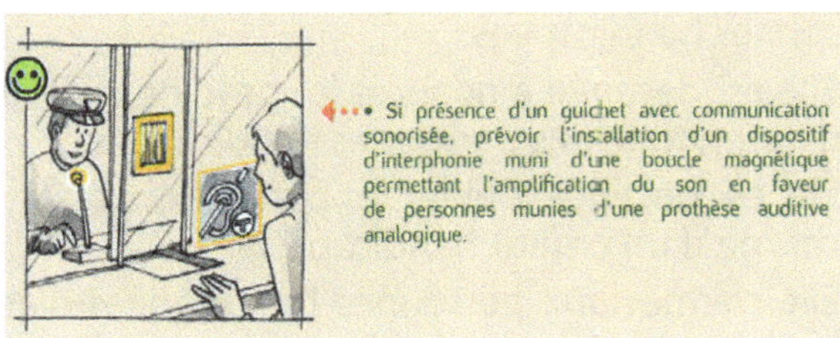

……………………………………………………………

……………………………………………………………

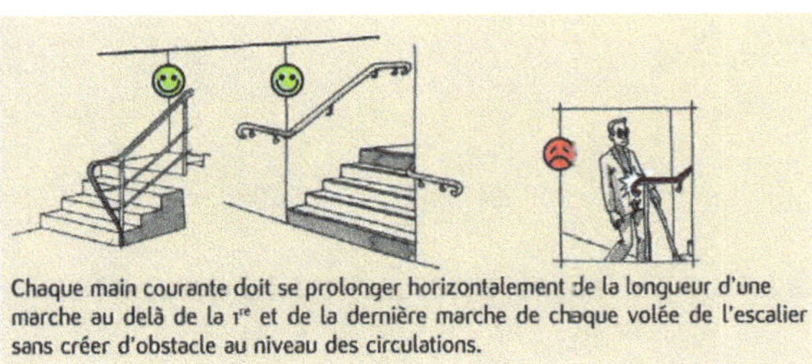

……………………………………………………………

……………………………………………………………

La Loi Handicap du 11 février 2005 impose aux collectivités territoriales un certain nombre d'obligations pour rendre accessible toute la chaîne de déplacement (Cadre bâti, voirie, espaces publics, transports) à toute personne atteinte d'un handicap physique, visuel, auditif ou mental. Le Ministère de l'écologie, du développement durable, des transports et du logement édite un guide intitulé « *Accessibilité du cadre bâti : l'essentiel pour mieux vivre dans son environnement* », qui a pour vocation de donner des éléments pratiques afin de rendre accessibles les bâtiments, tant leurs abords que les intérieurs. Ce guide se compose de 9 fiches :

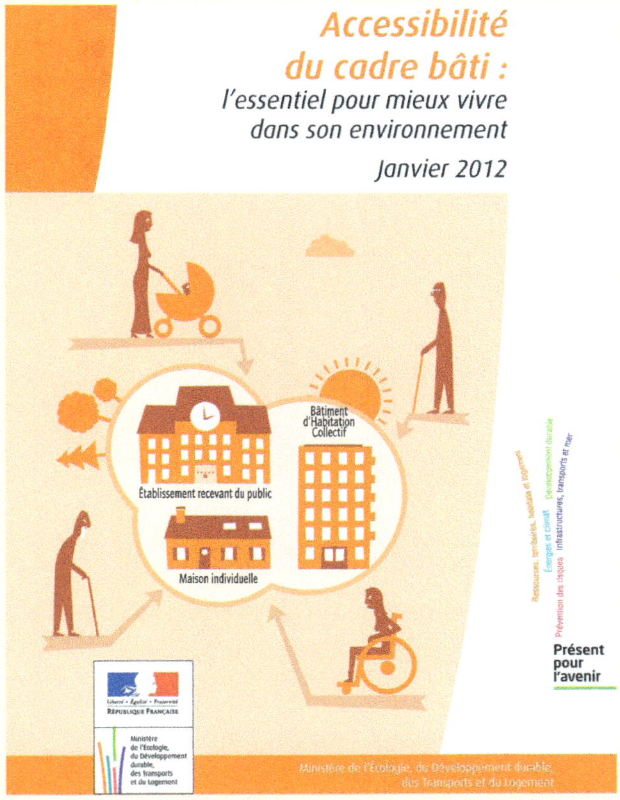

- *Fiche 1 : Pour un stationnement adapté aux personnes handicapées.*
- *Fiche 2 : Pour un cheminement permettant de se localiser et utilisable par tous et sans risque.*
- *Fiche 3 : Pour un accueil adapté dans tous les lieux ouverts au public.*
- *Fiche 4 : Pour des portes franchissables par tous.*
- *Fiche 5 : Pour un accès à tous les niveaux d'un bâtiment.*
- *Fiche 6 : Pour une accessibilité des équipements et des dispositifs de commande.*
- *Fiche 7 : Pour profiter des espaces privatifs.*
- *Fiche 8 : Des contrôles administratifs pour garantir des aménagements pérennes.*
- *Fiche 9 : L'importance du choix des couleurs, d'une signalétique lisible et visible et d'un éclairage adapté.*

Source : Ministère de l'écologie, du développement durable, des transports et du logement.

Doc. 8 L'accessibilité du cadre bâti.

Le point sur vos acquis

Analyse du Doc. 9

1 Observez le Doc. 9. Comparez, en fonction de l'âge, la part de l'orientation en milieu ordinaire par rapport à la part d'orientation en milieu protégé (c'est-à-dire vers des structures adaptées).

....

....

....

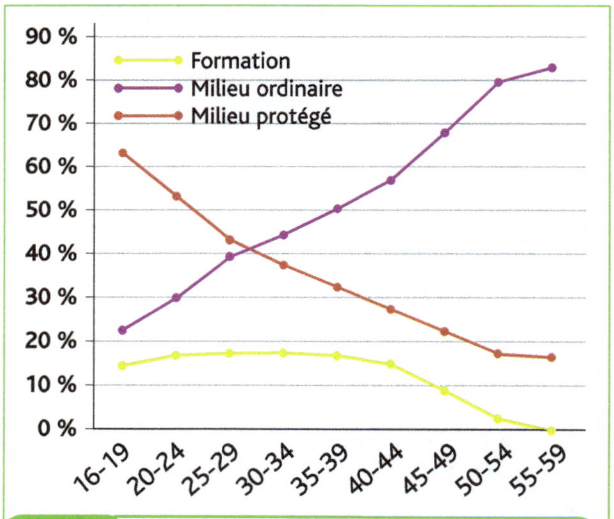

Doc. 9 La répartition des décisions d'orientation professionnelle selon l'âge.

2 À quel âge la proportion des décisions d'orientation vers une formation en centre de rééducation, de préorientation ou de réadaptation, diminue-t-elle ?

....

....

....

3 Citez les mesures concernant l'obligation d'emploi de travailleurs handicapés en milieu ordinaire.

....

....

....

4 Reliez les prestations en faveur des personnes handicapées à leur objectif.

Allocation d'Éducation de l'Enfant Handicapé •	• Elle permet de garantir un revenu minimal aux personnes handicapées.
Allocation aux Adultes Handicapés •	• Elle est destinée à financer les besoins liés à la perte d'autonomie des personnes handicapées.
Allocation Compensatrice de Tierce Personne •	• Elle est destinée à aider les parents qui assument la charge d'un enfant handicapé.
Prestation de Compensation du Handicap •	• Elle permet aux personnes handicapées d'assumer les frais supplémentaires entraînés par le recours à une tierce personne.

5 Rappelez la signification du sigle MDPH. Quelles sont ses missions ?

....

....

....

6 Indiquez trois facteurs favorisant la participation à la vie sociale des personnes handicapées.

....

....

....

13 Les établissements et les services en faveur des personnes handicapées

La loi du 11 février 2005 précise qu'au nom du « projet de vie » de chacun, la Commission des Droits et de l'Autonomie des Personnes Handicapées (CDAPH) doit tenir compte des souhaits de la personne pour notifier son orientation vers un établissement ou un service médico-social.

LA SITUATION

« Mon fils de 4 ans présente des troubles du comportement. Il bouscule et tape ses camarades en classe. Dans notre cas, c'est le SESSAD qui intervient à l'école. Sinon, le directeur aurait fini par mettre dehors notre enfant. »

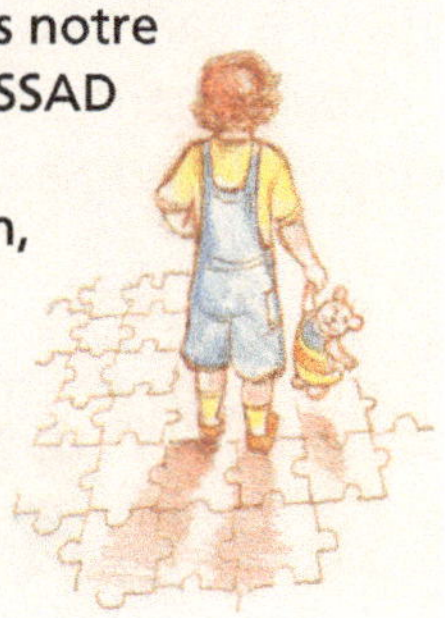

Le Service d'Éducation Spéciale et de Soins à Domicile (SESSAD) est destiné à maintenir le jeune handicapé, âgé de 0 à 20 ans, dans son milieu de vie ordinaire (domicile, crèche, école). Il a pour mission de favoriser l'intégration scolaire et l'acquisition de l'autonomie grâce à des actions de soins et d'éducation qui se déroulent dans les lieux de vie et d'activités du jeune (Crèche, ULIS, sport) ou bien dans le local du SESSAD. Il a également pour mission de soutenir, conseiller et accompagner les familles. Les prestations dépendent des besoins liés au parcours scolaire du jeune et elles sont décidées avec la famille. Il peut s'agir de séances d'ergothérapie, d'orthophonie, de psychomotricité, d'un suivi psychologique et éducatif. Le SESSAD est placé sous la responsabilité administrative d'un directeur et sous la responsabilité médicale d'un médecin qui assure l'application du projet thérapeutique. Le SESSAD bénéficie d'un financement arrêté par les autorités : préfet et délégation départementale de l'ARS. Les prestations sont financées, dans leur intégralité, par la Caisse Primaire d'Assurance Maladie (CPAM).

Doc. 1 Le SESSAD, service privilégié de l'aide pour l'accompagnement scolaire.

ANALYSE DE LA SITUATION

OBJECTIF : Expliquer les missions, le fonctionnement, les prestations proposées et la tarification des services d'éducation spéciale et de soins à domicile (SESSAD).

1 Lisez **LA SITUATION** et le **Doc. 1**. Quelle est la spécificité d'un SESSAD ?

....

....

2 Présentez les deux missions du SESSAD.

....

....

3 Soulignez en bleu, dans le **Doc. 1**, les différentes prestations proposées et, en vert, leur financement.

4 Présentez les caractéristiques du SESSAD.

Fonctionnement : ....

....

Modalités d'accueil : ....

....

Notification de l'orientation en SESSAD : ....

OBJECTIFS : Expliquer les missions, le fonctionnement, les prestations proposées, et la tarification concernant les Services d'Accompagnement à la Vie Sociale (SAVS), et les Services d'Accompagnement Médico-Social pour Adultes Handicapés (SAMSAH).

ACTIVITÉ 1 Les services d'accompagnement pour adultes handicapés

Les Services d'Accompagnement à la Vie Sociale (SAVS) ont pour mission d'aider les personnes handicapées les plus autonomes, âgées de 20 à 60 ans, à acquérir une plus grande indépendance dans le logement, le travail, la vie sociale et familiale. Les besoins de l'usager sont définis avec lui par l'équipe pluridisciplinaire, dans le cadre de l'élaboration de son Projet Individualisé d'Accompagnement (PIA). Ce projet tient compte de son projet de vie.

Les SAVS sont financés par le conseil départemental au titre de l'aide sociale, dans le cadre d'un prix de journée défini par chaque département.

Les Services d'Accompagnement Médico-Social pour Adultes Handicapés (SAMSAH) ont pour mission de permettre à des personnes handicapées de vivre en milieu ordinaire. Les SAMSAH proposent aux usagers une aide pour les tâches et les actes essentiels de la vie quotidienne : entretien des locaux, entretien du linge, préparation des repas, courses, et éventuellement l'aide à la toilette. Ils proposent aussi des activités sociales diverses pour les sortir de leur isolement. Les SAMSAH sont financés par l'assurance maladie pour la partie soins, pour la partie accompagnement réglée par le conseil départemental, au titre de l'aide sociale sur la base du prix de journée.

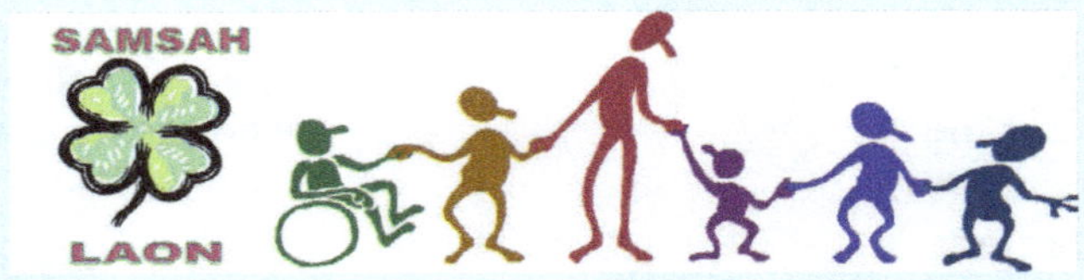

Doc. 2 **Les bénéficiaires d'un SAVS ou d'un SAMSAH sont des personnes handicapées psychiques.**

1 Lisez le Doc. 2. Expliquez les missions d'un SAVS et d'un SAMSAH.

– Le SAVS : ....

....

....

– Le SAMSAH : ....

....

....

2 Quelles sont les prestations proposées par le SAMSAH ?

....

....

....

3 Donnez la signification de « PIA » et ses modalités d'élaboration.

....

....

....

4 Soulignez, dans le Doc. 2, les modalités tarifaires du SAVS et du SAMSAH.

OBJECTIFS (activités 2 et 3) : Présenter les établissements médico-sociaux et les différentes structures de rééducation : objectifs, modalités d'accueil, fonctionnement, personnels et rôles.

ACTIVITÉ 2 Les établissements médico-sociaux pour jeunes et adultes

- **Les Instituts ou les Externats Médico-Éducatifs (IME/EME)** ont pour mission d'accueillir des enfants et des adolescents atteints de déficience intellectuelle, de trouble envahissant du développement ou bien de polyhandicaps de 3 ans jusqu'à 20 ans. L'accueil se fait en externat, en internat ou en semi-internat. L'objectif est de dispenser une éducation, un enseignement spécialisés et un suivi thérapeutique visant à la meilleure insertion possible. Les IME sont financés par l'assurance maladie par le biais d'un prix de journée. Ils sont sous le contrôle des Agences Régionales de Santé (ARS).
- **Les Centres d'Accueil de Jour (CAJ)** accueillent les adultes handicapés mentaux à partir de 18 ans, reconnus inaptes au travail. C'est un centre d'insertion sociale qui a pour objectif de perfectionner les acquis du jeune tels que l'habilité manuelle, le relationnel, les déplacements en transports en commun, les contraintes horaires, la vie en collectivité, tout ceci pour éventuellement intégrer un ESAT. Il offre aussi une alternative à ceux qui ne peuvent plus poursuivre une activité en milieu protégé ou bien ceux qui sont en attente d'une structure de type foyer de vie.
- **Les Sections d'Accompagnement Spécialisées (SAS)** accueillent des jeunes à partir de 18 ou 20 ans sortant d'établissements spécialisés ou d'ULIS lycée en vue de parfaire un projet professionnel.

Doc. 3 L'accueil des jeunes et des adultes handicapés dans le secteur spécialisé.

1 Lisez le Doc. 3. Quel est l'objectif d'un IME ?

....

....

....

2 Encadrez l'âge des personnes accueillies pour chacun des établissements.

ACTIVITÉ 3 Les structures de rééducation pour adultes handicapés

1 Lisez le Doc. 4. Soulignez, en bleu, les modalités d'accueil dans un CPO et, en vert, celles d'un CRP.

2 Quelle est la durée de formation dans un CRP ?

....

3 Énoncez les différentes catégories professionnelles qui interviennent dans un CPO.

....

....

....

....

La CDAPH oriente vers un **Centre de Rééducation Professionnelle (CRP)** les personnes en situation de handicap qui ont besoin d'une formation qualifiante pour leur insertion ou leur réinsertion professionnelle, en milieu ordinaire de travail ou en milieu protégé. La formation, d'une durée de dix à trente mois, se déroule dans un environnement adapté et personnalisé. Les personnes qui ne peuvent être admises directement dans un CRP, bénéficient d'une orientation préalable vers un **Centre de Pré-Orientation (CPO)**, afin de clarifier leur projet professionnel.

L'équipe d'un CPO est souvent composée d'un ergothérapeute, de professeurs d'activités physiques et sportives adaptées, de formateurs, d'un assistant de service social, de chargés d'insertion professionnelle, d'un psychologue du travail...

Doc. 4 CPO et CRP, deux structures intermédiaires avant l'activité professionnelle.

OBJECTIF : Présenter les différentes structures de travail protégé : objectifs, conditions d'accueil, personnels et rôles.

ACTIVITÉ 4 Les structures de travail protégé

• **Les Établissement et Services d'Aide par le Travail (ESAT)** accueillent des adultes handicapés dont la capacité de travail est inférieure à un tiers de la capacité d'une personne valide. Les ESAT sont financés au titre de l'aide sociale de l'État, sous la forme d'une dotation globale annuelle, pour les frais de fonctionnement. Pour le reste, ces structures disposent d'un budget constitué par les revenus de l'activité économique des ateliers (espaces verts, restauration, blanchisserie, conditionnement, etc.).

• **Les entreprises adaptées (EA)** sont des unités de production qui accueillent au moins 80 % de travailleurs handicapés dont la capacité de travail correspond à au moins un tiers de celle d'un travailleur valide effectuant les mêmes tâches.

Doc. 5 ESAT et EA ont pour objectif l'insertion professionnelle des adultes handicapés.

Le bâtiment de verre se fond dans le paysage des entreprises de l'avenue des Châtaigniers, à Taverny. Onze moniteurs d'atelier, un éducateur technique spécialisé, un responsable de production et un chef d'atelier interviennent dans l'ESAT. Un psychiatre, présent une demi-journée par semaine, et un psychologue à mi-temps complètent l'équipe. Spécialisé dans le conditionnement de produits cosmétiques, l'ESAT emploie 109 personnes qui présentent un handicap mental. Âgés de 18 à 60 ans, ces travailleurs, sont trisomiques, psychotiques, épileptiques ; des pathologies qui rendent difficile l'accès à un emploi dans une entreprise ordinaire… Ce qui reste néanmoins le but de l'établissement. […]. Au quotidien, la mission des encadrants consiste à ajuster aux capacités de chacun un poste qui lui convient et pour lequel il acquiert une rémunération.

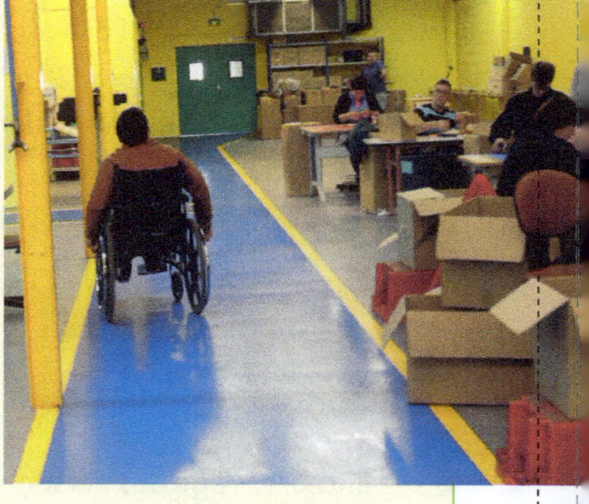

Source : « Valeur sociale ajoutée - rubrique Travailler avec des personnes handicapées en ESAT », de Raphaëlle Besse-Desmoulière, *ASH Magazine*.

Doc. 6 L'ESAT de Taverny (95) concilie impératifs économiques et soutien socio-éducatif.

1 Relevez, à l'aide des Doc. 5 et 6, l'objectif d'un ESAT.

....

....

....

2 Soulignez en bleu, dans le Doc. 5, les conditions d'accueil du travailleur handicapé en ESAT et, en vert, celles du travailleur handicapé en EA.

3 Quelles sont les catégories de personnel qui interviennent à l'ESAT de Taverny ?

....

....

....

4 Quelle est la mission de l'équipe ?

....

....

OBJECTIFS : Présenter les différentes structures d'hébergement : objectifs, modalités d'accueil, fonctionnement, personnels et rôles.

ACTIVITÉ 5 Les structures d'accueil et d'hébergement pour adultes handicapés

- **Le foyer d'hébergement** accueille les personnes qui travaillent la journée, la plupart du temps en ESAT ou en EA. Une équipe composée de travailleurs sociaux assure l'encadrement le soir et le week-end.
- **Le foyer de vie ou foyer occupationnel** accueille les personnes (20 ans minimum) ne pouvant exercer une activité professionnelle. Une équipe pluridisciplinaire organise des activités ludiques, éducatives et sociales la journée.
- **Le Foyer d'Accueil Médicalisé (FAM)** reçoit les personnes gravement handicapées dont la dépendance est totale ou partielle. Il s'agit d'une structure à la fois de soins et occupationnelle.
- **La Maison d'Accueil Spécialisée (MAS)** héberge les personnes qui ont un besoin constant d'une aide humaine et technique individualisée.
- **L'accueil familial** est effectué par des particuliers de façon permanente, temporaire à temps complet ou partiel.

L'admission dans ces structures se fait sur décision de la CDAPH.

Doc. 7 **L'accueil quand la famille ne peut plus s'occuper d'une personne handicapée adulte.**

1 Lisez le Doc. 7. Pour chacun des cas ci-dessous, précisez le type d'hébergement approprié.

Jérémie, 23 ans travaille à l'ESAT de Taverny. Il ne rentre chez ses parents que le week-end.

....

....

Laura, 30 ans, n'est pas apte à exercer un travail productif néanmoins; la journée, elle participe à des activités diversifiées (dessin, expression corporelle, cartonnage).

....

....

La famille de François traverse une période très difficile qui l'oblige à placer temporairement son fils.

....

....

Robin, 70 ans, handicapé mental, est en situation de grande dépendance. Son état requiert une surveillance et des soins constants.

....

....

2 Reliez chacune des propositions avec le professionnel concerné.

Ses activités ont pour but l'entretien ou le rétablissement des capacités fonctionnelles (musculaires, articulaires, organiques) de l'usager. •	• L'ergothérapeute
Il effectue une prise en charge qui a pour objectif : le maintien de la capacité manuelle ; l'amélioration des conditions de vie par des aides techniques et l'adaptation des postes de travail. •	• Le kinésithérapeute
Il aide et accompagne les personnes handicapées dans leurs activités quotidiennes. •	• L'éducateur spécialisé
Il a pour rôle un accompagnement individuel et en groupe (sorties culturelles, sportives...). Il est à l'écoute de l'usager, peut être son porte-parole et l'épauler dans ses projets. Il est un lien avec la famille. •	• L'aide médico-psychologique (AMP)
	• L'accompagnant éducatif et social, spécialité « accompagnement à l'éducation inclusive et à la vie ordinaire »

Le point sur vos acquis

Analyse du Doc. 8

1 Quelle est la commission responsable des décisions d'orientation pour les personnes en situation de handicap dans un établissement, un service ou un centre ?

....

....

2 Quel est l'avantage d'une prise en charge par un SESSAD ?

....

....

3 Observez le Doc. 8. Donnez lui un titre.

4 Quelles sont les modalités d'accueil d'un travailleur handicapé en ESAT et en EA ?

– Un ESAT accueille ....

....

....

– Une EA accueille ....

....

....

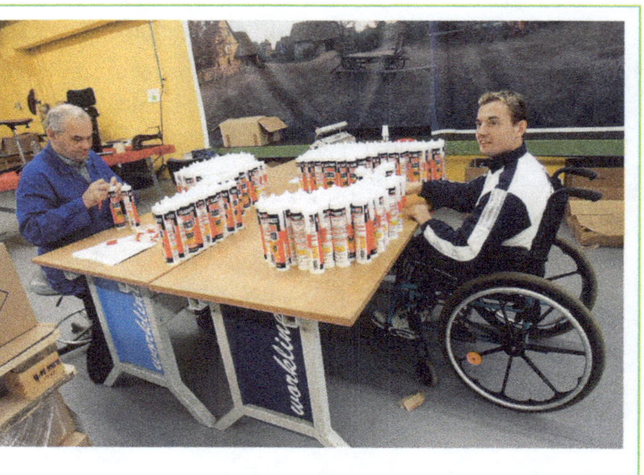

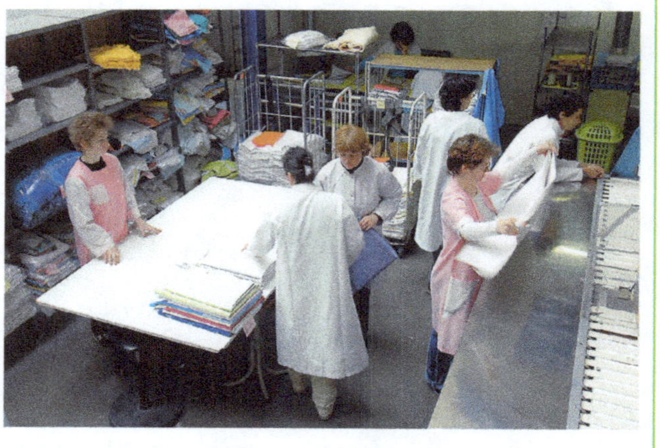

Doc. 8 ....

5 Complétez les différentes catégories de professionnels intervenant auprès des personnes handicapées pour l'ensemble des établissements.

Service médical	Service paramédical	Service socio-éducatif
• Médecin	•	• ....
•	•	• ....
	•	• ....
	•	• ....
	• Infirmière	• Assistant social

6 Citez le nom de deux structures d'hébergement médicalisées pour les personnes handicapées.

....

7 Citez le nom de cinq structures qui accueillent les jeunes et les adultes handicapés.

....

....

14 Le handicap et la scolarisation

Pour satisfaire aux obligations de la loi de 2005, le service public de l'éducation « assure une formation scolaire, professionnelle ou supérieure, aux enfants, aux adolescents et aux adultes présentant un handicap ou un trouble de santé invalidant ». L'État met aussi en place des moyens financiers et humains nécessaires à la scolarisation.

LA SITUATION

La classe de 6e de M. Duval, professeur principal et professeur de lettres comprend 25 élèves :
trois élèves handicapés sont scolarisés à titre individuel dans sa classe.
Deux autres élèves handicapés sont inclus en cours de français et sont scolarisés à titre collectif dans l'ULIS Trouble des Fonctions Cognitives et mentales (TFC).
Ces cinq jeunes relèvent tous de la MDPH et bénéficient d'un Projet Personnalisé de Scolarisation (PPS) (voir rabat 3).

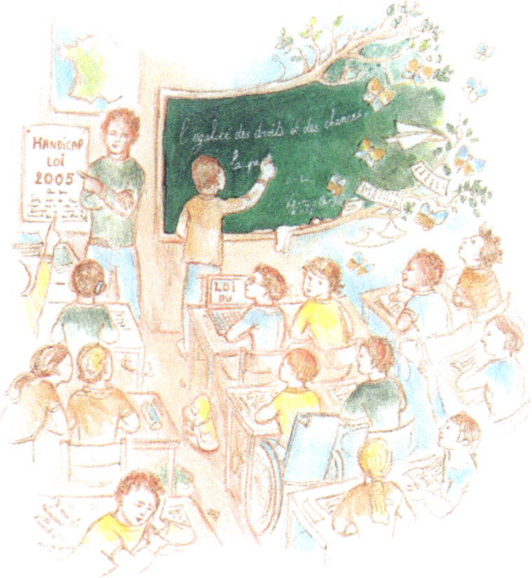

ANALYSE DE LA SITUATION

OBJECTIF : Définir l'inclusion scolaire.

1 Lisez **LA SITUATION**. Observez la classe de M. Duval. Quelle est la différence entre un élève handicapé scolarisé à titre individuel et un élève handicapé scolarisé à titre collectif ?

....

....

....

2 À l'aide du **Doc. 1**, présentez les intérêts de l'inclusion scolaire.

....

....

....

Tout enfant ou adolescent a le droit d'être scolarisé dans l'école la plus proche de son domicile, qui constitue son établissement de référence. Les structures spécialisées (IME, Hôpital de jour…) sont aujourd'hui des partenaires de l'école lorsque les jeunes partagent leur temps entre ces deux institutions. L'intérêt de la scolarité en milieu ordinaire, en plus des apprentissages, est la socialisation avec ses pairs. En effet, dans les établissements spécialisés, outre l'avantage d'une prise en charge complète et de la dispense de soins, leur rôle de socialisation se trouve limité, puisque les jeunes restent entre eux. Toutefois, ces structures restent la seule alternative pour les enfants dont les troubles (polyhandicaps, déficiences graves) sont tels que l'inclusion scolaire s'avère impossible.

Doc. 1 **74 % des enfants ou adolescents handicapés (259 941 en 2014) sont scolarisés en milieu ordinaire.**

3 Soulignez, dans le **Doc. 1**, en vert les avantages et en noir les inconvénients des établissements spécialisés.

4 Définissez l'inclusion scolaire.

....

....

OBJECTIFS : Caractériser les différentes modalités de scolarisation : classes pour l'inclusion scolaire, unités localisées pour l'inclusion scolaire. Développer les principes de la scolarisation en milieu ordinaire.

ACTIVITÉ 1 Les dispositifs collectifs dans les établissements ordinaires

Les unités localisées pour L'Inclusion Scolaire école (ULIS école) accueillent à l'école élémentaire (6 à 12 ans) des enfants en situation de handicap) pouvant tirer profit d'une scolarisation en milieu ordinaire. Les élèves reçoivent un enseignement adapté par un enseignant spécialisé, mais ils bénéficient aussi d'inclusion avec d'autres classes de l'école pour certaines activités.

Les Unités Localisées pour l'Inclusion Scolaire collège (ULIS collège) accueillent en collège des élèves en situation de handicap. L'enseignant spécialisé, coordonnateur de L'ULIS, est chargé de l'organisation du dispositif et de l'adaptation de l'enseignement. Il organise l'emploi du temps de l'élève selon ses besoins : enseignement en classe d'inclusion ordinaire, enseignement au sein de l'ULIS pendant des temps de regroupement, prises en charge extérieures.

Les ULIS collège sont organisées par type de trouble :
- TFC : troubles des fonctions cognitives ou mentales ;
- TED : troubles envahissants du développement ;
- TFM : troubles des fonctions motrices ;
- TFA : troubles de la fonction auditive ;
- TFV : troubles de la fonction visuelle ;
- TMA : troubles multiples (pluri-handicap ou maladie invalidante).

Les ULIS Lycées sont généralement implantées en lycée professionnel et polyvalent. Elles accueillent les élèves de 16 à 20 ans, tous types de handicaps confondus. Un ou plusieurs coordinateur(s) dispensent un enseignement adapté (maintien des acquis) en s'attachant plus particulièrement au projet d'insertion professionnel et/ou de poursuite d'études dans l'enseignement supérieur.

Les ULIS lycées, pour offrir un choix plus étendu de formations professionnelles, peuvent aussi être installées dans des **Établissements Régionaux d'Enseignement Adapté (EREA)** et dans des **Centres de Formation d'Apprentis (CFA)**.

Doc. 2 Les modalités de fonctionnement des ULIS école, des ULIS collège et des ULIS lycée.

- Proposer des solutions de scolarisation à temps plein ou à temps partiel.
- Offrir des possibilités d'apprentissage souples et diversifiés.
- Permettre la consolidation de l'autonomie personnelle et sociale de l'élève.
- Développer les apprentissages scolaires, sociaux, l'acceptation des règles de vie de l'école et l'amélioration des capacités de communication.
- Concrétiser, à terme, un projet d'insertion professionnel concerté.

Doc. 3 Les principes de scolarisation en milieu ordinaire.

1 Lisez les Doc. 2 et 3. Comparez les modalités de fonctionnement entre les CLIS, les ULIS collège, les ULIS lycée, et complétez le tableau ci-dessous.

Scolarisation	Âges	Spécificités	Priorités
ULIS école	....	....	....
ULIS Collège	....	....	....
ULIS Lycée	....	....	....

2 Soulignez en vert, dans le Doc. 2, les missions du coordonnateur d'une ULIS Collège.

3 Énoncez trois des principes de la scolarisation en milieu ordinaire.

....

....

....

OBJECTIFS : Caractériser les différentes modalités de scolarisation : unités d'enseignement en établissement médico-social et établissement de santé.

ACTIVITÉ 2 Les unités d'enseignement en établissement médico-social et en établissement de santé

Les unités d'enseignement en établissement médico-social et en établissement de santé permettent de scolariser, sur place, les enfants ou les adolescents ayant des capacités d'apprentissage et de progression, mais dont les troubles ou les pathologies nécessitent des soins réguliers. L'enseignant spécialisé, placé sous la responsabilité de l'Éducation nationale doit s'adapter à l'âge de l'enfant, à sa pathologie et aux contraintes des traitements.

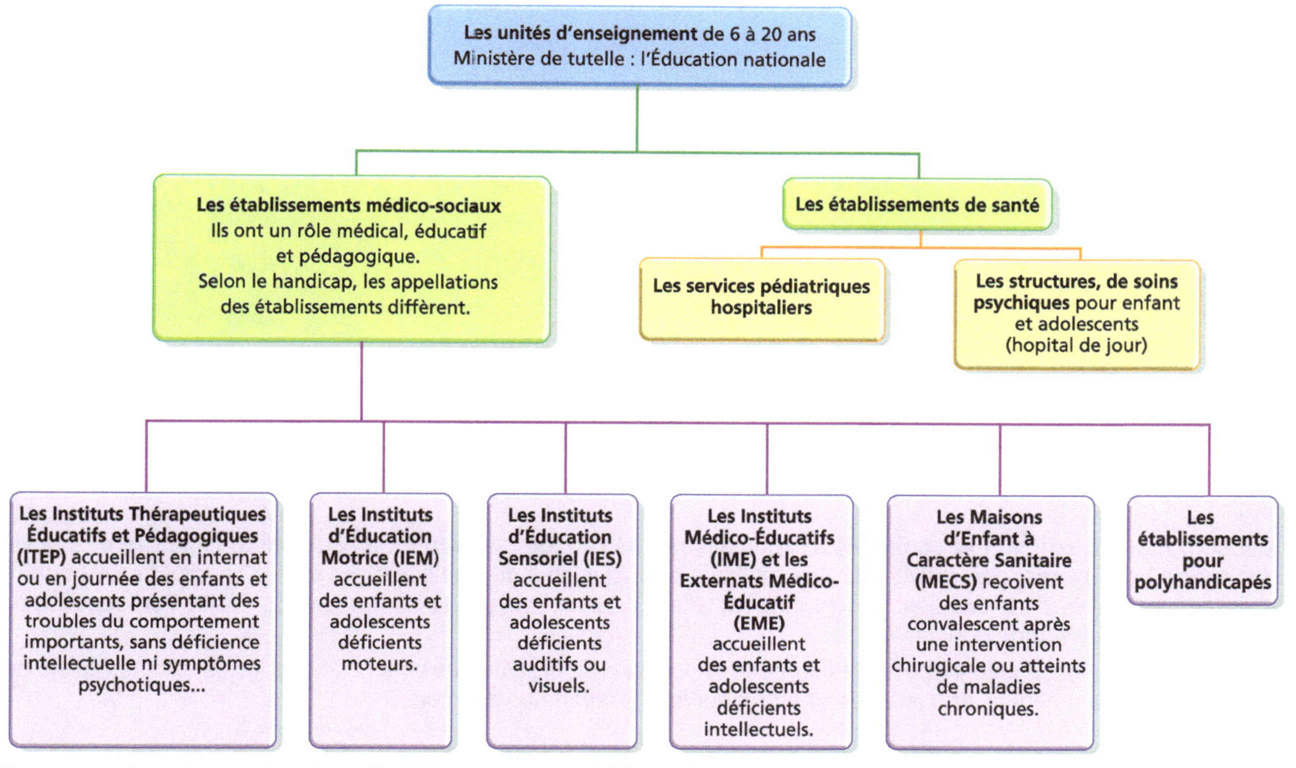

Doc. 4 **26 % des jeunes sont scolarisés grâce aux unités d'enseignement implantées dans les établissements spécialisés.**

1 Analysez le Doc. 4. Comment sont classifiés les divers établissements spécialisés ?

....

....

2 Soulignez sur le graphique le nom de chacun des établissements médico-sociaux qui bénéficient d'unités d'enseignement.

3 Précisez l'intérêt des unités d'enseignement implantées dans les établissements spécialisés.

....

....

....

4 Citez deux exemples d'établissements de santé où sont implantées des unités d'enseignement.

....

....

OBJECTIFS : Justifier l'intérêt du projet personnalisé de scolarisation. Montrer l'articulation entre le plan personnalisé de compensation et le plan personnalisé de scolarisation.

ACTIVITÉ 3 Le Projet Personnalisé de Scolarisation (PPS)

La MDPH, réunit une équipe pluridisciplinaire pour évaluer les besoins de la personne handicapée. Puis elle élabore un **plan de compensation**, dont le **Projet Personnalisé de Scolarisation (PPS)** constitue un des éléments.
La CDAPH oriente vers une scolarisation individuelle, collective, ou en établissement spécialisé.

➡

Le PPS s'adresse aux enfants dont le handicap est reconnu par la MDPH.
Le PPS définit les modalités de déroulement de la scolarité (aménagement du temps scolaire) et les actions pédagogiques, psychologiques, éducatives, sociales, médicales et paramédicales répondant aux besoins particuliers de l'élève présentant un handicap ou une maladie invalidante.

➡

L'élève et sa famille sont associés à toutes les décisions.
Le PPS tient compte des capacités, des besoins, des demandes et du projet du jeune.

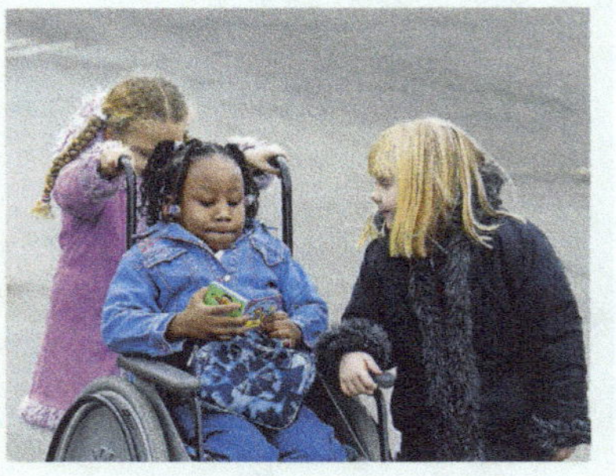

À tous les niveaux d'enseignement, la scolarisation individuelle ou collective de l'élève handicapé se fait sur la base d'un Projet Personnalisé de Scolarisation qui définit les objectifs adaptés au parcours de formation et prévoit la mise en œuvre des aides spécifiques, nécessaires au bon déroulement de la scolarité :

– **Le financement de matériel pédagogique adapté** : du matériel pédagogique adapté peut être prêté aux élèves handicapés scolarisés.

– **L'accompagnant éducatif et social (AES) spécialisé dans l'accompagnement à l'éducation inclusive et à la vie ordinaire** : il peut exercer des activités favorisant l'aide et l'inclusion individualisées des élèves handicapés. Il accompagne et aide l'élève pour des gestes qu'il ne peut effectuer seul. Il est associé au suivi du Projet Personnalisé de Scolarisation avec l'équipe éducative.

– **Les dispositions particulières pour les examens** : pour garantir l'égalité des chances entre les candidats, les élèves handicapés peuvent bénéficier d'aménagements pour la passation des examens.

Doc. 5 **Le PPS permet la scolarisation de l'enfant handicapé dans les meilleures conditions.**

1 Lisez le Doc. 5. Comment est établi le plan de compensation ?

....

....

2 Comment s'articule le projet personnalisé de scolarisation par rapport au plan de compensation ?

....

3 À l'aide du Doc. 5 et du **rabat 3**, énoncez les deux objectifs du PPS.

....

....

4 Indiquez la place de la famille et de l'élève par rapport à l'élaboration du plan de compensation et du PPS.

....

5 Précisez les aides spécifiques qui peuvent être mises en œuvre au cours du PPS.

....

OBJECTIF : Énoncer les activités possibles d'une personne accompagnant un jeune handicapé en milieu scolaire.

ACTIVITÉ 4 Les activités de l'Accompagnant éducatif et social

La mission de **l'accompagnant éducatif et social, spécialisé dans l'accompagnement à l'éducation inclusive et à la vie ordinaire,** consiste à faciliter, favoriser et participer à l'autonomie des enfants, adolescents et des jeunes adultes en situation de handicap au cours des activités d'apprentissage, et des activités culturelles, sportives, artistiques et de loisirs. Il inscrit obligatoirement son intervention en complémentarité avec les professionnels chargés de la mise en œuvre du projet personnalisé du jeune et la famille.

Les interventions de l'AES sont de quatre ordres :

1. Des interventions dans la classe.
2. Des participations aux sorties de classes occasionnelles ou régulières (EPS).
3. L'accomplissement de gestes techniques ne requérant pas une qualification médicale ou paramédicale particulière.
4. Une collaboration au suivi des projets de scolarisation

Les activités d'aide de l'AES, sont définies selon les besoins évalués dans le PPS et en concertation avec l'enseignant. Les activités d'aide s'adaptent aux disciplines, aux situations, et aux exercices. Il peut s'agir de procurer :

- une aide pour écrire ou manipuler le matériel dont l'élève a besoin pendant le temps d'enseignement de classe, mais aussi lors des interclasses et des repas ;
- une aide pour l'installation matérielle de l'élève au sein de la classe (poste informatique, aides techniques diverses...) et l'organisation du matériel scolaire ;
- une aide dans la réalisation des tâches scolaires selon l'autonomie de l'élève ;
- une aide pendant les situations d'évaluation de manière à pouvoir réellement apprécier les progrès de l'élève en dépit des adaptations nécessaires ;
- une aide pour faciliter les relations interindividuelles (enseignants, camarades) et la participation à l'oral ;
- une aide à l'élève pour gérer ses émotions et éventuellement son agressivité ;
- une aide pour respecter les règles de la vie scolaire ;
- une aide pour stimuler et relancer l'intérêt pour les apprentissages.

Doc. 6 **Les missions de l'AES spécialisé dans l'accompagnement à l'éducation inclusive et à la vie ordinaire.**

1 Lisez le Doc. 5. Énoncez les quatre missions de l'AVS-i.

....

....

....

....

2 Parmi les exemples ci-dessous, indiquez le type d'aide proposé.

Jessica, 16 ans, est assise à côté de son AVS-i qui l'aide à la prise de notes. Lors des examens, c'est elle qui inscrit les réponses sous la dictée de Jessica.

....

Ce matin, Claire, AVS-i, est obligée de sortir Tristan, 8 ans, de la classe, car il vient de renverser sa table, de frapper sa voisine et de se mordre. Elle doit ensuite rédiger le compte rendu d'incident.

....

Fanny, AVS-i sous la responsabilité de l'enseignante, est en train d'agrandir le document de travail et de rajouter des couleurs.

....

Hélène, AVS-i, accompagne David, 11 ans, pendant les récréations pour aller aux toilettes et se laver les mains...

....

Le point sur vos acquis

Analyse du Doc. 7

Niveau d'enseignement (2)	Scolarité en milieu ordinaire		Établissements spécialisés (1)	
	Individuelle	Collective	Établissements hospitaliers	Établissements médicaux et sociaux
Premier degré	**111 682**	**48 361**	**5 546**	**61 615**
Pré-élémentaire	31 299	6 914	2 457	21 173
Élémentaire	80 383	41 447	3 089	40 442
Second degré	**82 875**	**36 060**	**2 299**	**6 754**
Premier cycle	62 596	15 794	1 464	5 347
Second cycle	19 663	4 130	835	1 407
Autre niveau (3)	616	16 136	///	///
Niveau indéterminé (4)	///	///	295	3 205
Total	**194 557**	**84 421**	**8 140**	**71 574**

(1) : niveau d'enseignement estimé pour la scolarisation collective et la scolarisation en établissements hospitaliers et médico-sociaux.
(2) : hors jeunes accueillis et scolarisés pour de courtes périodes.
(3) : les élèves fréquentant un établissement de second degré ordinaire sans avoir nécessairement le niveau sont comptabilisés.
Dans le total, à l'inverse, les élèves scolarisés dans un établissement spécialisé dont le niveau est difficile à déterminer ne sont pas pris en compte.
Champ : France.

Source : www.insee.fr

Doc. 7 **Les modes de scolarisation des enfants et adolescents en situation de handicap.**

1 Observez le Doc. 7. Encadrez le mode de scolarisation dont bénéficient le plus grand nombre d'élèves en situation de handicap.

2 Dans quel degré sont-ils les plus nombreux ?

....

3 Citez les trois dispositifs collectifs d'inclusion scolaire.

....

4 Dénommez les trois établissements médico-sociaux correspondant aux types de troubles.

– Accueil de jeunes déficients moteur : ....

– Accueil de jeunes avec troubles importants du comportement mais sans déficience : ....

....

– Accueil de jeunes atteints de maladies chroniques ou après une intervention chirurgicale : ....

....

5 Quel est l'intérêt du projet personnalisé de scolarisation ?

....

....

....

6 Énoncez trois exemples d'activités d'aide de l'AES spécialisé dans l'accompagnement à l'éducation inclusive et à la vie ordinaire.

....

15 La protection des majeurs vulnérables

La société a le devoir de protéger les personnes et leurs biens lorsque ces personnes ont subi une altération de leurs facultés physiques ou psychiques. La protection juridique des majeurs vulnérables vient de connaître sa première grande réforme depuis 1968, par la publication de la loi du 5 mars 2007.

LA SITUATION

Mathilde, 58 ans, célibataire sans enfant, a été traumatisée crânien suite à un accident de la circulation et vient de sortir de l'hôpital. Sur le plan moteur, elle a bien récupéré, seuls quelques tremblements des mains persistent, mais elle présente des troubles de la mémoire et du comportement. Son frère Thomas, 51 ans, vit à 500 km de chez elle. Caroline, une amie de Mathilde, lui a proposé de lui faire ses courses. Au bout de trois mois, lorsque Thomas se rend chez sa sœur, il découvre non seulement que Mathilde n'a pas réglé ses deux derniers loyers, mais aussi qu'elle a signé une procuration à Caroline, qui en a profité pour prélever des sommes importantes sur son compte épargne. Thomas décide de demander le plus rapidement possible une mesure de protection pour sa sœur.

Quelle que soit la demande, le juge des tutelles choisit la mesure de protection la mieux adaptée à la personne à protéger. Il tient compte du degré d'altération des facultés mentales et/ou corporelles qui empêche l'expression de la volonté.

Sauvegarde de justice : une mesure provisoire.
Le juge des tutelles peut placer immédiatement la personne à protéger sous sauvegarde de justice pendant la durée de la procédure. Le majeur sous sauvegarde de justice conserve l'exercice de ses droits, mais les actes passés pendant cette période sont susceptibles d'être contestés en justice.

Tutelle et curatelle, une différence pas toujours facile à comprendre.
Si le majeur a « besoin d'être représenté d'une manière continue dans les actes de la vie civile », c'est la tutelle qui s'impose. Si en revanche, « sans être hors d'état d'agir lui-même, il a besoin d'être conseillé ou contrôlé », c'est la curatelle.

Source : www.tutelle-curatelle.com

Doc. 1 Une mesure de protection juridique adaptée à chaque cas.

ANALYSE DE LA SITUATION

OBJECTIF : Énumérer les différents types de mesures de protection.

1 Recherchez dans le lexique la définition des termes suivants :

Majeur : ....

Vulnérable : ....

2 Lisez LA SITUATION. Relevez trois caractéristiques de Mathilde qui font d'elle une majeure vulnérable.

....

....

....

3 Lisez le Doc. 1. Qui choisit la mesure juridique à mettre en place ?

....

4 Soulignez, dans le Doc. 1, en vert le critère qui permet de choisir le type de mesure et, en rouge, les différentes mesures de protection, ainsi que leur conséquence sur les actes de la personne protégée.

OBJECTIF (activités 1 à 3) : Énoncer les principes généraux de la protection des majeurs vulnérables.

ACTIVITÉ 1 Le nouveau régime de protection des majeurs vulnérables

La loi du 5 mars 2007 prévoit qu'une mesure de protection juridique peut être demandée par la personne elle-même, son conjoint, un parent proche (ascendants, descendants, frères, sœurs). La demande est adressée au juge des tutelles du tribunal d'instance du domicile du majeur et doit être accompagnée d'un certificat médical attestant de l'altération des facultés rédigé par un médecin spécialiste figurant sur une liste établie par le procureur de la République. Quel que soit le régime demandé, la personne à protéger doit être entendue par le juge lors de la procédure de mise sous tutelle. Le juge peut toutefois renoncer à auditionner la personne si sa santé est trop fragile. La mesure de protection est prononcée par un jugement, pour deux ans maximum pour la sauvegarde de justice et cinq ans pour les autres. Cette décision est ensuite notifiée à la personne protégée (la personne est informée officiellement).

Doc. 2 La loi du 5 mars 2007, entrée en vigueur le 1er janvier 2009, a rénové l'ensemble des régimes de protection des majeurs.

1 Lisez le Doc. 2. Soulignez en rouge le texte juridique qui a modifié le droit des majeurs protégés.

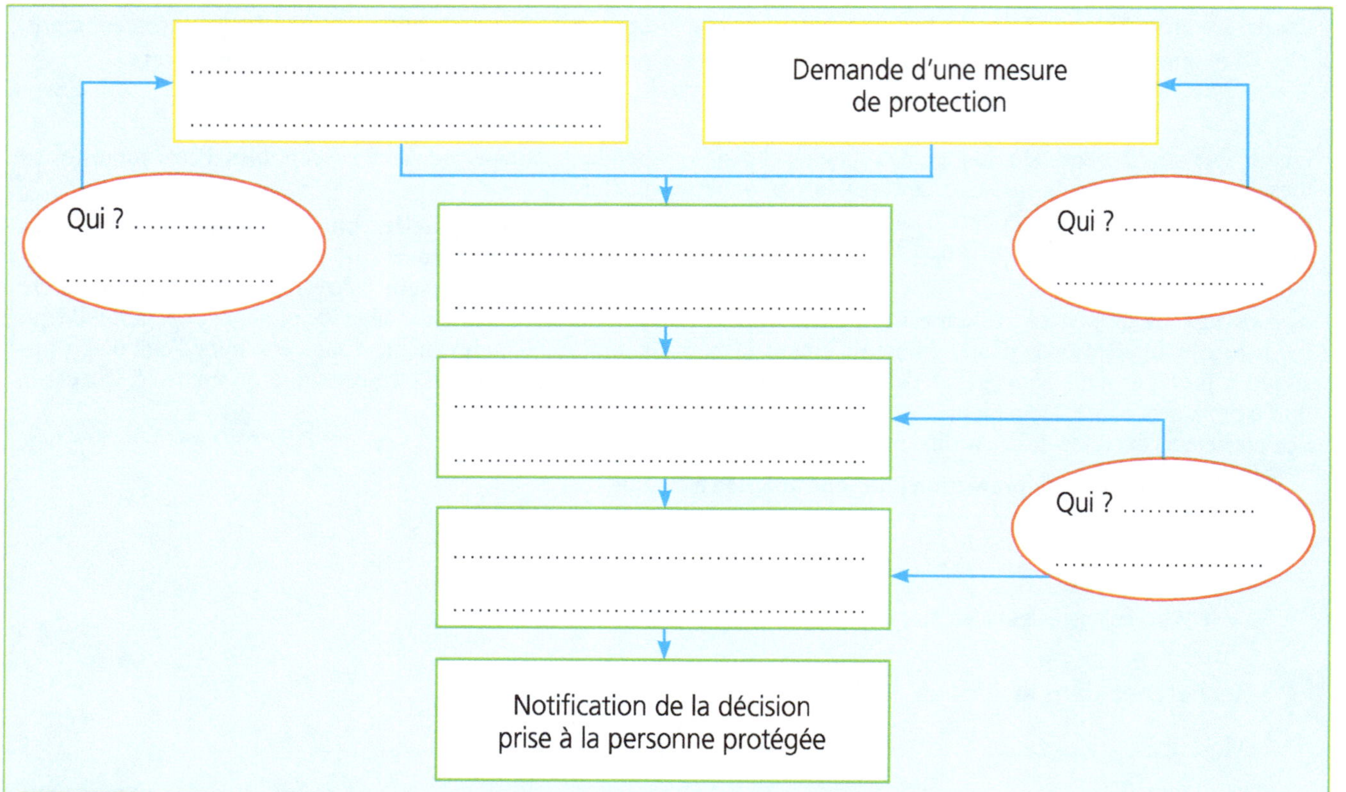

Doc. 3 La procédure de mise en place d'un régime de protection des majeurs.

2 Complétez le schéma du Doc. 3.

3 Précisez la particularité du médecin qui intervient dans la procédure et dites quel est l'intérêt de cette particularité.

....

....

4 Pour combien de temps les mesures de protection des majeurs sont-elles décidées ?

....

ACTIVITÉ 2 Le mandat de protection future

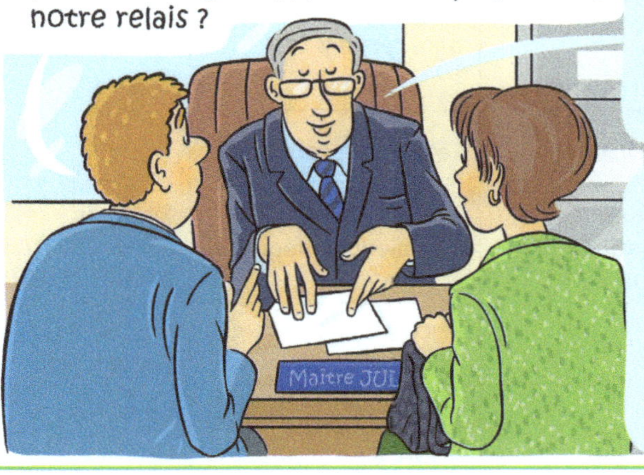
Bonjour, nous sommes les parents d'un enfant atteint de trisomie 21.
Nous souhaiterions organiser à l'avance sa protection juridique pour le jour où nous ne serons plus présents.
Peut-on désigner la personne qui prendra notre relais ?
Bien sûr. Cela s'appelle le mandat de protection future. C'est une mesure tout à fait adaptée à votre demande.
Si vous êtes décidés, nous pouvons rédiger le contrat dans lequel vous désignerez la personne qui sera le tuteur ou le curateur de votre enfant le jour où vous ne pourrez plus prendre soin de lui.
C'est une mesure qui peut être aussi proposée à toute personne qui souhaite organiser à l'avance sa protection en désignant la personne qui sera chargée de la représenter pour le jour où son état de santé ne lui permettra plus de le faire elle-même.
Maître JUI

Doc. 4 **Le mandat de protection future, innovation de la loi du 5 mars 2007.**

Consultez le Doc. 4. Cochez, pour chaque affirmation, la réponse correcte.	**Vrai**	**Faux**
a) Le mandat de protection future n'existait pas avant la loi du 5 mars 2007.	☐	☐
b) Le mandat de protection future est établi à l'initiative du juge des tutelles.	☐	☐
c) Le mandat de protection future est établi à l'initiative d'un avocat.	☐	☐
d) Toute personne peut établir un mandat de protection future pour le jour où elle ne serait plus en mesure de se protéger elle-même.	☐	☐
e) Les parents peuvent choisir à l'avance la personne qui deviendra le tuteur de leur enfant handicapé lorsqu'ils ne pourront plus le faire eux-mêmes.	☐	☐

ACTIVITÉ 3 Le tuteur et le curateur

1 Lisez le Doc. 5. Soulignez en rouge les trois types de tuteurs et de curateurs.

2 Qui désigne les tuteurs et les curateurs ?

....

....

3 Relevez le synonyme du terme « mandataire judiciaire ».

....

4 Soulignez en vert les exemples de mandataires judiciaires cités.

En principe, le tuteur ou le curateur désigné par le juge des tutelles est le conjoint du majeur protégé : on parle de « tuteur légal ». Le tuteur ou le curateur peut aussi avoir été désigné par la personne elle-même avant l'altération de ses fonctions, par désignation sur le « mandat de protection future ». La réforme privilégie désormais l'entourage familial. À défaut de tuteur ou curateur familial, le juge des tutelles procédera à la nomination d'un tuteur professionnel, « le mandataire judiciaire de protection des majeurs » (nouveauté de la réforme). Le mandataire judiciaire peut être un membre du personnel de l'établissement qui prend en charge la personne protégée, un avocat, un médecin, un notaire ou un salarié d'une association tutélaire.

Doc. 5 **Les acteurs des mesures de protection.**

OBJECTIF (activités 4 et 5) : Citer les effets des mesures de protection sur la capacité de la personne protégée et sur l'administration de ses biens.

ACTIVITÉ 4 Les différentes mesures de protection juridique

ACTES		TUTELLE	CURATELLE	SAUVEGARDE DE JUSTICE
Actes de la vie quotidienne	Qui perçoit et peut utiliser des revenus ?	Le tuteur	Le majeur protégé ou le curateur dans certains cas	Peut gérer ses biens, ses revenus mais possibilité d'obtenir *à posteriori* la nullité d'un acte passé par le majeur
	Qui peut faire les achats courants ?	Le majeur protégé dans le cadre d'un budget prédéfini		
	Qui choisit le lieu de résidence ?	Le majeur s'il le peut	Le majeur protégé	
Droit de vote	Qui vote ?	Le majeur protégé avec l'autorisation du juge des tutelles	Le majeur protégé	
Mariage	Qui autorise le mariage du majeur protégé ?	Le juge des tutelles	Le curateur ou le juge des tutelles	
Divorce	Qui peut demander le divorce ?	Le tuteur avec l'autorisation du juge des tutelles	Le majeur protégé assisté de son curateur	
Achat/vente d'un bien immobilier	Qui achète ?	Le tuteur	Le majeur protégé assisté de son curateur	
	Qui vend ?	Le tuteur avec l'autorisation du juge des tutelles		

Doc. 6 **Les différentes mesures de protection juridique protègent la personne et ses biens.**

1 Lisez le Doc. 6. Soulignez les trois mesures de protection juridique.

2 Lisez les situations ci-dessous et soulignez la mesure de protection de chaque personne.

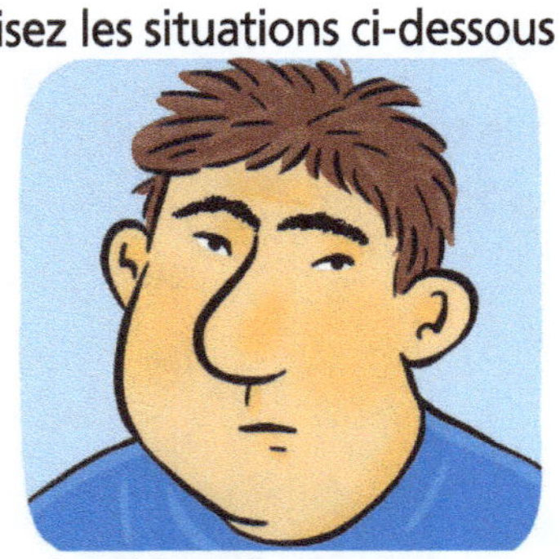

Joël, 23 ans, handicapé mental, est sous curatelle.

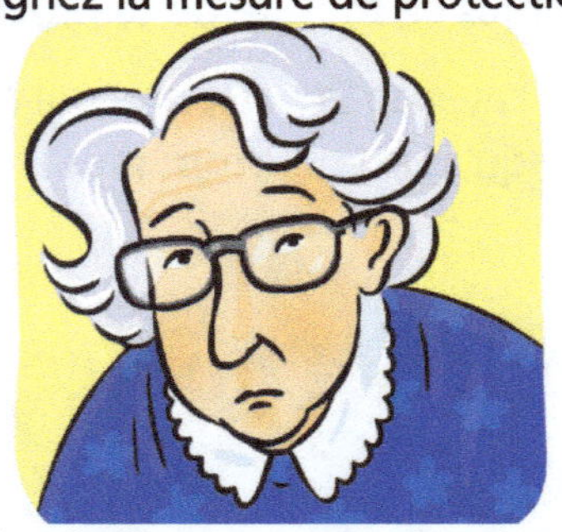

Camille, 80 ans, atteinte de la maladie d'Alzheimer, est sous tutelle.

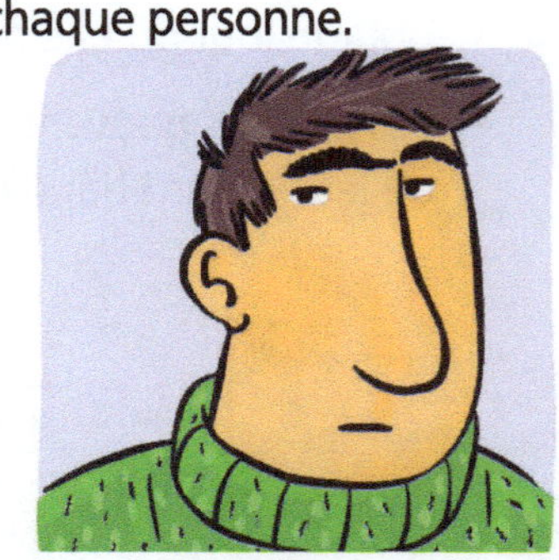

Hugo, 35 ans, déficient intellectuel, est sous sauvegarde de justice.

3 Reliez par une ou deux flèche(s) les actes avec la ou les personne(s) qui prendra(ont) la décision.

- Joël voudrait déménager et aller s'installer à Lyon. •
- Camille voudrait vendre son appartement avant de se rendre dans un foyer-logement. •
- Hugo voudrait s'acheter une télévision grand écran. •
- Joël voudrait s'acheter un ordinateur portable. •
- Camille voudrait s'acheter une nouvelle cuisinière. •
- Joël souhaiterait se marier. •
- Camille aimerait voter lors de la prochaine élection municipale. •

- • Majeur protégé
- • Curateur
- • Tuteur
- • Juge des tutelles

ACTIVITÉ 5 Les compétences du juge des tutelles

Mettre en place les mesures de protection des majeurs vulnérables

- ....
....
- ....
- ....
....

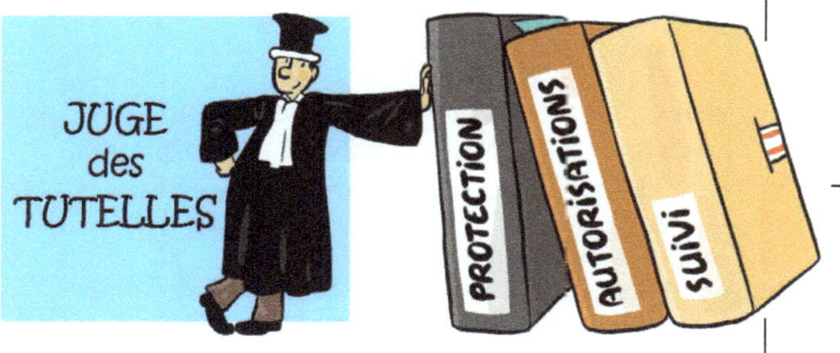

Autoriser certains actes des personnes protégées

- ....
....
- ....
....

Surveiller le déroulement des mesures de protection

- ....
....
- ....
....
- ....
....

Doc. 7 Les trois missions du juge des tutelles.

1 Observez le Doc. 7. Soulignez les trois missions du juge des tutelles.

2 Illustrez chaque mission du juge des tutelles en complétant le schéma du Doc. 7 à l'aide des exemples d'activités suivants.

- Convoquer les tuteurs et les curateurs pour leur demander des précisions sur la gestion des biens de la personne protégée.
- Rencontrer la famille de la personne à protéger pour rechercher un tuteur ou un curateur.
- Rencontrer la personne à protéger pour s'entretenir avec elle.
- Imposer des sanctions financières en cas d'irrégularité.
- Autoriser un majeur sous tutelle à voter.
- Rencontrer la personne protégée ou la faire examiner par un médecin pour maintenir ou modifier une mesure de protection au bout de 5 ans.
- Décider la mesure de protection la plus adaptée à la personne à protéger.
- Autoriser le mariage d'une personne sous tutelle.

Le point sur vos acquis

Analyse du Doc. 8

Questions / Réponses

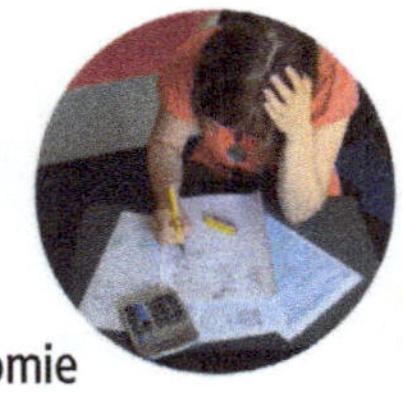

Pourquoi se faire accompagner ?
Pour vous permettre de retrouver votre autonomie financière. Le but de la mesure d'accompagnement social personnalisé est de vous accompagner le temps nécessaire (entre 6 mois et 4 ans au maximum), et de vous guider dans la gestion de votre budget et dans la réalisation des démarches administratives courantes. C'est un engagement réciproque entre le conseil départemental et vous. Elle vous est proposée lorsque votre santé, votre sécurité sont compromises, pour des raisons financières.

Qui vous accompagne ?
Vous continuez à percevoir directement vos prestations. un travailleur social désigné par le conseil départemental vous accompagne et vous aide à les gérer.

Et vos droits ?
Vous conservez tous vos droits civiques et sociaux, ainsi que votre pleine responsabilité. Votre expression est toujours prise en compte, vos choix de vie sont respectés.

Doc. 8 **« Toute personne majeure qui perçoit des prestations sociales, et dont la santé ou la sécurité est menacée par les difficultés qu'elle éprouve à gérer ses ressources, peut bénéficier d'une mesure d'accompagnement social personnalisé. » Article 13 de la loi du 5 mars 2007.**

Lisez le Doc. 8. Comparez la mesure d'accompagnement social personnalisé et les mesures de protection juridique en direction du majeur vulnérable en complétant le Doc. 9.

Les mesures	Mesure d'accompagnement social personnalisé	Mesures de protection juridique
En quoi consiste-t-elle ?	• Accompagne et guide dans la gestion du budget et dans la réalisation des démarches administratives courantes	• Mandat de protection future • Sauvegarde de justice • …………… • ……………
Quand est-elle proposée ?	• Lorsque ……………	• Lorsque ……………
Quel est son objectif ?	• ……………	• Protection contre les agissements du majeur qui pourraient lui être néfastes. • Protection contre les ……………
Qui décide de la mesure ?	• ……………	• ……………
Quelle est la durée de la mesure ?	• ……………	• Pour une sauvegarde de justice : 2 ans. • Pour une curatelle ou une tutelle : ……………
Qui réalise la mesure ?	• ……………	• Curateur • …………… • ……………

Doc. 9 **Deux types de mesures qui protègent les majeurs confrontés à des difficultés dans leur vie quotidienne.**

16 Les maladies

Les maladies sont des perturbations physiques ou psychiques identifiables par leurs signes, leurs symptômes et par leur étiologie, c'est-à-dire l'étude de leurs causes. Ces perturbations peuvent être aiguës ou s'installer durablement pour devenir des maladies chroniques. Elles provoquent des douleurs qui doivent être prises en charge médicalement.

LA SITUATION

Naomie, auxiliaire de puériculture au service de pédiatrie de l'hôpital, reprend son service après quelques jours de congés. Elle consulte le cahier de transmission.

Natacha, 4 mois, a été admise pour une bronchiolite depuis 24 heures.

Steve, 10 ans, atteint de mucoviscidose, est dans le service pour une insuffisance respiratoire sévère.

Jade, 9 ans, atteinte d'autisme, est en observation.

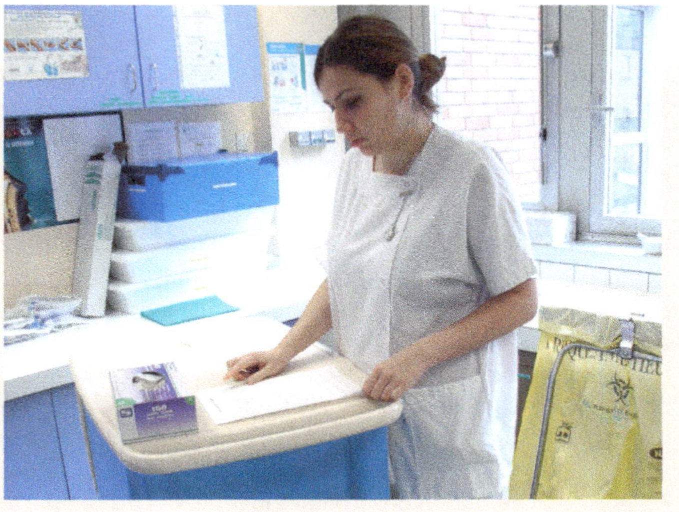

La maladie aiguë est définie comme étant un état anormal de l'organisme ou d'une de ses composantes. Elle se manifeste par des signes et des symptômes soudains, plus ou moins importants, qui disparaissent rapidement, soit par la guérison, soit par la mort.

Selon l'OMS, la maladie chronique est « un problème de santé qui nécessite la prise en charge sur une période de plusieurs années ou de plusieurs décennies ». Elle est définie plus précisément par une cause physique, psychologique ou cognitive, par sa durée (plusieurs mois), par son caractère évolutif. Elle a un retentissement sur la vie quotidienne comme la limitation des activités physiques, psychiques, professionnelles et sociales, la nécessité d'un régime, le besoin de médicaments, de soins médicaux, d'une aide technique, d'un suivi psychologique. Un certain nombre de ces maladies, classées en Affections de Longue Durée (ALD), sont coûteuses. Aussi, la Sécurité sociale prend-elle en charge à 100 % (– 50 € max/an) leur traitement.

Doc. 1 La maladie aiguë et la maladie chronique.

ANALYSE DE LA SITUATION

OBJECTIF : Différencier maladie chronique et maladie aiguë.

1 Prenez connaissance de **LA SITUATION**. Soulignez le nom des maladies citées.

2 Lisez le **Doc. 1**. Reliez chacun des termes ci-dessous à l'affirmation qui convient par une flèche. Inscrivez la maladie de chacun des enfants de **LA SITUATION** sous le terme approprié.

Maladie aiguë •

....

....

Maladie chronique •

....

....

- S'installe pour une longue période.
- Présente des signes violents.
- Ne dure pas.
- A des conséquences sur la vie personnelle.
- Peut être prise en charge à 100 % par la Sécurité sociale.
- Peut évoluer avec des risques de conséquences graves.

OBJECTIF : Définir troubles mentaux et du comportement.

ACTIVITÉ 1 Les troubles mentaux et du comportement

Organisation mondiale de la Santé

Par troubles mentaux et du comportement, on entend des affections cliniquement significatives qui se caractérisent par un changement du mode de pensée, de l'humeur (affects) ou du comportement associé à une détresse psychique et/ou à une altération des fonctions mentales.

Les troubles mentaux et du comportement ne sont pas de simples variations à l'intérieur des limites de la « normalité », mais des phénomènes manifestement anormaux ou pathologiques. Un épisode unique de comportement anormal, ou un dérèglement de l'humeur de courte durée, n'est pas en soi l'indice d'un trouble mental ou du comportement.

Pour être considérées comme telles, les anomalies doivent être permanentes ou répétées et causer une souffrance ou constituer un handicap dans un ou plusieurs domaines de la vie courante.

Les désordres mentaux et du comportement se manifestent par des symptômes et signes spécifiques et, si l'on n'intervient pas, suivent généralement une évolution naturelle plus ou moins prévisible. Une souffrance morale ne constitue pas nécessairement un trouble mental. Elle peut être due à des difficultés personnelles ou sociales ; si tous les critères de base d'une pathologie bien déterminée ne sont pas réunis, il ne s'agit pas d'un trouble mental.

Source : OMS, extrait du « Rapport sur la santé dans le monde 2001 », p.21.

Doc. 2 **La définition des troubles mentaux et du comportement de l'Organisation mondiale de la Santé (OMS).**

Les troubles mentaux et du comportement forment un ensemble très hétérogène. Certains sont légers, d'autres graves. Ils peuvent durer quelques semaines ou toute la vie. Les troubles considérés comme très préoccupants sont les troubles dépressifs, les troubles liés à l'utilisation de substances (alcool, drogues), la schizophrénie, la maladie d'Alzheimer, le retard mental et les troubles de l'enfance et de l'adolescence.

Doc. 3 **Les troubles considérés comme préoccupants par l'OMS.**

1 Lisez le Doc. 2. Soulignez la définition des troubles mentaux et du comportement.

2 Quelle est la source de cette définition ?

....

3 Relevez, dans le Doc. 2, les caractéristiques des anomalies qui doivent être prises en compte lors de suspicion de troubles mentaux et du comportement.

....

....

....

4 Justifiez les propos insistants de l'OMS pour différencier les troubles mentaux et du comportement, de la souffrance morale.

....

....

5 Soulignez, dans le Doc. 3, les maladies ou troubles liés à une période de la vie du patient.

ACTIVITÉ 2 Une maladie émergente

Une maladie émergente est une maladie dont l'incidence* réelle augmente de manière significative dans une population donnée, une région donnée et durant une période donnée, par rapport à la situation épidémiologique habituelle de cette maladie.

Cette définition s'applique aussi bien aux maladies de l'homme qu'à celles des animaux ou des végétaux. Les maladies émergentes sont principalement de nature infectieuse, il peut s'agir aussi d'autres maladies, par exemple métaboliques.

Il est indispensable de préciser les critères permettant de définir l'incidence, à savoir : la population, le temps et l'espace (critère de l'épidémiologie descriptive).

* incidence : nombre de nouveaux cas.

Doc. 4 **La définition d'une maladie émergente.**

L'infection par le virus du chikungunya est endémique dans les départements de l'océan Indien. Elle menace d'émerger dans le sud-est de la France où le principal vecteur est présent. En effet, depuis 2004, le moustique *Aedes albopictus*, vecteur du virus du chikungunya, s'y est implanté, ce qui favorise le risque de dissémination autochtone du virus. L'émergence de deux cas de chikungunya en un mois à Fréjus (Var) a démontré la réalité de ce risque. Toutefois, ce risque n'existe que dans la période d'activité du moustique vecteur, c'est-à-dire entre le printemps et la fin de l'automne (de mai à fin novembre de chaque année).
Un dispositif sanitaire renforcé a permis d'interrompre rapidement la transmission de ce virus. Cette infection est à déclaration obligatoire.

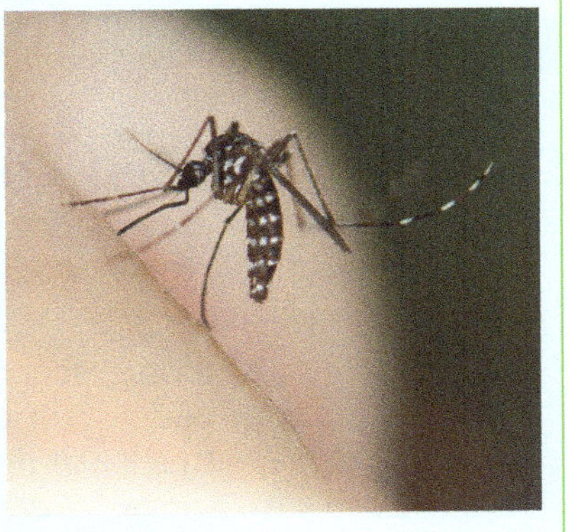

Doc. 5 **Un exemple de maladie émergente.**

1 Lisez le Doc. 4, soulignez en noir la définition d'une maladie émergente.

2 Qui est concerné par la survenue de maladie émergente ?

....

....

3 Soulignez en rouge les données à préciser pour caractériser une maladie émergente.

4 Lisez le Doc. 5. De quelle infection s'agit-il ? Précisez le vecteur de la maladie.

....

....

5 Expliquez ce qui fait de cette infection une maladie émergente, en indiquant les quatre caractéristiques à prendre en compte et les spécificités dans ce cas précis.

- .... : ....
- .... : ....
- .... : ....
- .... : ....

6 Pourquoi le chikungunya n'est-il pas considéré comme une maladie émergente dans l'océan Indien ?

....

....

ACTIVITÉ 3 La douleur

La prise en charge de la douleur est inscrite dans le code de la santé publique : « toute personne a le droit de recevoir des soins visant à soulager sa douleur. Celle-ci doit être en toute circonstance prévenue, évaluée, prise en compte et traitée » (article L1110-5).

L'article L1112-4 demande aux établissements de santé, ainsi qu'aux établissements sociaux et médico-sociaux, de mettre en œuvre les moyens propres à prendre en charge la douleur des patients qu'ils accueillent.

La douleur est un ressenti individuel. La tolérance à la douleur est variable d'une personne à une autre. Malgré cette sensibilité personnelle et subjective, on distingue les douleurs selon leur mécanisme (pathologie causale, localisation, durée), leurs caractéristiques (douleurs aiguës, douleurs chroniques), ce qui permet de proposer une thérapeutique adaptée.

Doc. 6 La loi, la douleur et ses mécanismes.

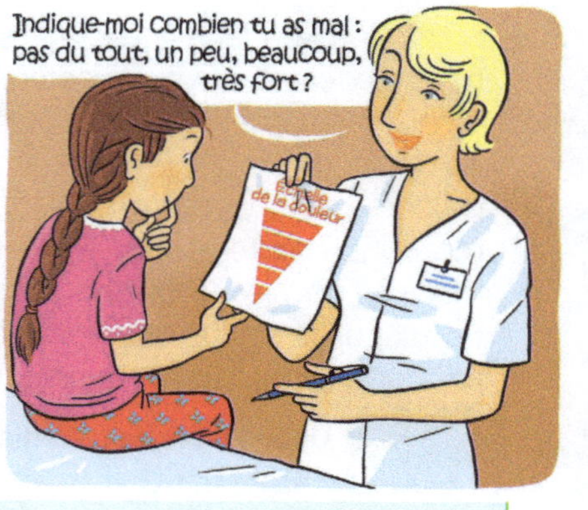

Lors de la prise en charge de la douleur, l'équipe soignante cherche à identifier les mécanismes de la douleur par des examens appropriés et le questionnement du patient. Elle évalue aussi l'intensité de la douleur en utilisant une des échelles d'évaluation.

Les échelles d'évaluation sont des instruments qui permettent de quantifier la douleur. Le plus souvent, le patient indique le degré de la douleur ressentie. Lorsque le patient ne peut exprimer sa douleur (nourrisson, personne atteinte de la maladie d'Alzheimer…), des grilles d'observation du comportement sont utilisées.

Le traitement de la douleur tient compte de son mécanisme, de sa localisation, des pathologies et de leurs traitements, des données psychologiques du patient et des prescriptions en cours. Il peut s'agir de traitements médicamenteux, de thérapeutiques autres : kinésithérapie, traitement chirurgical…

Doc. 7 L'évaluation de la douleur et son traitement.

1 Lisez le Doc. 6. Quand et comment doit-on se préoccuper de la douleur ?

....

....

2 Justifiez la particularité de la prise en charge de la douleur en vous appuyant sur les particularités de son ressenti.

....

....

3 Prenez connaissance du Doc. 7. Soulignez en rouge les moyens d'identifier la nature de la douleur et en bleu ceux pour en mesurer l'intensité.

4 Observez l'illustration du Doc. 7. Quel est l'intérêt de ce document présenté à l'enfant ?

....

5 Énoncez les moyens de prise en charge de la douleur. Précisez les paramètres pris en compte.

....

....

....

OBJECTIF : À partir de documents, proposer une classification des maladies.

ACTIVITÉ 4 L'élaboration d'une classification des maladies

Classer, c'est ranger des informations dans des catégories selon des critères définis en laissant de côté d'autres possibilités. Aussi, classer c'est toujours perdre des informations. Cependant, classer se révèle nécessaire pour constituer des bases de données.

Ainsi, la classification CIM-10 de l'Organisation mondiale de la Santé (classification internationale des maladies et des problèmes connexes) constitue le répertoire internationalement reconnu des maladies et des affections médicales. Il est constitué de classes prédéfinies pour élaborer des statistiques comparables dans tous les pays en vue de prendre des décisions concernant la prévention des maladies, les soins de santé, et de faciliter la collecte des données épidémiologiques pour la recherche. La classification CIM-10 repose principalement sur les organes atteints et comprend 22 chapitres codés, divisés chacun en groupes.

Le chapitre V de la CIM-10 est entièrement consacré aux troubles mentaux et du comportement. Il nomme les maladies et troubles, comme les autres chapitres, mais comprend aussi des descriptions cliniques et des directives pour le diagnostic, ainsi que des critères diagnostiques pour la recherche. La CIM-10 classe les troubles mentaux et du comportement en différents groupes, dont voici un extrait :

- **Troubles mentaux organiques, y compris les troubles symptomatiques.**
  Exemples : démence de la maladie d'Alzheimer, delirium.
- **Troubles mentaux et du comportement liés à l'utilisation de substances psycho-actives.**
  Exemples : utilisation d'alcool nocive pour la santé, syndrome de dépendance aux opioïdes.
- **Schizophrénie, troubles schizotypiques et troubles délirants.**
  Exemples : schizophrénie paranoïde, troubles délirants, troubles psychotiques aigus et transitoires.
- **Troubles de l'humeur [affectifs].**
  Exemples : trouble affectif bipolaire, épisode dépressif. [...]

Doc. 8 La classification internationale des maladies de l'OMS.

1 Lisez le Doc. 8. Que doit-on poser comme préalable à l'élaboration d'une classification ?

....

....

2 Soulignez en noir les objectifs de la classification de l'OMS. Comment cette classification est-elle construite ?

....

3 De quelles affections traite le chapitre V ?

....

....

4 Soulignez en rouge les particularités du chapitre V de la CIM-10.

5 À l'aide de LA SITUATION, proposez une classification des maladies. Indiquez deux critères à retenir dans la classification proposée.

....

....

....

Le point sur vos acquis

Analyse du Doc. 9

Un plan quinquennal de santé concernant la qualité de vie des personnes atteintes de maladies chroniques a été mis en place, il y a quelques années. En voici un extrait :

Ce plan est indispensable :

- parce que, plus le patient est impliqué dans les soins et la gestion de sa maladie, plus la prise en charge est efficace ;
- parce que nombre de complications peuvent être évitées si le patient est conscient des risques attachés à la maladie chronique dont il souffre et si on l'aide à acquérir les bons réflexes ;
- parce que, du fait de l'allongement de l'espérance de vie et des progrès de la médecine, il y a et il y aura de plus en plus de personnes vivant de nombreuses années avec ce type de maladies ;
- parce que notre système de santé doit s'y adapter ;
- parce que, dans bien des cas, l'on peut réduire considérablement les effets négatifs des maladies chroniques sur la vie des patients, les incapacités qu'elles engendrent, les contraintes qu'occasionne leur traitement ;
- parce qu'on a besoin de mieux mesurer l'impact des maladies chroniques sur la vie des personnes qui en sont atteintes en France, et que l'on manque d'indicateurs précis pour mesurer l'effet des prises en charge.

Pour répondre à ces exigences, le plan a quatre objectifs :

I/ aider chaque patient à mieux connaître sa maladie pour mieux la gérer ;
II/ élargir la pratique médicale vers la prévention ;
III/ faciliter la vie quotidienne des malades ;
IV/ mieux connaître les conséquences de la maladie sur leur qualité de vie.

Source : ministère du Travail.

Doc. 9 Un extrait du plan sur l'amélioration de la qualité de vie des personnes atteintes de maladies chroniques.

1 Lisez le Doc. 9. Différenciez maladie chronique et maladie aiguë en vous appuyant sur des critères précis à l'aide de vos connaissances et du Doc. 9.

....

....

....

2 Précisez les conséquences en termes de qualité de vie d'une atteinte par une maladie chronique et justifiez le plan de santé mis en place.

....

....

....

3 Cochez les critères exacts à retenir pour caractériser une maladie émergente.
Une maladie émergente est qualifiée :

- ☐ par l'augmentation de l'incidence.
- ☐ dans une population donnée.
- ☐ pendant un temps donné.
- ☐ dans une région donnée.

4 Définissez les troubles mentaux et du comportement.

....

....

....

5 Citez un moyen pour :

- identifier la douleur : ....
- quantifier la douleur : ....

17 La personne malade

Il n'existe pas de profil type de malade. Les réactions d'un individu vis-à-vis de sa maladie dépendent de nombreux facteurs. Il s'agit en premier lieu de la nature et de la gravité de la maladie, puis de sa relation avec le médecin, l'équipe soignante, son entourage et enfin de son ressenti vis-à-vis d'une éventuelle hospitalisation. De fait, une attention particulière doit être portée aux besoins des enfants hospitalisés.

LA SITUATION

Monsieur Boris, 40 ans, ébéniste et responsable d'une entreprise familiale de 5 salariés, vient d'apprendre par son médecin traitant qu'il est atteint d'un cancer professionnel de l'ethmoïde*, qui sera traité dans un premier temps par chirurgie. Il ne doit plus être en contact avec les poussières de bois et devra renoncer à son métier. Lors de cette annonce, il n'a pas eu de réaction violente, il a écouté avec calme les explications concernant son traitement. Depuis, il s'enferme des soirées entières dans son bureau et fuit son entourage. Il semble très inquiet pour son entreprise et son avenir professionnel.

* os de la base du crâne qui forme le plancher supérieur des fosses nasales.

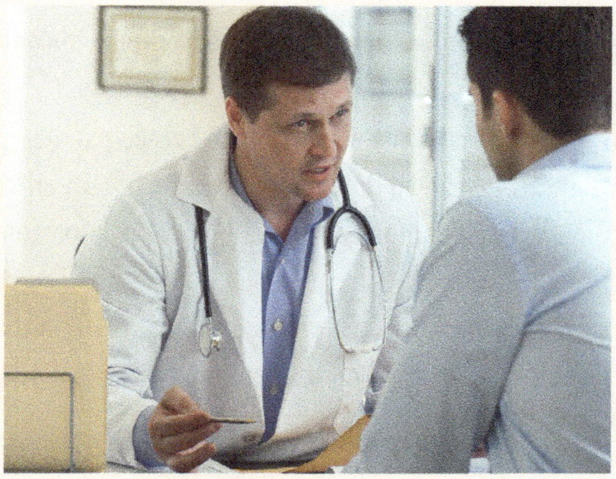

Le malade a une représentation personnelle de sa santé et de son corps. Il réagit en fonction de la nature de sa maladie et de la conscience qu'il a de sa gravité, de son vécu individuel et de son milieu socioculturel. Selon leur appartenance sociale, les individus sont plus ou moins attentifs aux symptômes, et ils sont portés à se soigner plus ou moins rapidement.
Tous ces paramètres font que le comportement de chaque malade est différent. Il se traduit par le refus ou l'acceptation, la révolte ou le repli sur soi, face à la maladie.

Doc. 1 **Le malade face à sa maladie.**

ANALYSE DE LA SITUATION

OBJECTIF : présenter et analyser les réactions du malade face à la maladie.

1 Lisez **LA SITUATION**. Soulignez les réactions de Monsieur Boris à l'annonce de sa maladie et à l'évolution de sa maladie.

2 Lisez le **Doc. 1**. Soulignez les paramètres qui entrent en ligne de compte dans les réactions du malade face à la maladie.

3 Dans quelle mesure l'appartenance sociale joue-t-elle un rôle dans la réaction d'un individu face à l'apparition d'une maladie ?

....

....

4 Cochez les réponses qui correspondent aux réactions de Monsieur Boris.

☐ Refus de la maladie ☐ Acceptation ☐ Révolte ☐ Repli sur soi

OBJECTIF : Indiquer les conséquences de la maladie sur la personne.

ACTIVITÉ 1 Les conséquences de la maladie

Les conséquences sanitaires peuvent être une déficience passagère ou durable, physique, mentale ou un handicap, selon la gravité de la maladie.

- La maladie peut avoir une incidence financière : une baisse des revenus.
- La maladie a aussi des conséquences sociales : outre la modification des relations avec l'entourage, elle peut être à l'origine de la perte d'emploi, de la nécessité d'une reconversion professionnelle.

Cependant, des lois protègent le malade en facilitant le temps partiel thérapeutique, l'aménagement des horaires, un accès plus simple au crédit (convention AERAS pour s'Assurer et Emprunter avec un Risque Aggravé de Santé), un droit à l'oubli (10 ans après la fin du traitement).

Doc. 2 **Les multiples conséquences de la maladie.**

La perte de revenus peut être compensée par une prestation sociale spécifique : la pension d'invalidité. Elle est attribuée en cas d'accident ou de maladie d'origine non professionnelle, lorsque la personne est dans l'impossibilité d'exercer son métier comme avant et qu'il lui est difficile de conserver ses revenus. Elle aide à faire face financièrement sous certaines conditions d'attribution comme la réduction de la capacité de travail ou de revenus d'au moins 2/3, l'immatriculation à la Sécurité sociale depuis au moins 12 mois, avoir moins de 60 ans…

Carsat Retraite & Santé au travail

Doc. 3 **La compensation de la perte de revenus.**

1 Lisez le Doc. 2. Soulignez les trois catégories de conséquences d'une maladie.

2 Précisez les conséquences de la maladie de Monsieur Boris décrite dans **LA SITUATION**.

- conséquence sanitaire : ……………………………………………
- conséquence financière : ……………………………………………
- conséquence sociale : ……………………………………………

……………………………………………

3 Indiquez deux mesures législatives en faveur des malades.

- ……………………………………………
- ……………………………………………

4 Lisez le Doc. 3. De quelle prestation s'agit-il ? Par qui est-elle versée ?

……………………………………………

……………………………………………

5 Dans quel cas médical cette prestation sociale peut-elle être versée ?

……………………………………………

6 Soulignez la condition financière pour toucher cette prestation.

7 Monsieur Boris de **LA SITUATION** pourra-t-il prétendre à cette prestation ? Justifiez votre réponse.

……………………………………………

OBJECTIFS : Présenter et analyser les réactions de l'entourage face à la maladie. Indiquer les conséquences de la maladie sur l'entourage.

ACTIVITÉ 2 Le malade et son entourage

La maladie modifie les relations familiales et sociales en raison de l'état de santé du malade, des traitements et de l'hospitalisation. Son entourage peut ne pas accepter la maladie d'un proche par peur ou ignorance, et donc fuir le malade, ou bien accepter la maladie et lui apporter un soutien dans cette épreuve.
Pour cela, des dispositifs législatifs et sociaux facilitent la présence de proches ou d'autres aidants auprès du malade : leur participation aux instances représentatives dans les établissements de soins ou médico-sociaux, le congé de solidarité familiale permettant d'assister un proche atteint d'une maladie grave.
Le plan cancer 2014-2019 renouvelle le « baromètre cancer » sur les comportements, les attitudes et l'opinion de la population vis-à-vis du cancer pour mieux l'analyser.

Doc. 4 **Les réactions de l'entourage face à la maladie.**

1 Lisez le Doc. 4, soulignez en noir les différentes réactions possibles de l'entourage.

2 Analysez les attitudes différentes de l'entourage.

- ....
....
....
....
- ....
....
....

3 Soulignez en rouge les mesures institutionnelles mises en place pour représenter le malade et faciliter sa vie et celle de son entourage.

4 Consultez le Doc. 5. À qui sont destinées ces deux affiches ?

....
....
....

5 Expliquez le but recherché.

....
....
....
....

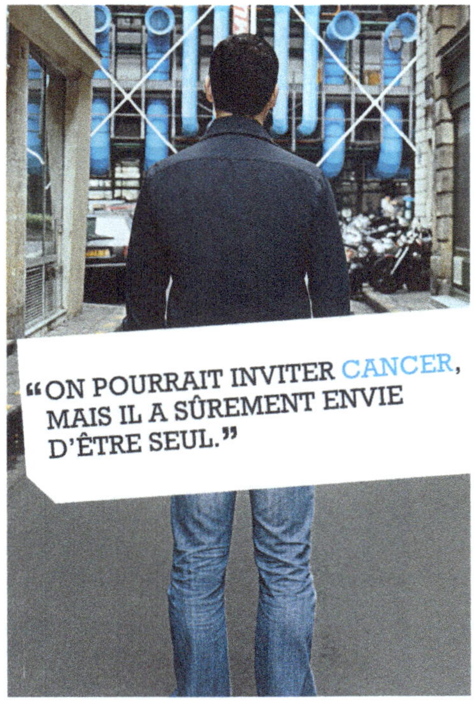
“ON POURRAIT INVITER CANCER, MAIS IL A SÛREMENT ENVIE D'ÊTRE SEUL.”

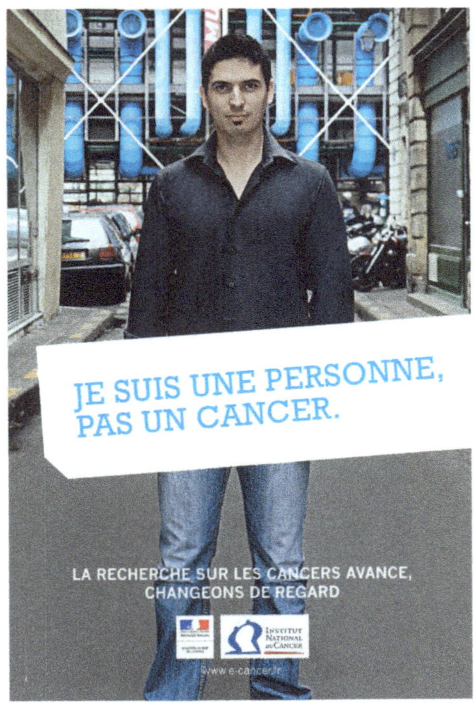
JE SUIS UNE PERSONNE, PAS UN CANCER.
LA RECHERCHE SUR LES CANCERS AVANCE, CHANGEONS DE REGARD
www.e-cancer.fr

« Composée de dix affiches fonctionnant par paires, la campagne de sensibilisation met en scène les portraits de cinq personnes ayant été touchées par un cancer, associés à des commentaires représentatifs de réactions de l'entourage familial, amical ou professionnel. »

Doc. 5 **Deux des affiches de la campagne de sensibilisation « combattre toute forme d'exclusion ».**

OBJECTIFS : Présenter les réactions du malade face à l'équipe soignante et à l'hospitalisation.

ACTIVITÉ 3 Le malade, l'équipe soignante et l'hospitalisation

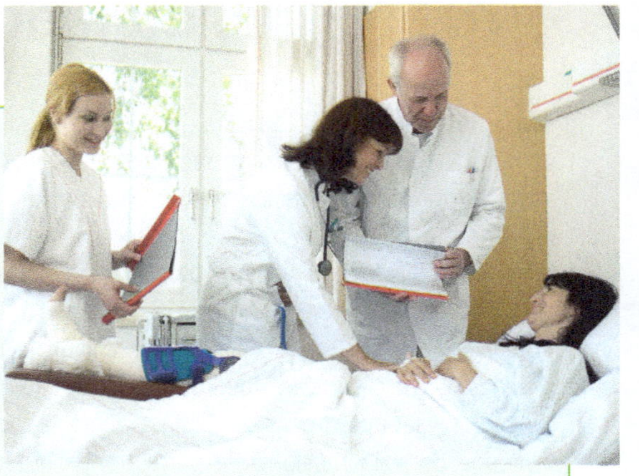

Les comportements des personnes malades face à l'équipe soignante et à l'hospitalisation sont très variés. Ils sont le reflet du caractère et du vécu de chacun et de la nature de la maladie. Le malade attend de son médecin une compétence technique et une relation humaine. Il peut avoir des difficultés à accepter la présence d'une équipe médicale élargie et être alors agressif ou au contraire intimidé.

Le médecin et l'équipe soignante peuvent se retrouver face à un patient passif ou à un patient qui coopère. Une information efficace (à la portée du malade) nécessite écoute et dialogue de la part de l'équipe soignante pour répondre aux interrogations et aux angoisses du patient. Cette information améliore la relation, favorise l'implication du patient et permet une meilleure adhésion de celui-ci au processus de soin. Dans le cas d'une maladie chronique, le patient et sa famille prennent souvent la responsabilité d'une partie des soins et traitements, par exemple dans le cas de diabète, de sida, de mucoviscidose.

Les droits des malades sont renforcés depuis la loi du 4 mars 2002. Cela concerne le droit à l'information (communication de documents médicaux), le principe du consentement libre et éclairé, l'accès direct au dossier médical…

La personne hospitalisée a le droit d'être entendue par un responsable de l'établissement. Elle peut aussi faire part de ses observations par l'intermédiaire d'une fiche de satisfaction.

Doc. 6 **Les réactions du malade face à l'équipe soignante.**

1 Lisez le Doc. 6. Soulignez les facteurs qui influencent le comportement du malade vis-à-vis de l'équipe soignante.

2 Quelles sont les deux attitudes possibles du malade en réponse à sa maladie vis-à-vis de l'équipe soignante ?

- ……………………………………………………………………………………
- ……………………………………………………………………………………

3 Quel est l'élément décisif dans l'attitude du patient vis-à-vis de son traitement ?

……………………………………………………………………………………

……………………………………………………………………………………

4 Dans quel cas l'implication du malade est-elle absolument nécessaire à son traitement ? Pourquoi ?

……………………………………………………………………………………

……………………………………………………………………………………

5 Comment l'hôpital répond-il aux besoins d'information et d'implication du patient ?

……………………………………………………………………………………

……………………………………………………………………………………

……………………………………………………………………………………

……………………………………………………………………………………

6 Soulignez en rouge dans le texte les procédures par lesquelles le malade fait part de son ressenti lors d'une hospitalisation.

OBJECTIF : Présenter et justifier les besoins de l'enfant hospitalisé et citer les réponses apportées.

ACTIVITÉ 4 Les besoins de l'enfant hospitalisé

En plus de l'aspect médical, l'hospitalisation des enfants soulève des problèmes d'ordre psychologique et affectif. En effet, dans un premier temps, les risques de détresse sont particulièrement élevés à cause de la douleur physique dont l'enfant ne comprend pas la raison, du milieu hospitalier qu'il lui est étranger et qu'il peut ressentir comme hostile. À moyen terme ou à long terme, des risques de traumatismes s'installent avec un retentissement sur son équilibre psychique et sa personnalité. L'enfant peut avoir aussi un sentiment d'abandon de la part de ceux qu'il aime, d'autant qu'il est plus jeune et dans ce cas, il a des difficultés à exprimer sa peur et ses angoisses.

Doc. 7 **Le ressenti de l'enfant hospitalisé.**

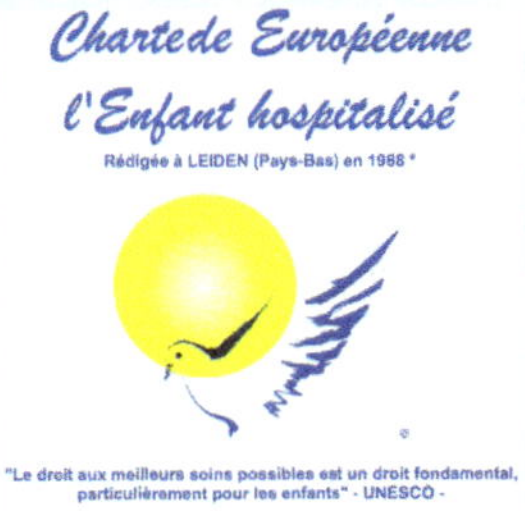
Chartede Européenne
l'Enfant hospitalisé
Rédigée à LEIDEN (Pays-Bas) en 1988 *
"Le droit aux meilleurs soins possibles est un droit fondamental, particulièrement pour les enfants" - UNESCO -

[…] Un enfant hospitalisé a le droit d'avoir ses parents ou leur substitut auprès de lui jour et nuit, quel que soit son âge ou son état.

[…] On évitera tout examen ou traitement qui n'est pas indispensable. On essaiera de réduire au maximum les agressions physiques ou émotionnelles et la douleur.

Les enfants ne doivent pas être admis dans des services adultes. Ils doivent être réunis par groupe d'âges pour bénéficier des jeux, loisirs, activités éducatives, adaptés à leur âge en toute sécurité. Leurs visiteurs doivent être acceptés sans limite d'âge.

[…] L'hôpital doit fournir aux enfants un environnement correspondant à leurs besoins physiques, affectifs et éducatifs, tant sur le plan de l'équipement que du personnel et de la sécurité.

Source : publipresse, rédigé à LEIDEN (Pays-Bas) en 1988.

Doc. 8 **Un extrait de la Charte européenne de l'enfant hospitalisé.**

1 Lisez le Doc. 7. Soulignez les trois aspects problématiques soulevés par l'hospitalisation d'un enfant.

2 À l'aide des Doc. 7 et Doc. 8, pour chacun des besoins, citez un exemple de ce qui fragilise l'enfant dans la colonne 1 du tableau ci-dessous et une réponse apportée par l'hôpital dans la colonne 3.

Ce qui fragilise l'enfant	Besoins de l'enfant	Les réponses apportées par l'hôpital
....	Besoins physiques	....
....	Besoins psychiques	....
....	Besoins affectifs	....

3 Soulignez, dans le Doc. 8, l'autre besoin qui est évoqué.

4 À l'aide du Doc. 8 et de vos connaissances, justifiez les besoins de l'enfant hospitalisé.

....

....

....

Le point sur vos acquis

Analyse du Doc. 9

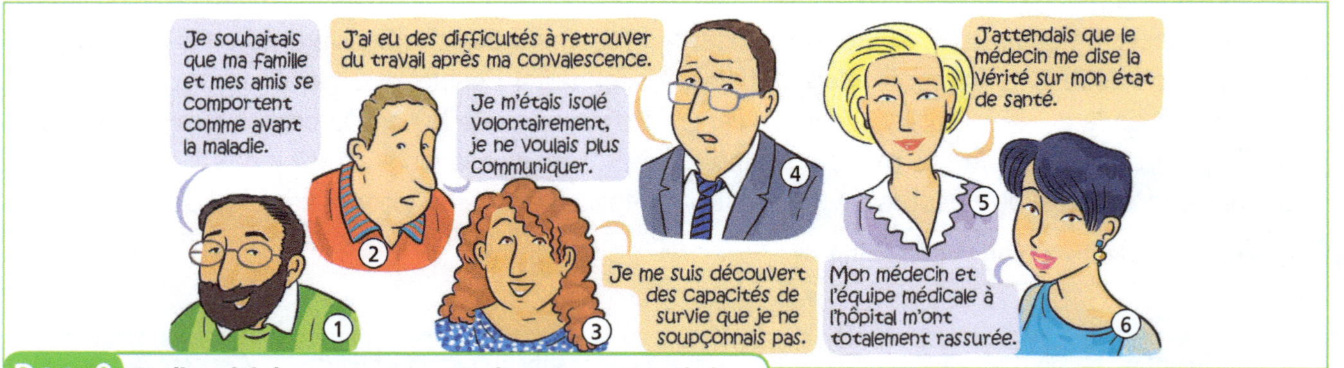

Je souhaitais que ma famille et mes amis se comportent comme avant la maladie.
J'ai eu des difficultés à retrouver du travail après ma convalescence.
Je m'étais isolé volontairement, je ne voulais plus communiquer.
J'attendais que le médecin me dise la vérité sur mon état de santé.
Je me suis découvert des capacités de survie que je ne soupçonnais pas.
Mon médecin et l'équipe médicale à l'hôpital m'ont totalement rassurée.
1
2
3
4
5
6

Doc. 9 **La diversité des comportements des personnes malades.**

1 Que montrent ces témoignages ?

2 Lisez le Doc. 9, associez chacun des numéros de témoignage à la problématique correspondante :
- le malade face à la maladie :
- le malade et l'équipe soignante :
- Le malade et ses relations socio-familiales :

3 Qualifiez le comportement du témoignage ②.

Analyse du Doc. 10

1 Lisez le Doc. 10. Quel est l'objectif de ce texte législatif ?

2 Justifiez la nécessité d'un tel texte législatif.

CODE
TRAVAIL
DALLOZ

Il existe un principe de non-discrimination de portée générale à l'égard des personnes malades, et ce quelle que soit leur maladie. Ce principe est rappelé à l'article L1132-1 du code du travail qui précise : « aucune personne ne peut être écartée d'une procédure de recrutement […] en raison de son état de santé ou de son handicap ».

Doc. 10 **Un extrait du code du travail.**

3 Citez les besoins de l'enfant hospitalisé et indiquez les réponses apportées par l'hôpital.

Les besoins	⇨	– La réponse :
Les besoins	⇨	– La réponse :
Les besoins	⇨	– La réponse :
Les besoins	⇨	– La réponse :

18 Les droits du malade et les établissements en faveur des malades

De nombreuses lois se sont succédées dans le domaine de l'hospitalisation afin d'améliorer la prise en charge des patients. Les plus récentes sont la loi « Hôpital, Patients, Santé et Territoires » du 21 juillet 2009 et la loi du 4 mars 2002 relative aux droits des malades et à la qualité du système de santé.

LA SITUATION

Thomas, 25 ans, a effectué un mouvement de torsion exagéré pendant un match de basket. Le ménisque de son genou droit a été rompu. Thomas va devoir se faire opérer le plus rapidement possible au centre hospitalier *Bruno* ou à la *Clinique des Lilas*. Il hésite et ne sait comment prendre sa décision. Son médecin traitant essaye de le rassurer : « *dans chacun de ces établissements de santé, il y a une équipe de professionnels compétents et les frais sont identiques* ». Il décide de consulter le site Internet de chacun de ces établissements.

CENTRE HOSPITALIER BRUNO
Établissement public de santé

Capacité (lits) : médecine : 532, chirurgie : 303, gynéco-obstétrique : 99, total : 934.

Organisation
Président du **conseil de surveillance** : Jean-Marie BOITEL
Directeur : Danielle PORTI
Présidente de la **Commission Médicale d'Établissement** (CME) : Philippe PETITPAUL

Projet d'établissement préparé par la CME, approuvé par le conseil de surveillance pour 5 ans : améliorer la prise en charge de la douleur, l'évaluation de la prise en charge des patients, modernisation du plateau technique.

CLINIQUE DES LILAS
Clinique médicale traumatologique

Établissement privé de santé géré par une **organisation sans but lucratif**, **la fondation** « Fondation Elisa »
Président du conseil d'administration : M. Christian Flèche
Directeur : M. Thierry Degris.

Nos engagements : proposer au patient une offre de soins large, un plateau technique moderne, des prestations hôtelières de qualité.
Ces engagements se déclinent dans le projet institutionnel adopté pour 5 ans par le conseil d'administration après avis de la CME.

Doc. 1 Les extraits des sites Internet consultés par Thomas.

ANALYSE DE LA SITUATION

1 Lisez **LA SITUATION**. Soulignez le nom des deux établissements de santé dans lesquels Thomas pourrait se faire opérer.

2 À l'aide du lexique et du **Doc. 1**, complétez les deux premières colonnes du tableau.

Exemples	Centre hospitalier Bruno	Clinique des Lilas	Autre
Types	Établissement public de santé	Établissement privé de santé géré par une organisation sans but lucratif	Établissement privé de santé géré par une organisation à but lucratif
Qui prend les décisions ?	....	Conseil d'........	Représentants des actionnaires qui ont investi.
Avec le conseil de qui ?	....	....	
Qui les fait exécuter ?	....	....	Le directeur

3 Soulignez en bleu, dans le **Doc. 1**, le document qui prévoit pour chacun des établissements de santé les grandes orientations fixées pour les années à venir.

OBJECTIF (activités 1 et 2) : Présenter les différents établissements de santé suivant leur statut juridique.

ACTIVITÉ 1 L'offre de soins

1 Observez le **Doc. 2**. Encadrez en rouge le nom des établissements publics de santé, en vert, celui des établissements de santé privés d'intérêt collectif et, en bleu, celui des établissements privés de santé.

2 Soulignez, en rouge, le type d'établissement public ou privé qui est le plus présent dans l'offre de soins et, en vert, le type d'établissement qui offre le plus de lits.

3 Que pouvez-vous en conclure quant à la taille des établissements privés de santé ?

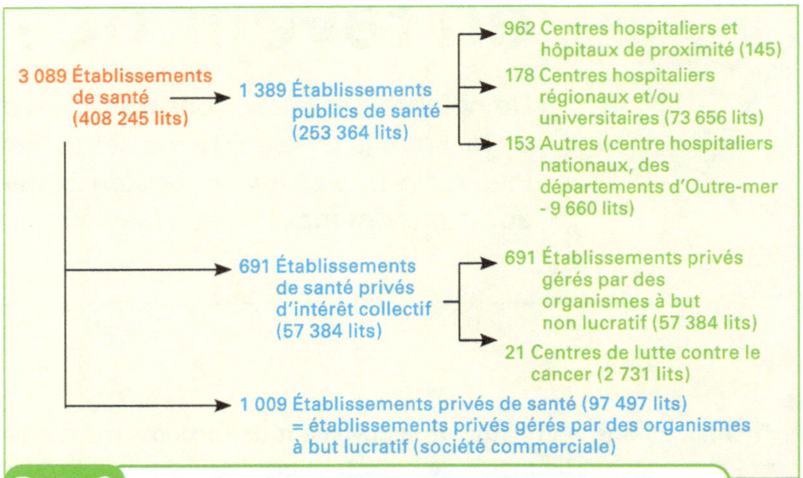

Doc. 2 Les établissements de santé avec leurs capacités d'hospitalisation complète en France métropolitaine et DOM en 2015.

ACTIVITÉ 2 le statut du personnel des établissements de santé

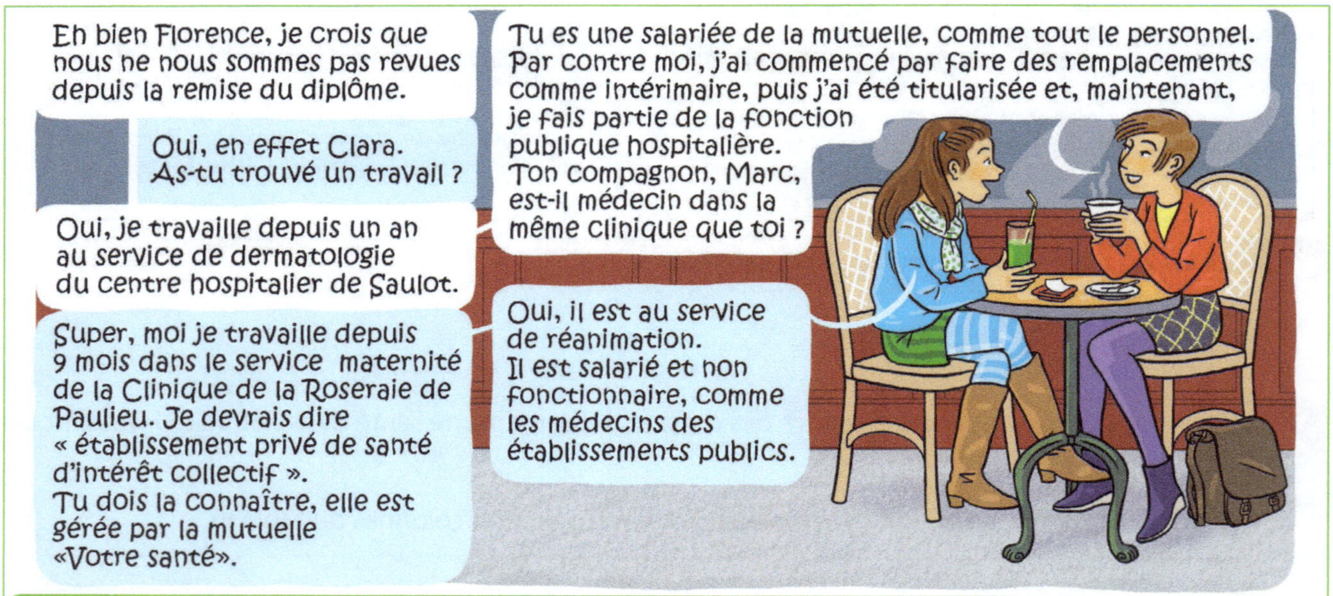

Eh bien Florence, je crois que nous ne nous sommes pas revues depuis la remise du diplôme.
Oui, en effet Clara. As-tu trouvé un travail ?
Oui, je travaille depuis un an au service de dermatologie du centre hospitalier de Saulot.
Super, moi je travaille depuis 9 mois dans le service maternité de la Clinique de la Roseraie de Paulieu. Je devrais dire « établissement privé de santé d'intérêt collectif ». Tu dois la connaître, elle est gérée par la mutuelle «Votre santé».
Tu es une salariée de la mutuelle, comme tout le personnel. Par contre moi, j'ai commencé par faire des remplacements comme intérimaire, puis j'ai été titularisée et, maintenant, je fais partie de la fonction publique hospitalière. Ton compagnon, Marc, est-il médecin dans la même clinique que toi ?
Oui, il est au service de réanimation. Il est salarié et non fonctionnaire, comme les médecins des établissements publics.

Doc. 3 La rencontre de deux amies qui ont fait leurs études d'aide-soignante ensemble.

1 Lisez le **Doc. 3**. Soulignez en rouge le lieu d'exercice et le statut professionnel de Florence, en vert, ceux de Clara et, en bleu, ceux de Marc.

2 Complétez le tableau ci-dessous en cochant la (ou les) réponse(s) exacte(s).

Statut du personnel	Établissement de santé public	Établissement de santé privé d'intérêt collectif
Paramédical (aides-soignantes)	☐ Fonction publique hospitalière ☐ Salarié	☐ Fonction publique hospitalière ☐ Salarié
Médical (médecins)	☐ Fonction publique hospitalière ☐ Salarié	☐ Fonction publique hospitalière ☐ Salarié

OBJECTIF : Énoncer les grands principes de la législation en vigueur sur les missions de service public et les centres hospitaliers.

ACTIVITÉ 3 le service public

Les centres hospitaliers (CH) ont pour mission d'offrir des services diagnostiques et d'assurer des soins en médecine, chirurgie et obstétrique, ainsi que les soins de suite et de longue durée. Ces missions doivent garantir une égalité d'accès pour tous (détenus, exclus, demandeurs d'asile...) et une permanence d'accueil de jour comme de nuit, y compris en urgence.

Les centres hospitaliers régionaux (CHR) dispensent les soins les plus spécialisés au niveau régional.

Les centres hospitaliers universitaires (CHU) exercent trois grandes missions : celle d'assurer des soins, comme tout centre hospitalier. Leur seconde mission est une mission d'enseignement universitaire et de formation des sages-femmes, des professionnels paramédicaux. Enfin, ils ont une mission de recherche afin de contribuer aux avancées médicales et thérapeutiques.

Les hôpitaux de proximité contribuent à l'offre de soins de 1er recours pour la population vivant dans les zones géographiques de proximité. Ils assurent les soins médicaux de médecine, de suite et de réadaptation et les soins de longue durée.

Exclusivement dédiés à la lutte contre le cancer, **les centres de lutte contre le cancer (CLCC)** assurent des missions de soins, de prévention (pour les personnes à risque familial) de recherche et d'enseignement, avec la volonté permanente d'accroître la qualité et l'accessibilité aux soins.

Doc. 4 Les missions de quelques établissements de santé.

1 Lisez le Doc. 4. Soulignez les missions réalisées par les différents établissements de santé.

2 Lisez le Doc. 5. Quels sont les établissements de santé qui peuvent réaliser des missions de service public ?

....

....

La notion de service public désigne des missions à réaliser dans le but de satisfaire l'intérêt général. Tout établissement de santé, qu'il soit privé ou public, peut réaliser des missions de service public. Lorsqu'une mission de service public n'est pas assurée dans un secteur géographique, le directeur de l'agence régionale de santé (ARS) désigne l'établissement qui en aura la charge.

Doc. 5 Le service public dans les établissements de santé.

3 Soulignez, dans le Doc. 5, la personne qui peut imposer une mission de service public à un établissement de santé.

4 À l'aide d'une flèche, reliez chacun des principes fondamentaux du service public aux exemples de leur mise en application dans les établissements de santé.

	• Soigner toute personne quels que soient son état de santé et sa situation sociale.
	• Soigner en faisant abstraction des croyances et des opinions personnelles.
La continuité •	• Assurer une permanence des soins (24h/24 et 7 jours/7).
L'adaptabilité en fonction des besoins du public •	• Assurer aux patients les soins les plus appropriés.
L'égalité des usagers •	• Soigner sans discrimination (race, religion, âge...).
La neutralité du personnel •	• Assurer un service minimum en cas de grève.
	• Accueillir en urgence.
	• S'assurer que les patients disposent des conditions d'existence nécessaires à la poursuite de leur traitement.
	• Prendre en charge les usagers au tarif de la sécurité sociale.

OBJECTIF : Situer, à partir de l'organigramme d'un pôle d'activité, les liens hiérarchiques et fonctionnels des différents personnels.

ACTIVITÉ 4 Les liens hiérarchiques et fonctionnels dans un pôle d'activité

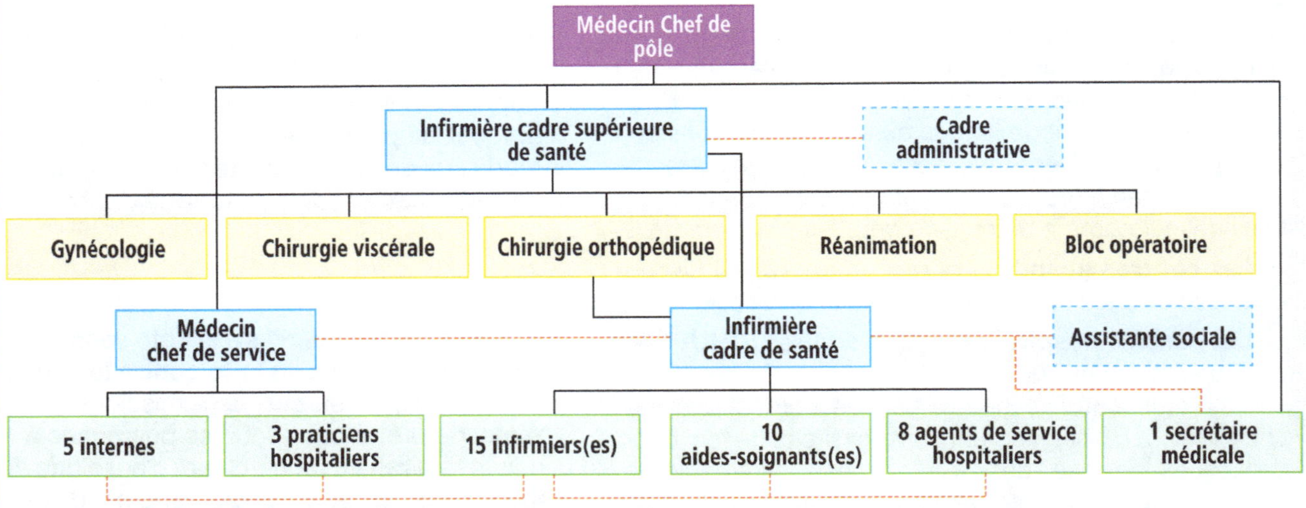

Légende :
- Organe qui prend les décisions en respectant le projet d'établissement
- Organe qui fait exécuter les décisions
- Services qui composent le pôle
- —— Lien hiérarchique
- Organe qui réalise les décisions
- Professionnel qui fait partie d'un autre pôle
- ------ lien fonctionnel

Remarques : Seule la structure du service de chirurgie orthopédique a été développée, mais tous les autres services présentent les mêmes caractéristiques.
Un praticien hospitalier est un médecin qui a réussi un concours d'accès à cette fonction et qui est titulaire.

Doc. 6 **L'organigramme d'un pôle de chirurgie, regroupement de services ayant des activités de soins, de prévention, d'enseignement et de recherche, communes ou complémentaires.**

1 Observez l'organigramme du Doc. 6. Complétez la légende en coloriant les symboles des différents types d'organes et celui des services.

2 Cochez la bonne réponse pour chaque activité concernant les relations d'autorité (symbolisées par les liens hiérarchiques) et les relations de collaboration (liens fonctionnels).

Activités	Autorité	Collaboration
a) Demande d'un congé exceptionnel.	☐	☐
b) Réfection d'un lit par une infirmière et un aide-soignant.	☐	☐
c) Administration par une infirmière d'un traitement prescrit par un interne.	☐	☐
d) Convocation d'un infirmier par l'infirmière cadre pour régler des problèmes de retard.	☐	☐
e) Constitution d'un dossier de demande de cure par l'assistante sociale à partir des informations transmises par l'infirmière cadre.	☐	☐

3 Observez les liens hiérarchiques et fonctionnels du Doc. 6. Qui est le supérieur hiérarchique de tout le personnel du pôle chirurgie ? Celui du personnel paramédical ?

....

4 Quels sont les deux professionnels qui font partie d'un autre pôle, mais qui collaborent avec certains personnels du pôle chirurgie ?

....

5 Quels sont les personnels avec lesquels les infirmières collaborent ?

....

OBJECTIF : À partir de la charte du malade hospitalisé et de la législation en vigueur, énoncer les droits des malades.

ACTIVITÉ 5 La charte de la personne hospitalisée

Usagers, vos droits
Charte de la personne hospitalisée
Principes généraux

1 Toute personne est libre de choisir l'établissement de santé qui la prendra en charge, dans la limite des possiblités de chaque établissement. Le service public hospitalier est accessible à tous et en particulier aux personnes démunies et, en cas d'urgence, aux personnes sans couverture sociale. Il est adapté aux personnes handicapées.

4 Un acte médical ne peut être pratiqué qu'avec le consentement libre et éclairé du patient. Celui-ci a le droit de refuser tout traitement. Toute personne majeure peut exprimer ses souhaits quant à sa fin de vie dans des directives anticipées.

7 La personne hospitalisée peut, sauf exceptions prévues par la loi, quitter à tout moment l'établissement après avoir été informée des risques éventuels auxquels elle s'explose.

10 La personne hospitalisée (ou ses représentants légaux) bénéficie d'un accès direct aux informations de santé la concernant. Sous certaines conditions, ses ayants droit en cas de décès bénéficient de ce même droit.

11 La personne hospitalisée peut exprimer des observations sur les soins et sur l'accueil qu'elle a reçus. Dans chaque établissement, une commission des relations avec les usagers et de la qualité de la prise en charge veille, notamment, au respect des droits des usagers. Toute personne dispose du droit d'être entendue par un responsable de l'établissement pour exprimer ses griefs et de demander réparation des préjudices qu'elle estimerait avoir subis, dans le cadre d'une procédure de règlement amiable des litiges et/ou devant les tribunaux.

Source : extrait de la circulaire du 2 mars 2006 relative aux droits des personnes hospitalisées, www.aphp.fr

Doc. 7 **L'objectif de cette charte est de faire connaître aux personnes malades, accueillies dans les établissements de santé, leurs droits qui sont affirmés par les lois telles que la loi du 4 mars 2002.**

1 Lisez le Doc. 7. Cochez la réponse exacte pour chacune des affirmations suivantes.

	Vrai	Faux
a) Un acte médical peut toujours être pratiqué sans le consentement du patient.	☐	☐
b) La personne hospitalisée peut, à tout moment, quitter l'établissement de santé.	☐	☐
c) L'accès de la personne aux informations de santé ne peut se faire que par l'intermédiaire d'un médecin.	☐	☐
d) Une commission des relations avec les usagers et de la qualité de la prise en charge veille à ce que les personnes puissent exprimer leur mécontentement.	☐	☐
e) Toute personne est libre de choisir l'établissement de santé qui la prendra en charge.	☐	☐

2 Lisez le Doc. 8. Précisez le point commun entre la personne de confiance et les directives anticipées.

....

3 Soulignez, dans le Doc. 8, les personnes qui peuvent être désignées comme personnes de confiance.

4 Le médecin peut-il prendre des décisions contraires à celles indiquées dans les directives anticipées ou exprimées par la personne de confiance ?

....

Art. 8 « Toute personne majeure et capable, peut rédiger des directives anticipées pour le cas où elle serait un jour hors d'état d'exprimer sa volonté. Ces directives anticipées expriment la volonté de la personne relative à sa fin de vie visant à refuser, à limiter ou à arrêter, les traitements et les actes médicaux. [...] Elles s'imposent au médecin, pour toute décision d'investigation, d'actes, d'intervention ou de traitement, sauf en cas d'urgence vitale pendant le temps nécessaire à une évaluation complète de la situation.

Art. 9 Toute personne majeure peut désigner une personne de confiance, qui peut être un parent, un proche ou le médecin traitant et qui sera consultée au cas où elle-même serait hors d'état d'exprimer sa volonté, et de recevoir l'information nécessaire à cette fin. Elle témoigne de l'expression de la volonté de la personne. Son témoignage prévaut sur tout autre témoignage. Cette désignation est faite par écrit. Elle est révisable et révocable à tout moment, si le malade le souhaite.

Doc. 8 **La nouvelle loi relative à la fin de vie.**

Analyse du Doc. 9

Extraits de la loi du 4 mars 2002 relative aux droits des malades et à la qualité du système de santé

« Art. L. 1111-4. - Le consentement du mineur ou du majeur sous tutelle doit être systématiquement recherché s'il est apte à exprimer sa volonté et à participer à la décision. Dans le cas où le refus d'un traitement par la personne titulaire de l'autorité parentale ou par le tuteur risque d'entraîner des conséquences graves pour la santé du mineur ou du majeur sous tutelle, le médecin délivre les soins indispensables. »

« Art. L. 1111-5. - Le médecin peut se dispenser d'obtenir le consentement du ou des titulaires de l'autorité parentale sur les décisions médicales à prendre lorsque le traitement ou l'intervention s'impose pour sauvegarder la santé d'une personne mineure, dans le cas où cette dernière s'oppose expressément à la consultation du ou des titulaires de l'autorité parentale afin de garder le secret sur son état de santé. Toutefois, le médecin doit dans un premier temps s'efforcer d'obtenir le consentement du mineur à cette consultation. Dans le cas où le mineur maintient son opposition, le médecin peut mettre en œuvre le traitement ou l'intervention. »

Doc. 9 **Les droits des mineurs hospitalisés.**

1. Lisez le Doc. 9. Soulignez en noir le texte juridique de référence pour les droits des mineurs hospitalisés.

2. Y a-t-il un âge minimum à partir duquel le mineur peut donner son accord pour un acte médical ? Justifiez votre réponse.

....

3. Soulignez en rouge les trois situations pour lesquelles le médecin peut prendre en charge le mineur sans l'accord des parents.

4. Complétez le schéma ci-dessous avec les différents établissements de santé et leurs missions.

ÉTABLISSEMENTS DE SANTÉ

→ Trois **types d'établissements de santé** :
- ....
- ....
- ....

→ Possibilité d'exécuter des **missions de service public**, par exemple :
- ....
- ....
- ....
- ....
- ....

→ **Principes** fondamentaux du service public :
- C..
- A..
- É..
- N..

19 La Sécurité sociale : l'assurance maladie

Le risque maladie est couvert par l'assurance maladie. Elle est gérée par la Caisse nationale d'assurance maladie et dispose d'un réseau local de 128 Caisses primaires d'assurance maladie (CPAM). Ce sont les CPAM qui remboursent les frais de santé et versent un revenu de remplacement lors des arrêts de travail.

LA SITUATION

Léon, 35 ans, a été hospitalisé au centre hospitalier des Pins pour une appendicectomie (ablation de l'appendice). Il y a séjourné 5 jours dans une chambre individuelle. Aujourd'hui, il rentre chez lui et reprendra son activité professionnelle d'ici une semaine. Il est inquiet. Il a appris que son opération s'élève à 6 200 €, une journée d'hospitalisation à 1 376,43 €, et il se demande ce qu'il devra payer. Il va téléphoner à la mutuelle à laquelle il a adhéré pour la prise en charge du forfait hospitalier et les frais de chambre individuelle.

Les frais de séjour ⟵ **Les frais d'hospitalisation** ⟶ **Le forfait hospitalier**

Les frais de séjour

Tarif journalier (prix de journée suivant le service) qui inclut toutes les dépenses de votre séjour multipliées par le nombre de jours d'hospitalisation.

Si vous êtes assuré social :
- soit les frais de séjour sont pris en charge à 80 %. Les 20 % restants (ticket modérateur) sont à votre charge ou à celle de votre mutuelle.
- soit les frais de séjour sont pris en charge à 100 % dans les cas suivants : longue maladie, maternité, séjour supérieur à 31 jours, acte médical ou chirurgical de plus de 91 euros.

Si vous n'êtes pas assuré social : vous êtes redevable de la totalité des frais.

La participation forfaitaire de 18 €

Elle remplace le ticket modérateur lorsqu'un acte médical de plus de 91 euros a été réalisé pendant le séjour. Elle est prise en charge par votre mutuelle.

Le forfait hospitalier

Participation financière du patient aux frais d'hébergement (20 €/jour)

L'Assurance maladie ne rembourse pas ce forfait.
Vous devez régler le montant du forfait journalier lors de votre départ si vous n'avez pas une mutuelle qui le prend en charge.

Chambre particulière (61 €/jour)

Vous pouvez, si vous le désirez, demander une chambre particulière. Pensez à vérifier si votre mutuelle couvre les frais.

Doc. 1 Un extrait du livret d'accueil du centre hospitalier des Pins.

1 Lisez **LA SITUATION**. Prenez connaissance de la définition du terme assuré social dans le lexique. Léon est-il un assuré social ? Justifiez votre réponse.

....

....

2 Soulignez dans le Doc. 1 les différents frais d'hospitalisation.

3 Soulignez dans la situation les frais de séjour de Léon. Indiquez le pourcentage de prise en charge par la Sécurité sociale. Justifiez votre réponse.

....

4 La participation forfaitaire de 18 € fera-t-elle partie des frais d'hospitalisation de Léon ?

....

5 Calculez le montant total du forfait hospitalier pour Léon.

....

OBJECTIF : Énoncer les différentes prestations servies dans le cadre de l'assurance maladie.

ACTIVITÉ 1 Les prestations d'assurance maladie

Prestations d'assurance maladie

- Pour compenser partiellement la perte de salaire suite à un arrêt de travail. → **PRESTATIONS EN ESPÈCES = indemnités journalières (en €)**
- Pour rembourser partiellement ou totalement les frais médicaux → **PRESTATIONS EN NATURE**

Doc. 2 Les différents types de prestations d'assurance maladie.

1 Observez le schéma du Doc. 2, puis lisez la définition du risque social dans le lexique. Expliquez pourquoi la maladie est un risque social.

....

....

....

2 Soulignez les deux types de prestations d'assurance maladie et encadrez le synonyme du terme « prestations en espèces ».

3 Observez les illustrations du Doc. 3. Indiquez à côté de chacune d'elles les frais médicaux qu'elle représente.

4 Quels sont les organismes qui remboursent ces frais médicaux ? ....

....

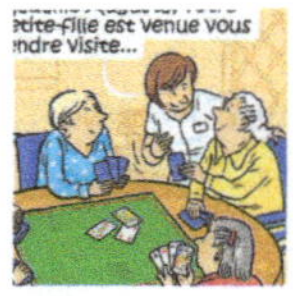

....

....

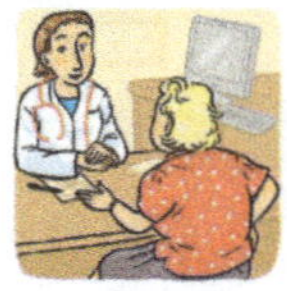

....

....

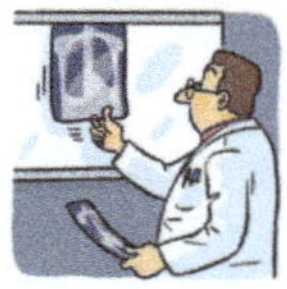

....

....

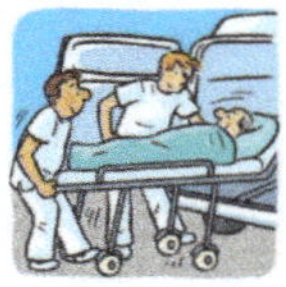

....

....

Doc. 3 Des exemples de frais de santé remboursés totalement ou en partie par les prestations en nature de l'assurance maladie.

5 Observez le Doc. 4. Indiquez la différence entre les médecins du secteur 1 et du secteur 2.

....

6 Lisez la définition du ticket modérateur dans le lexique et précisez son pourcentage lors d'une consultation chez un médecin traitant : ....

....

7 Marie a consulté un généraliste de secteur 1. Encadrez sur le Doc. 4 le montant de la consultation, puis calculez le montant de la prestation en nature. ....

8 Julien a consulté un dermatologue de secteur 2 qui lui a demandé 46 €. Calculez le montant de la prestation en nature. ....

	Médecin consulté	Tarif des consultations	Tarif de convention = base de remboursement	Taux de remboursement
Médecin traitant	Généraliste secteur 1	25 €	25 €	70 %
	Généraliste secteur 2	Honoraires libres	23 €	70 %
Médecin correspondant	Spécialiste secteur 1	30 €	30 €	70 %
	Spécialiste secteur 2	Honoraires libres	23 €	70 %

Doc. 4 Tarifs des consultations du médecin traitant (applicables au 1er janvier 2018).

OBJECTIF (activités 2 et 3) : Indiquer le droit aux prestations.

ACTIVITÉ 2 La participation des usagers aux frais de santé

l'Assurance Maladie	1. La franchise médicale	
	Montant de votre participation	Montant maximum par jour
Médicaments	0,50 € par boîte	Pas de limitation journalière
Actes paramédicaux	0,50 € par acte	2 € maximum par jour
Transports sanitaires	2 € par trajet	4 € maximum par jour
Montant maximum au total : 50 € par an et par assuré.		

l'Assurance Maladie	2. La participation forfaitaire de 1 €	
	Montant de votre participation	Montant maximum par jour
Consultations et actes réalisés par un médecin	1 € par consultation et par acte médical	4 € maximum par jour
Examens radiologiques	1 € par acte d'imagerie	4 € maximum par jour
Analyse de biologie	1 € par recherche biologique	4 € maximum par jour
Montant maximum au total : 50 € par an et par assuré.		

Doc. 5 Deux exemples de participation des usagers aux frais de santé.

1 Observez le Doc. 5. Reliez par une (ou plusieurs) flèche(s) chaque exemple de frais de santé au (x) type(s) de participation des usagers.

- Un transport en ambulance •
- Une prise de sang •
- Une séance de kinésithérapie •
- Une boîte de médicaments antidouleur •
- Une consultation chez un allergologue •
- Un changement d'un pansement par une infirmière libérale •
- Une mammographie •

- • Franchise médicale
- • Participation forfaitaire de 1 €

2 Calculez la participation des usagers pour chacune des situations suivantes.

Situations	Participation de l'usager
Le médecin prescrit 5 boîtes de médicaments.	....
Le radiologue réalise 5 radiographies de la cheville de Pierre le même jour.	....
L'infirmière pratique une injection, change un pansement et fait une toilette.	....
Le biologiste effectue une analyse de sang avec recherche du glucose, des lipides, du cholestérol, du fer, du calcium.	....
Une consultation chez un médecin généraliste suivie le même jour par une consultation chez un cardiologue.	....

Seront exonérés des franchises et de la participation forfaitaire de 1 € les bénéficiaires de la Protection universelle maladie (Puma) et de l'Aide médicale d'État (AME), ainsi que les enfants et les femmes enceintes. En revanche, les personnes prises en charge à 100 % au titre d'une affection de longue durée (ALD) se verront appliquer ces franchises.

Doc. 6 Les personnes qui ne sont pas concernées par ces participations (exonérations).

3 Soulignez dans le Doc. 6 les personnes qui sont exonérées des franchises médicales.

ACTIVITÉ 3 Le rôle des mutuelles

Une mutuelle santé est un organisme à but non lucratif. Elle n'a pas pour but de dégager des bénéfices qu'elle redistribuera à ses membres, mais de les investir pour améliorer la prise en charge de ses membres. Elle a pour rôle de prendre en charge tout ou partie des frais de soins non remboursés par la Sécurité sociale : le ticket modérateur, les dépassements d'honoraires, le forfait hospitalier, les frais de chambre individuelle. Par contre, les mutuelles-santé ne sont pas autorisées à rembourser les franchises de 1 € et les participations financières de 1 ou 18 €. De plus, lors d'un arrêt maladie, elles complètent le montant des indemnités journalières, et cela, dès le premier jour d'arrêt (il n'y a pas de délai de carence) et prolongent la durée du versement des indemnités journalières.

Doc. 7 **Les missions des mutuelles.**

1 Lisez le Doc. 7 et la définition du terme « organisme à but non lucratif » dans le lexique. Soulignez en rouge la phrase qui justifie l'affirmation : « une mutuelle de santé est un organisme à but non lucratif ».

2 Lisez la définition du terme « indemnités journalières », puis soulignez en vert les avantages pour une personne en arrêt maladie lorsqu'elle a adhéré à une mutuelle.

3 Soulignez en bleu les rôles des mutuelles dans le remboursement des frais de santé.

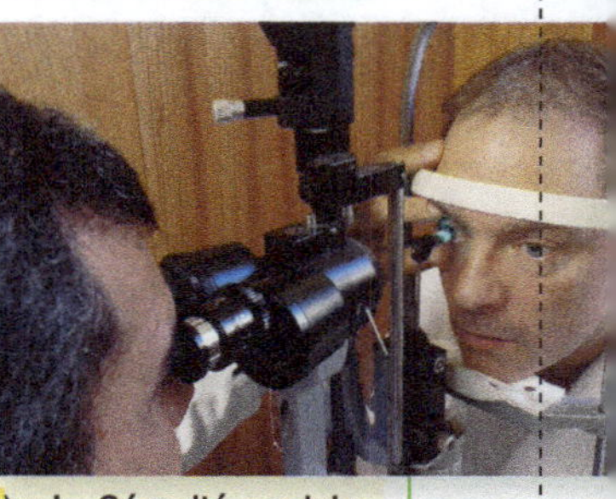

JEAN consulte un ophtalmologue en secteur à honoraires libres (secteur 2) avec un tarif de 50 €.

Remboursement de la Sécurité sociale

Quels que soient les honoraires que vous avez réglés à votre médecin, la Sécurité sociale vous rembourse sur la base de 23 € (tarif de convention) : la Sécurité sociale rembourse 70 % de 23 € soit 16,10 € moins 1 € (participation forfaitaire non remboursable) soit 15,10 €. Le ticket modérateur est de 6,90 €.

Remboursement mutuelle (le contrat de Jean prévoit un remboursement pour les consultations chez les médecins à 100 %).

Un remboursement à 100 % signifie que la mutuelle rembourse à 100 % le ticket modérateur : la mutuelle rembourse 100 % de 6,90 € soit 6,90 €.

Somme restant à la charge de Jean : 28 €

50 € (honoraires du médecin) – **15,10 €** (somme remboursée par la Sécurité sociale) – **6,90 €** (somme remboursée par la mutuelle) = **28 €**

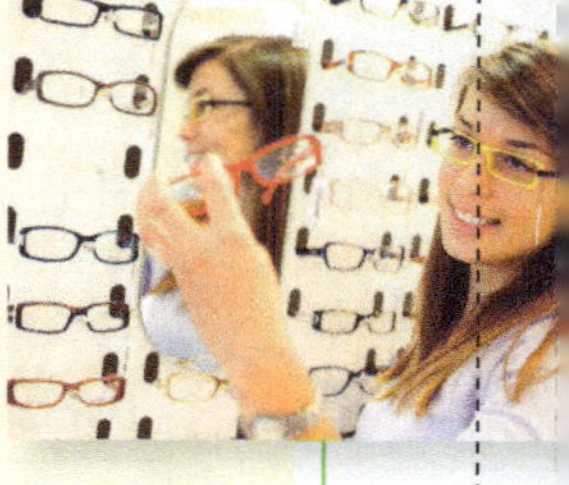

CHLOÉ consulte le même ophtalmologue que Jean, puis elle se rend chez l'opticien pour acheter les lunettes prescrites par le médecin.

Remboursement mutuelle

Le contrat qu'elle a souscrit à la mutuelle prévoit un taux de remboursement de 200 % pour les consultations chez les médecins et 300 % pour les montures et les verres de lunettes.

Doc. 8 **Les frais de santé de Jean et de Chloé.**

4 À l'aide des informations du Doc. 8, présentez de façon synthétique le remboursement des frais de santé de Jean et de Chloé en complétant le tableau ci-dessous.

		Consultation de Jean	Consultation de Chloé	Montures de Chloé	Verres de Chloé
Frais réels		....	....	....	....
Remboursement Sécurité sociale	Tarif conventionnel	....	23 €	2,84 €	10,82 €/verre
	Taux	....	70 %	60 %	60 %
	Remboursement(1)	....	....	....	....
	Ticket modérateur	....	....	....	....
Remboursement mutuelle	Base de calcul	....	....	....	....
	Taux	....	....	....	....
	Remboursement	....	....	....	....
Montant à la charge de l'usager					

(1) Y compris la déduction de la participation forfaitaire de 1 €.

OBJECTIF : Indiquer le droit aux prestations.

ACTIVITÉ 4 La Protection universelle maladie (Puma)

À partir du 1er janvier 2016, toute personne qui travaille ou réside en France de manière stable et régulière (à savoir résider en France depuis au moins 3 mois à l'ouverture des droits, puis au moins 6 mois par an) a droit à la Protection universelle maladie, ainsi que ses enfants à charge ; ils bénéficieront à ce titre des mêmes droits aux prestations en nature que les autres assurés sociaux. Toute personne majeure (conjoint, pacsé, enfant etc.) est assurée à titre individuel dès sa majorité (ou dès 16 ans à sa demande). Ils n'ont plus besoin d'être rattachés à un assuré ouvrant droit.

Elle est gratuite pour les personnes dont le revenu fiscal annuel ne dépasse pas 9 611 € en 2016.

Concernant les personnes étrangères qui résident en France de façon stable depuis plus de 3 mois, mais de façon irrégulière, l'Aide médicale d'État permet de bénéficier gratuitement des consultations et des soins à l'hôpital. L'obtention de l'AME est également soumise à un plafond de ressources.

Doc. 9 L'accès à l'assurance maladie grâce à la Puma et à l'AME.

1 Lisez le Doc. 9. Donnez la signification du sigle Puma en reliant chaque initiale à l'explication qui lui correspond.

P comme P.................... •

ma comme m................. •

u comme u.................... •

• Toute personne résidant de façon habituelle en France peut bénéficier de la Puma.

• La Puma permet d'avoir accès à l'assurance maladie.

• La Puma de base donne droit au remboursement des frais de santé au même taux que les autres assurés sociaux.

2 Soulignez dans le Doc. 9, en rouge les conditions à respecter pour bénéficier de la Puma, et en bleu ceux pour l'AME.

3 Monsieur Chapot fait une demande d'ouverture des droits à la Puma. Il vit seul avec ses deux enfants de 11 et 14 ans. Il a complété le formulaire de demande et a joint plusieurs pièces justificatives. Justifiez l'intérêt de ces pièces pour la prise de décision par la Sécurité sociale en complétant le tableau ci-dessous à l'aide du Doc. 9.

Pièces justificatives (photocopies)	Intérêt pour la prise de décision
Carte nationale d'identité	....
Trois dernières quittances de loyer	....
Livret de famille	....
Avis d'imposition	....

4 Comment ces deux dispositifs (Puma et AME) permettent-ils de lutter contre l'exclusion ?

....

Le point sur vos acquis

Analyse du Doc. 10

Depuis le 1er janvier 2006, la mise en place du parcours de soins coordonnés institué autour du médecin traitant vise à réduire les dépenses médicales, en évitant les consultations et examens inutiles.

Pour bénéficier du meilleur niveau de remboursement, vous devez respecter ce parcours.

Dans le cas contraire, les actes médicaux pourront être majorés et seront moins remboursés.

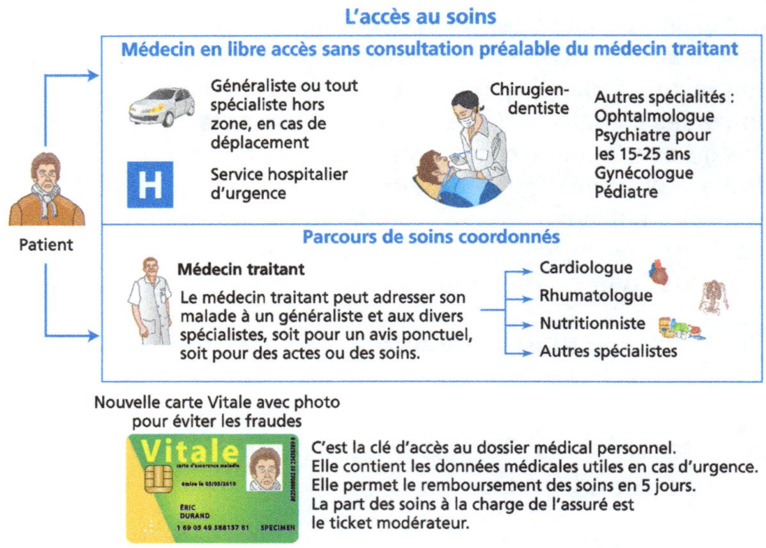

Doc. 10 Le parcours de soins coordonnés.

1 Observez le Doc. 10. Soulignez en rouge l'objectif poursuivi par le dispositif du parcours de soins coordonnés.

2 Soulignez en bleu le rôle du médecin traitant dans cet objectif précis.

3 Soulignez en vert les situations qui n'exigent pas le respect du parcours de soins coordonnés.

4 Quelles sont les mesures qui incitent les usagers à choisir un médecin traitant ?

....

....

5 Cochez la réponse exacte pour chacune des affirmations suivantes.

	Vrai	Faux
a) Le forfait hospitalier est remboursé par la Sécurité sociale.	☐	☐
b) Le forfait hospitalier peut être pris en charge par une mutuelle.	☐	☐
c) Les prestations en nature couvrent en partie la perte du salaire.	☐	☐
d) Les consultations médicales, les frais d'optique, les médicaments sont remboursés totalement ou partiellement par les prestations en nature.	☐	☐
e) Les médecins du secteur 2 sont des médecins qui appliquent le tarif de convention de la Sécurité sociale.	☐	☐
f) La partie des frais de santé non remboursés par la Sécurité sociale est le ticket modérateur.	☐	☐
g) La mutuelle rembourse totalement ou en partie le ticket modérateur.	☐	☐
h) La mutuelle rembourse la franchise médicale et la participation forfaitaire de 1 €.	☐	☐
i) La protection universelle maladie et l'AME permettent la prise en charge des frais médicaux.	☐	☐

20 La fin de vie et la mort

Même si elle peut être établie selon des critères biologiques, la mort n'en reste pas moins un mystère. Elle questionne le sens de la vie, confronte l'être humain à une réalité qui lui échappe, interpelle également la société sur la place qu'elle accorde à l'accompagnement en fin de vie.

LA SITUATION

Patrice, aide-soignant à l'hôpital au moment où un tsunami a frappé l'Indonésie, a rencontré de nombreuses personnes confrontées à la perte d'un proche décédé dans la catastrophe. La tristesse et la douleur étaient présentes chez chacun. Patrice découvre alors des rituels différents selon les appartenances religieuses.

- Dans la religion chrétienne, le corps est lavé, habillé, les mains sont jointes sur la poitrine. Le défunt est mis dans un cercueil qui reste ouvert pour ceux qui désirent lui rendre un dernier hommage. Une messe est célébrée. L'âme se détache du corps et rejoint le royaume de Dieu.
- Dans la religion hindouiste, le chef de famille ou le fils aîné fait la toilette mortuaire. Le corps est lavé avec de l'eau parfumée, habillé de vêtements blancs et recouvert de fleurs. Il est ensuite présenté à la famille et aux amis. On pleure bruyamment et on récite des prières pour indiquer à l'âme son chemin. Puis, on pratique une crémation.
- Dans la religion juive, l'âme pleine de douleur quitte le corps pour un autre monde au son des prières. Un proche ferme les yeux du mort et un drap est posé sur son corps, que l'on ne verra plus par respect. Des membres de la communauté religieuse font la toilette mortuaire et préparent la veillée funéraire. Les sept jours qui suivent l'enterrement, la famille reçoit les condoléances des proches.
- Dans la religion musulmane, on donne un verre d'eau au mourant pour le purifier intérieurement. Le mort est tourné vers la Mecque. Il est lavé selon des règles précises : les hommes sont lavés par des hommes et les femmes par des femmes. Le corps, sacré après cette toilette, peut partir à la rencontre de Dieu. Toute la communauté accompagne le défunt et sa famille, les voisins préparent à manger.
- Pour ceux qui n'appartiennent à aucune religion, les traditions culturelles prennent souvent le relais. Certaines personnes adoptent des façons de faire plus personnelles qui s'accordent à leur idée de la mort et à leur envie de rendre un dernier hommage.

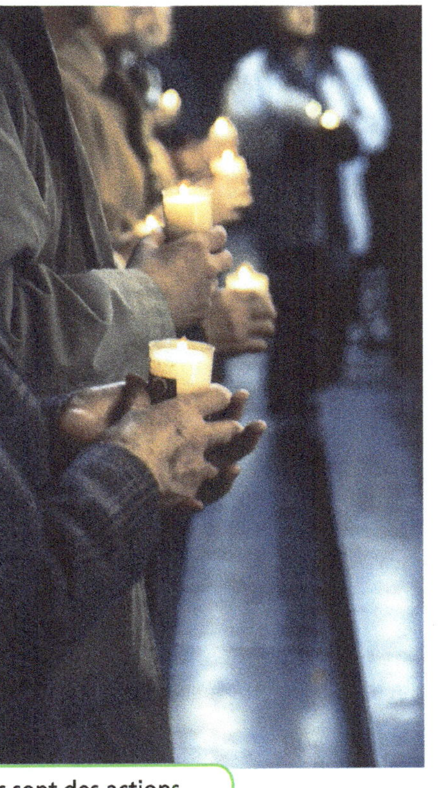

Doc. 1 **Quelques exemples de pratiques religieuses concernant la mort.** Les rites sont des actions chargées de signification, ils renvoient à l'interprétation de la vie que fait toute religion. Au moment du décès, ils donnent des repères et aident les proches à traverser cette épreuve.

ANALYSE DE LA SITUATION

OBJECTIF : Présenter l'approche de la mort dans les différentes cultures.

1. Lisez **LA SITUATION**, soulignez les sentiments ressentis par les personnes rencontrées par Patrice.
2. Lisez le **Doc. 1**. Soulignez le nom des différentes religions évoquées.
3. À quoi servent les rites autour de la mort, qu'ils soient religieux ou non ?

....

....

OBJECTIFS (activités 1 et 2) : donner une définition de la mort biologique, présenter les réactions possibles de l'entourage face à la mort et décrire les étapes du deuil.

ACTIVITÉ 1 Les critères biologiques de la mort

Le critère biologique pour établir le constat de la mort était auparavant l'arrêt cardiaque. Depuis le décret du 2 décembre 1996, le critère retenu est l'arrêt définitif de toute activité cérébrale. Les trois grandes fonctions (cardiaque, respiratoire et cérébrale) interagissent et l'arrêt de l'une provoque naturellement l'arrêt des deux autres. Ce décret permet de fragmenter ce processus afin de prélever des organes en maintenant artificiellement la circulation sanguine. Cette technique augmente le succès des greffes et permet de sauver d'autres vies.

Doc. 2 Les critères biologiques de la mort.

1 Lisez le Doc. 2. Donnez une définition de la mort biologique.

....

....

2 Soulignez, dans le Doc. 2, la finalité du décret du 2 décembre 1996.

ACTIVITÉ 2 Les réactions de l'entourage face à la mort

Six étapes du deuil, correspondant à des réactions psychologiques successives face à la mort, ont été identifiées par E. Kübler Ross, psychiatre: le choc qui survient lors de l'annonce de la disparition ; le déni qui est le refus de croire l'information; le sentiment de révolte ou de colère tourné vers soi ou les autres ; la tristesse marquée par un sentiment intense de solitude, qui peut parfois se transformer en dépression ; l'acceptation qui permet à la personne de reprendre confiance dans son avenir et enfin la reconstruction qui permet à la personne en deuil d'adhérer à de nouveaux projets.

Les plus âgés acceptent plus facilement la mort ; chez les plus jeunes, la révolte est souvent très forte.

Doc. 3 Les réactions psychologiques de l'entourage.

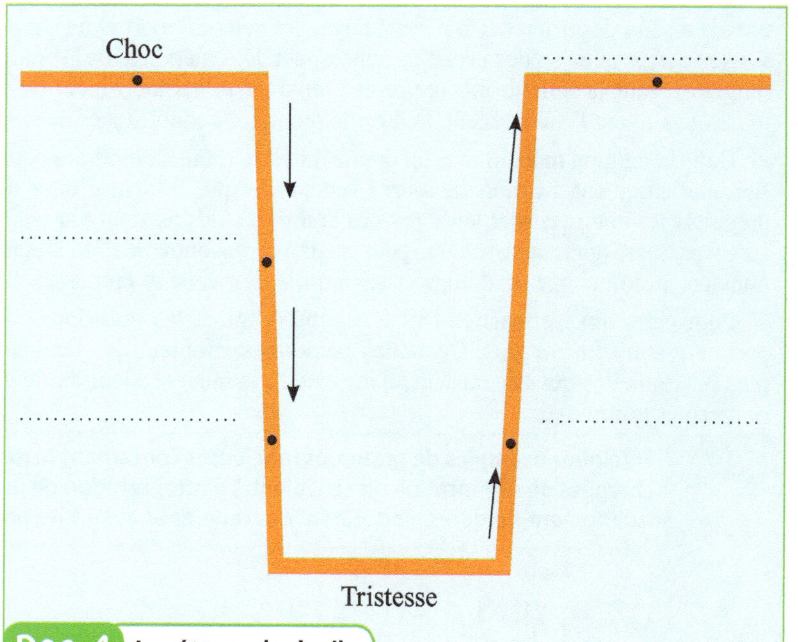

Doc. 4 Les étapes du deuil.

1 À l'aide du lexique, indiquez la signification du terme deuil.

....

....

2 Lisez le Doc. 3. Soulignez les différentes étapes du deuil et complétez le Doc 4.

3 Encadrez, dans le Doc. 3, les réactions différentes selon qu'on est jeune ou plus âgé.

OBJECTIF : Définir la mort subite du nourrisson, indiquer les facteurs favorisants et les moyens de prévention.

ACTIVITÉ 3 La mort subite du nourrisson

La mort subite du nourrisson est le décès brutal et inattendu d'un enfant agé de un mois à un an, apparemment en bonne santé, pendant son sommeil. Cette mort reste difficilement explicable ; elle proviendrait de facteurs conjugués, certains d'origine interne (mauvaise régulation des battements cardiaques entraînant un arrêt cardiaque, suffocation liée à un reflux gastro-œsophagien, hyperthermie d'origine infectieuse), d'autres liés à l'environnement direct de l'enfant, en premier lieu une mauvaise position de couchage, mais aussi un étouffement par couverture, le tabagisme passif…

Doc. 5 La mort subite du nourrisson.

- *Habiller l'enfant avec une gigoteuse si besoin.*
- *Veiller à ce que la température de la pièce n'excède pas 18 à 20 °C.*
- *Éviter la fumée de cigarette et tout facteur de stress comme le bruit.*
- *Coucher l'enfant sur le dos.*
- *Choisir un lit adapté à l'âge avec un matelas ferme.*
- *Proscrire oreiller, couverture et couette.*

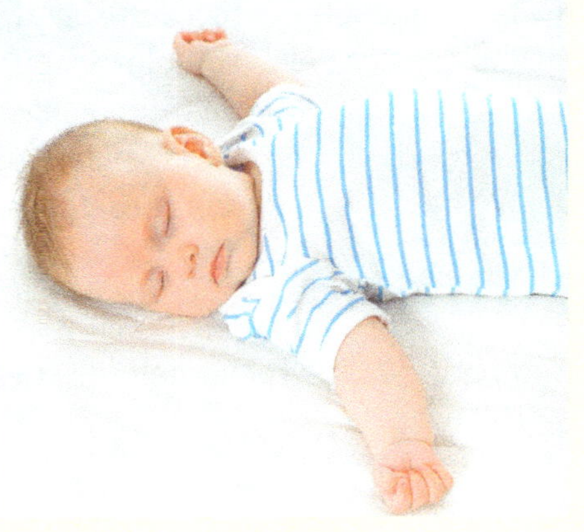

Source : www.ffsa.fr, rubrique Assureurs Prévention Santé.

Doc. 6 Quelques mesures de prévention pour éviter la mort subite du nourrisson.

La vie de Marina et Joël, parents d'un petit Alexis de 4 mois, bascule un matin d'avril : Marina retrouve son fils mort, face contre le matelas. Alexis était vif, en bonne santé, il n'a ni crié, ni pleuré pendant la nuit… Un an après ce drame, le couple se souvient parfaitement du choc de la découverte, de l'état de sidération des jours suivants. La souffrance prenait chaque jour de nouveaux visages : abattement, colère, sentiment d'injustice et d'envie devant les autres bébés, impression d'avoir manqué quelque chose, d'être indignes.

Doc. 7 Le décès d'Alexis.

1 Lisez le Doc. 5 et donnez la définition de la mort subite du nourrisson.

....

....

....

2 Soulignez, dans le Doc. 5, en bleu les facteurs médicaux, et en rouge les facteurs environnementaux.

3 À partir du Doc. 6, indiquez la recommandation la plus importante pour prévenir la mort subite du nourrisson.

....

....

4 Lisez le Doc. 7, soulignez dans le texte les différents sentiments que les parents d'Alexis ont éprouvés après son décès.

OBJECTIFS : Énoncer et justifier les droits des personnes en fin de vie, définir acharnement thérapeutique, euthanasie et suicide assisté en les situant par rapport à la législation.

ACTIVITÉ 4 La législation et la fin de vie

La loi promulguée le 2 février 2016 et publiée au journal officiel le 3 février 2016 crée de nouveaux droits pour les personnes malades en fin de vie. La loi condamne l'acharnement thérapeutique et reste opposée à l'euthanasie.

Cependant elle évolue et traite de l'obstination déraisonnable dans la dispense d'actes de soins pour évoquer l'acharnement thérapeutique. La loi précise que l'obstination déraisonnable concerne les actes disproportionnés lorsqu'ils n'ont d'autre effet que le maintien artificiel en vie et apparaissent inutiles ou disproportionnés (la nutrition et l'hydratation artificielles constituent un traitement). La loi du 2 février 2016 permet et encadre strictement « la sédation profonde et continue provoquant une altération de la conscience maintenue jusqu'au décès ».

En France, aucune loi ne traite de l'euthanasie (mort sans souffrance). Les termes juridiques utilisés sont « la mort volontairement donnée au malade incurable ». La mort donnée à un patient (euthanasie active), quelque soit sa volonté ou son état de santé, est considérée comme un homicide par le Code pénal. Quand au suicide assisté, il est le fait de donner la mort volontairement à un malade à sa demande , il est aussi condamné par la loi.

La loi du 22 avril 2005 avait introduit la notion de directives anticipées dans lesquelles la personne majeure exprime à l'avance ses volontés au cas où un jour elle en soit dans l'incapacité. La loi de 2016 indique que les directives anticipées s'imposent au médecin (sauf dans certains cas précis). La nouvelle loi précise : « Le patient a le droit de refuser un traitement, et le médecin a obligation de respecter la volonté de la personne après l'avoir informée des conséquences de son choix […] ».

Doc. 8 Les droits de la personne en fin de vie.

1 Lisez le Doc. 8. Avec quels termes parle-t-on de l'acharnement thérapeutique dans les textes législatifs ?

....

....

....

2 Soulignez en noir, dans le Doc. 8, les caractéristiques d'une telle intervention.

3 Soulignez en rouge la signification d'euthanasie.

4 Qu'appelle-t-on suicide assisté dans le droit français ?

....

....

....

5 Que permet la nouvelle loi avec un encadrement stricte ?

....

....

6 Le patient peut-il refuser un traitement ? Quelle doit être l'attitude du médecin dans ce cas ?

....

....

OBJECTIFS : Définir la notion de soins palliatifs. Énoncer les objectifs des services ou unités de soins palliatifs et leur rôle auprès de la personne en fin de vie et de son entourage dans le respect des personnes.

ACTIVITÉ 5 L'accompagnement des personnes en fin de vie

La loi de février 2016 précise que « tout personne a droit à une fin de vie digne et apaisée. Les professionnels de santé mettent en œuvre tous les moyens à leurs dispositions pour que ce droit soit respecté ».
Les soins palliatifs se définissent comme « des soins actifs et continus pratiqués par une équipe pluridisciplinaire en institution ou à domicile ». Ils ont pour objectif de soulager la douleur, d'apaiser la souffrance psychique, de sauvegarder la dignité de la personne malade et de soutenir son entourage. Entourés par des équipes formées, les proches bénéficient d'un soutien psychologique qui les aide à vivre ces moments difficiles, et à trouver leur place auprès de la personne mourante. Les proches ont un rôle essentiel à jouer à travers l'écoute, le toucher, le partage de moments authentiques.
Les services de soins palliatifs axent leurs pratiques sur l'écoute, la disponibilité, la réponse aux besoins de la personne et la facilitation de la communication entre le mourant et ses proches.
Un nouveau plan national « soins palliatifs 2015-2018 » répond à deux priorités face aux inégalités d'accès aux soins : améliorer la prise en charge et développer les soins à domicile.

Doc. 9 **Les services de soins palliatifs.**

1 Lisez le Doc. 9. Soulignez la définition de soins palliatifs.

2 Indiquez le rôle des services de soins auprès des proches.

....

....

....

3 Complétez le tableau suivant en indiquant, par des exemples, comment les équipes de soins palliatifs répondent aux besoins de la personne en fin de vie.

Besoins de la personne en fin de vie	Objectifs des unités de soins palliatifs
Les besoins physiologiques	■ .... ■ ....
Les besoins de sécurité	■ ....
Les besoins sociaux	■ .... ■ ....
Les besoins de reconnaissance	■ .... ■ ....
Les besoins d'accomplissement	– *Aider le malade à exprimer ses doutes et ses espoirs, à vivre ses croyances.* – *Aider la personne à réfléchir au sens de sa vie.*

Le point sur vos acquis

Analyse du Doc. 10

1 Lisez le Doc. 10, soulignez la partie du texte évoquant de nos jours l'approche de la mort.

2 Justifiez la dernière phrase du texte.

....

....

....

....

....

....

> Autrefois, mieux intégrée à la vie, la mort était une affaire collective, très ritualisée (veillée du mourant, puis du cadavre…) ; la foi la représentait comme un passage, non comme une fin.
>
> Aujourd'hui, elle est vécue par le cercle restreint des proches, parfois dans la solitude. Les rituels disparaissent et laissent l'entourage démuni. Dans une société qui prône la jeunesse et les progrès techniques, la mort apparaît comme un échec. Tenue à distance, elle devient un sujet tabou et suscite la peur.

Doc. 10 Les représentations sociales et culturelles de la mort.

Analyse du Doc. 11

1 Observez le Doc. 11. Soulignez les différents aspects de la mort traités dans ce chapitre.

2 Complétez la rubrique « aspect biologique » en donnant la définition de la mort biologique.

3 Justifiez les droits des personnes en fin de vie à l'aide de vos connaissances et du Doc. 11.

....

....

....

....

....

....

....

....

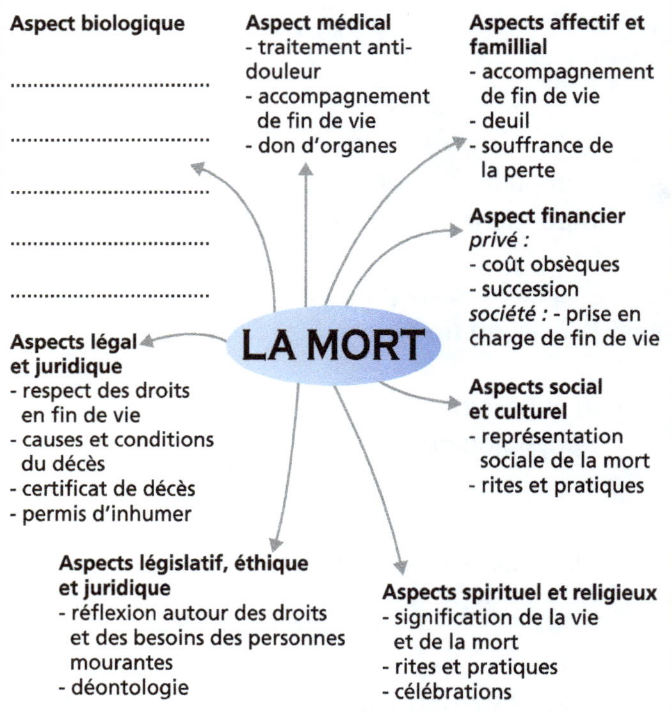

Doc. 11 Les multiples aspects de la mort.

4 Cochez la réponse exacte concernant la fin de vie :

La loi autorise :

	Vrai	Faux
a) l'acharnement thérapeutique	☐	☐
b) les soins palliatifs	☐	☐
c) le suicide assisté	☐	☐
d) l'euthanasie	☐	☐

21 Les différents types de projets

Un projet est un processus au cours duquel s'enchaînent plusieurs étapes ayant un même objectif : répondre aux besoins et aux attentes d'un usager.
On parle de projet individuel lorsqu'il prend la forme d'un accompagnement personnalisé scolaire, social, médical ou thérapeutique d'une personne.

LA SITUATION

Suzy est née malvoyante suite à une maladie génétique ; elle a décidé d'intégrer le Foyer d'hébergement pour adultes handicapés de Seaulieu. Lors de son admission, la directrice lui demande de présenter son histoire, ses besoins et ses attentes, afin de le lui proposer un projet de vie individualisé adapté à sa situation.

« Jusqu'à 7 ans, le Service d'Éducation Spéciale et de Soins à Domicile est intervenu au domicile de mes parents pour une rééducation visuelle dans le cadre d'un projet personnalisé élaboré par la Maison Départementale pour Personnes Handicapées (MDPH).
Ce dernier englobait un projet personnalisé de scolarité qui m'a permis d'être accompagnée par une auxiliaire de vie sociale, trois matinées par semaine, pour aller à l'école maternelle de mon quartier. Mes troubles visuels se sont aggravés et mon intégration en école primaire n'était pas possible, mon projet personnalisé a évolué : j'ai été demi-pensionnaire dans un institut de jeunes aveugles, ce qui m'a permis d'apprendre le braille et à utiliser la canne blanche pour me déplacer tout en suivant un enseignement et une formation de personnel d'accueil.
Aujourd'hui, j'ai 30 ans, et j'occupe un emploi d'agent d'accueil au rectorat de Seaulieu et je souhaiterais devenir plus indépendante vis-à-vis de mes parents, mon projet personnalisé a de nouveau évolué. »

ANALYSE DE LA SITUATION

OBJECTIF (Situation et Activité 1) : Définir les différents projets.

1 Lisez **LA SITUATION** et soulignez en rouge les différents types de projets qui ont été construits pour Suzy.

2 Complétez le tableau en indiquant, pour chacun des projets repérés, le lieu où il a été construit.

Type de projet	Lieu où le projet a été construit
....	....
....	....
....	....

3 Soulignez en vert, dans **LA SITUATION**, les actions mises en place par les différents projets.

4 Le projet personnalisé de Suzy construit par la MDPH a évolué à plusieurs reprises. Précisez les raisons de son évolution à l'âge de :

- 7 ans : ....
- 30 ans : ....

ACTIVITÉ 1 Les projets d'un EHPAD

1 Lisez le Doc. 1. Soulignez en rouge l'objectif du projet d'établissement et en bleu le texte juridique qui l'encadre.

2 Citez deux établissements ou services qui sont concernés par le projet d'établissement.

....

....

Le projet d'établissement a pour but de définir des objectifs précis et des choix stratégiques de prise en charge des personnes accueillies dans un établissement ou service social ou médico-social, en tenant compte de leurs spécificités et de la politique médico-sociale. La loi du 2 janvier 2002 rénovant l'action sociale et médico-sociale en rappelle les grands principes.

Doc. 1 La définition du projet d'établissement.

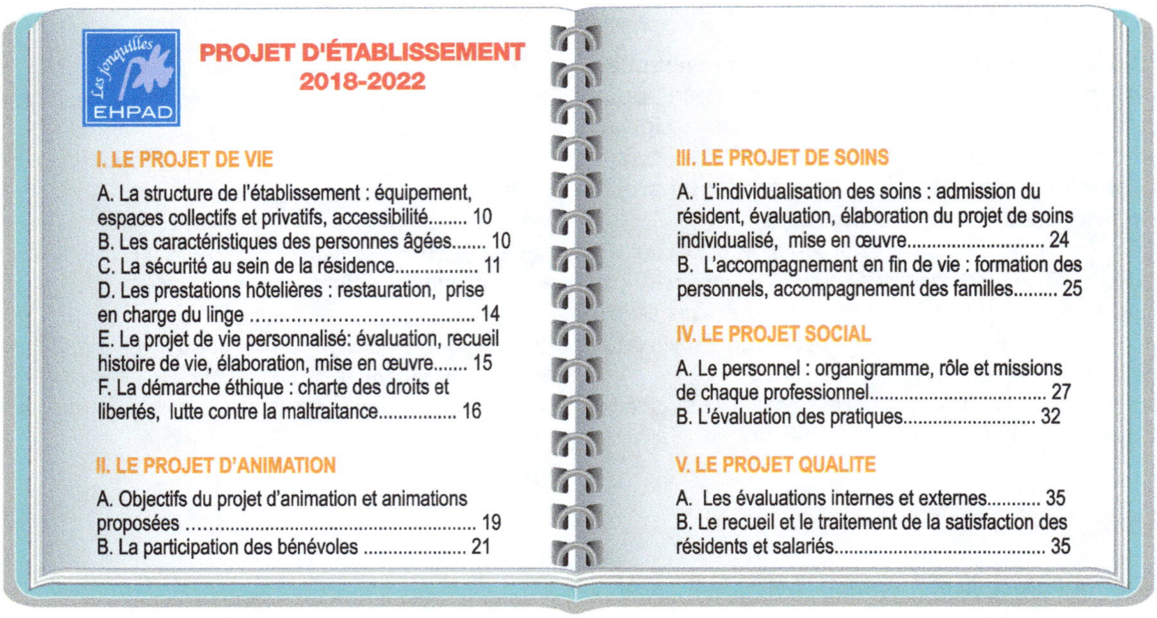
Les Jonquilles EHPAD

PROJET D'ÉTABLISSEMENT 2018-2022

I. LE PROJET DE VIE

A. La structure de l'établissement : équipement, espaces collectifs et privatifs, accessibilité........ 10
B. Les caractéristiques des personnes âgées....... 10
C. La sécurité au sein de la résidence................ 11
D. Les prestations hôtelières : restauration, prise en charge du linge 14
E. Le projet de vie personnalisé: évaluation, recueil histoire de vie, élaboration, mise en œuvre....... 15
F. La démarche éthique : charte des droits et libertés, lutte contre la maltraitance................ 16

II. LE PROJET D'ANIMATION

A. Objectifs du projet d'animation et animations proposées 19
B. La participation des bénévoles 21

III. LE PROJET DE SOINS

A. L'individualisation des soins : admission du résident, évaluation, élaboration du projet de soins individualisé, mise en œuvre............................ 24
B. L'accompagnement en fin de vie : formation des personnels, accompagnement des familles......... 25

IV. LE PROJET SOCIAL

A. Le personnel : organigramme, rôle et missions de chaque professionnel.................................. 27
B. L'évaluation des pratiques.......................... 32

V. LE PROJET QUALITE

A. Les évaluations internes et externes........... 35
B. Le recueil et le traitement de la satisfaction des résidents et salariés... 35

Doc. 2 Un extrait du sommaire du projet d'établissement de l'EHPAD « Les Jonquilles ».

3 Lisez le Doc. 2. Soulignez en rouge les projets collectifs (concernant toutes les personnes accueillies) et en bleu les projets individuels (personnalisés à chaque personne accueillie).

4 Complétez le schéma des différents types de projets de l'établissement à l'aide des informations soulignées dans la question 3.

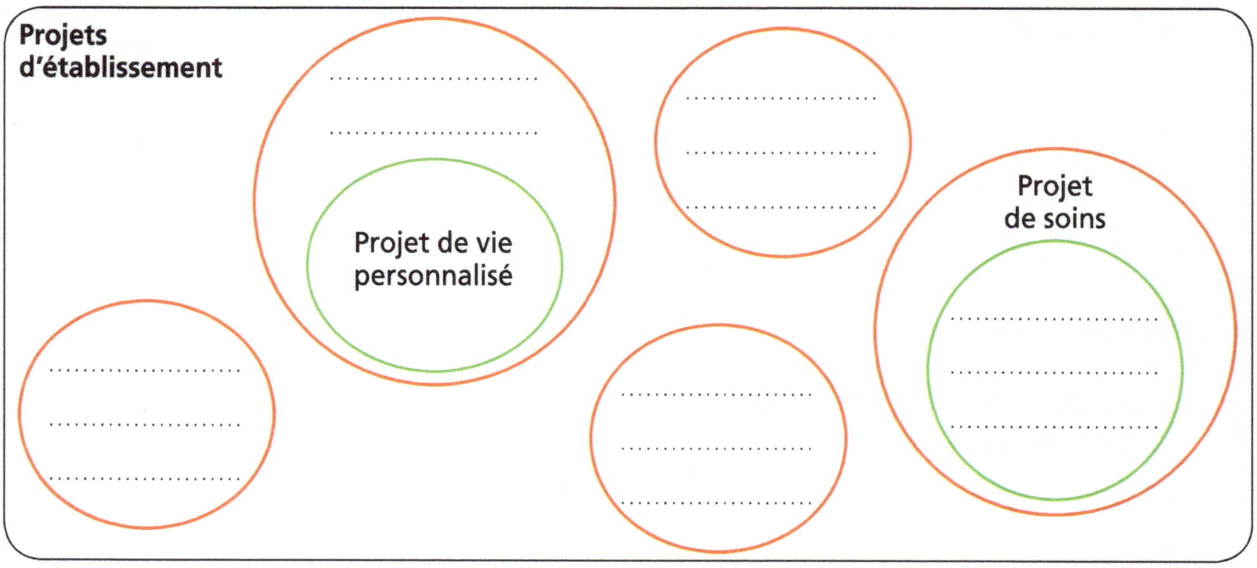

OBJECTIF : Préciser le contexte professionnel et réglementaire des différents projets.

ACTIVITÉ 2 Des exemples de projets

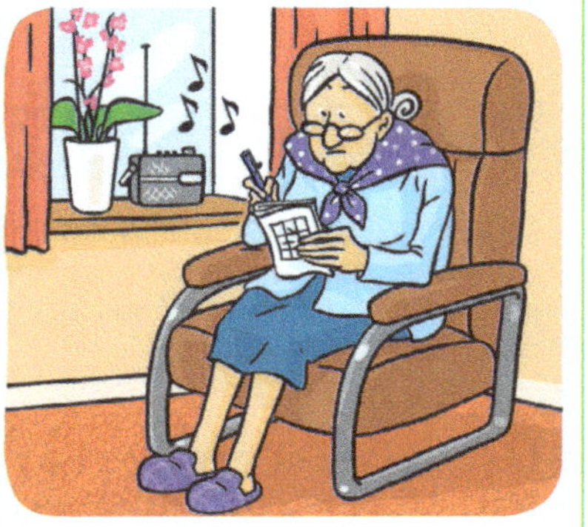

L'arrêté du 26 avril 1999 modifié par l'arrêté eu 13 août 2004 mentionne qu'un projet de vie personnalisée doit être élaboré pour chaque personne âgée bénéficiaire de l'APA et/ou hébergées en établissement afin de déterminer les activités visant à maintenir ses capacités de la personne. La qualité de la prise en charge repose sur le respect de la personne, de ses choix et de ses attentes pour l'aider à conserver un degré maximal d'autonomie sociale, physique et psychique.

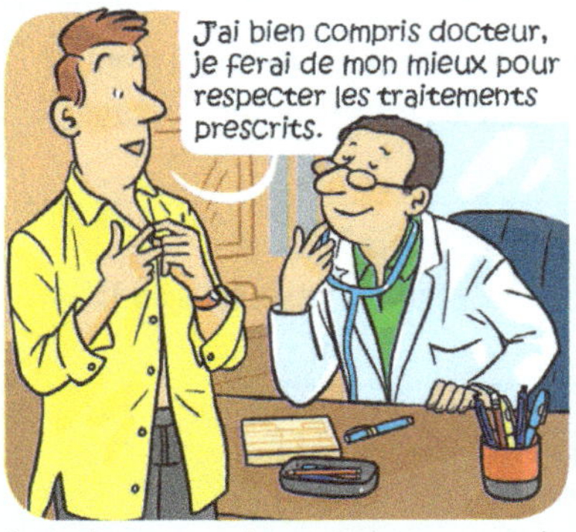
J'ai bien compris docteur, je ferai de mon mieux pour respecter les traitements prescrits.

La loi relative aux patients, à la santé et aux territoires (Loi HPST) a introduit l'éducation thérapeutique du patient souffrant d'une maladie chronique dans le droit français. « Elle a pour objectif de rendre le patient plus autonome en facilitant son adhésion aux traitements prescrits ». Le projet d'éducation thérapeutique est construit par les professionnels de santé lors de son hospitalisation.

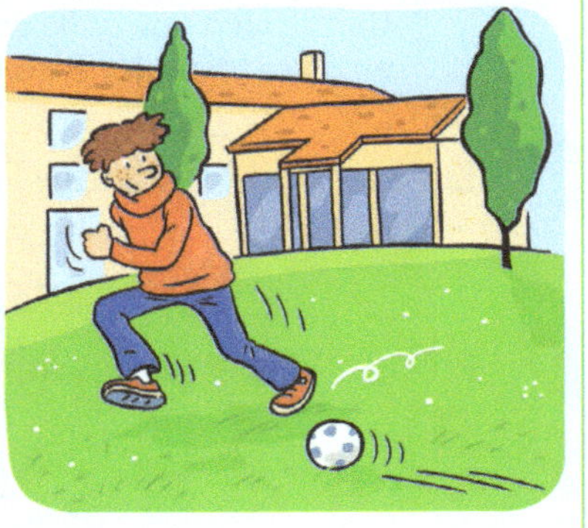

Les interventions mises en place pour la protection de l'enfance (enfants maltraités, en danger, délinquants) sont précisées dans un projet individualisé pour l'enfant qui mentionne les actions menées auprès de l'enfant, les objectifs visés et les délais de leur mise en œuvre et ceci après l'évaluation de la situation personnelle et familiale et de ses besoins (Loi du 5 mars 2007).

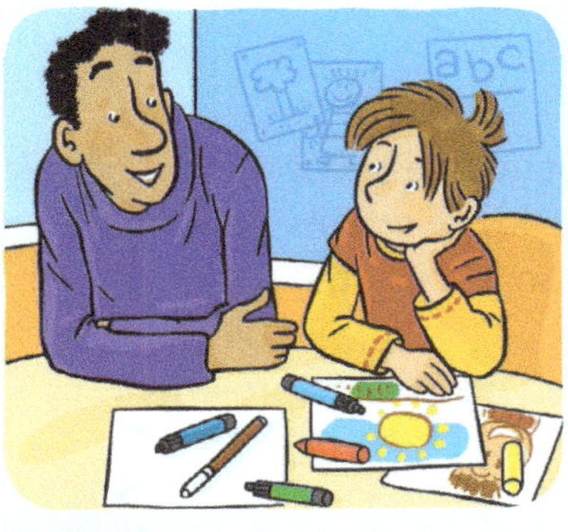

Les établissements accueillant des enfants ou adolescents présentant des déficiences intellectuelles élabore un projet personnalisé d'accompagnement ; la famille doit y être associée. La notion de projet d'accompagnement est présente dans de nombreux textes réglementaires dont le plus récent est le décret du 11 mars 2005. Les différentes actions prévues par l'établissement pour restaurer les liens sociaux, scolaires sont rassemblées dans ce projet.

Doc. 3 **Les caractéristiques de différents projets.**

1 Lisez le Doc. 3. Soulignez pour chacun des projets :

- le type de projet
- le contexte professionnel
- le type d'usagers concernés
- le texte juridique de référence
- le contenu du projet

2 Cochez la case correspondant à votre réponse pour chacune des affirmations.

Affirmations	VRAI	FAUX
1. Chacun de ces projets respecte un texte juridique précis.		
2. Ces projets sont des projets collectifs.		
3. Ces projets sont des projets individuels.		
4. Deux personnes peuvent avoir le même projet de vie.		

Le point sur vos acquis

Analyse du Doc. 4

Les informations à recueillir	Les exemples de questions posées par le professionnel
Les attentes, les souhaits, les désirs, les envies : conditions dans lesquelles la personne espère vivre dans le futur : conditions matérielles et type d'aides pour la vie quotidienne et relationnelle.	• Qu'attendez-vous des professionnels de l'EHPAD ?
Les capacités et les difficultés : actions que la personne peut faire de façon autonome ou avec l'aide de quelqu'un.	• Qu'est-ce que vous vous sentez capable de faire seule ? • Quelles sont les tâches pour lesquelles vous éprouvez des difficultés ?
Les habitudes : façon de vivre et de réaliser les tâches quotidiennes.	• Quelles sont vos habitudes de vie ? • Comment aviez-vous l'habitude de faire telle ou telle tâche ?

Doc. 4 Un extrait d'une grille de recueil d'informations utilisée par le professionnel qui met en place un projet personnalisé d'actions lors de la prise en charge en EHPAD.

1 Lisez le Doc. 4. Indiquez le type de projet mis en place. ....

....

2 Précisez les personnes qui bénéficient de ce type de projet.

....

3 Soulignez en noir les différents domaines pour lesquels une aide peut être proposée, en bleu les différentes informations à recueillir par le professionnel, en rouge les questions qui concernent la situation actuelle de la personne aidée, et en vert celles qui concernent son futur.

4 Pourquoi est-il important de poser toutes ces questions pour la mise en place de ce projet ?

....

....

5 Complétez le schéma ci-dessous en indiquant trois exemples dans les deux cadres.

Il existe différents types de projets. Par exemple :
- ....
- ....
- ....

Un projet individuel

Ils sont adaptés à chaque bénéficiaire. Par exemple :
- ....
- ....
- ....

Leur mise en place est imposée par des lois spécifiques.

22 La construction du projet

La construction d'un projet permet la mise en place d'actions concrètes adaptées aux besoins et aux attentes de l'usager. De nombreux acteurs vont intervenir, avec chacun des rôles bien précis.

LA SITUATION

Olivier, autiste, va être pris en charge à la rentrée scolaire par l'Institut Médico-Éducatif (IME) de Callet ; il sera interne. L'IME a contacté par courrier les parents d'Olivier pour les démarches à effectuer pour son accueil. Le courrier précise les conditions de sa prise en charge (participation à des activités en groupe, à des ateliers pédagogiques, prise de repas en commun et hébergement en chambre double à l'internat). Il leur présente le projet personnalisé d'accompagnement qui sera mis en place.

L'équipe pluridisciplinaire de l'IME a pour missions la mise en place d'actions thérapeutiques, éducatives, et pédagogiques. La réalisation de l'ensemble de ces dernières est adaptée à la situation et à l'évolution de l'enfant ou de l'adolescent ; les modalités de sa mise en place sont les suivantes :
- Dans une première phase, avant l'admission, un bilan médical et évaluatif sur les plans éducatif, psychologique et psychomoteur est effectué.
- À partir de ces observations et en association avec les parents et l'enfant, un projet personnalisé d'accompagnement est élaboré contenant les objectifs et un ensemble d'actions.
- Une évaluation de la situation de l'enfant est effectuée en cours d'année scolaire. Elle peut conduire à des modifications des actions engagées autour de l'enfant ; ces dernières, discutées avec les parents et l'enfant, seront consignées dans le projet personnalisé d'accompagnement.

L'IME.

Doc. 1 Un extrait du courrier adressé aux parents par l'IME.

ANALYSE DE LA SITUATION

OBJECTIF : Préciser la place de la personne et de son entourage dans la construction du projet.

1. Lisez **LA SITUATION**. Soulignez en rouge le type de projet mis en place et en bleu les caractéristiques du bénéficiaire.

2. Relevez dans la situation trois activités durant lesquelles Olivier a besoin d'être accompagné.

....

3. Lisez le **Doc. 1**. Soulignez en bleu les informations présentes dans le projet personnalisé d'accompagnement.

4. Soulignez en rouge, dans le **Doc. 1**, les étapes au cours desquelles les parents et l'enfant participent à la construction d'un projet personnalisé d'accompagnement.

5. Citez deux autres professionnels qui participent également à la construction de ce projet.

....

6. Expliquez pourquoi il est important que la famille et l'enfant participent à la construction du projet personnalisé d'accompagnement.

....

....

OBJECTIF : Caractériser les différentes étapes d'élaboration d'un projet.

ACTIVITÉ 1 L'élaboration d'un projet de vie personnalisé

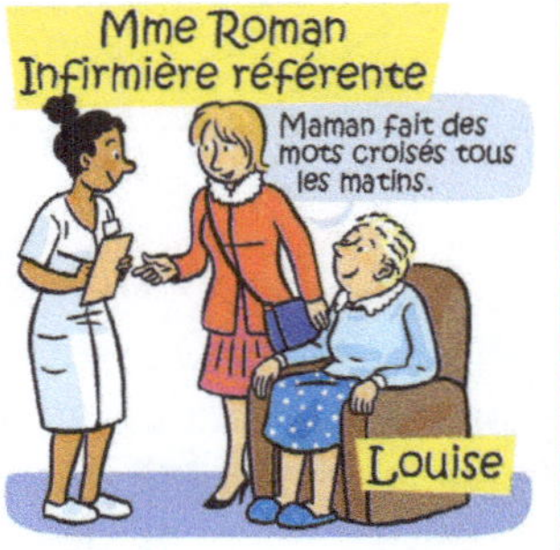

Louise est atteinte de la maladie d'Alzheimer. Elle est prise en charge dans l'EHPAD « Bon séjour ». Lors de son accueil, pendant les premiers jours, un recueil de ses habitudes de vie est réalisé par la cadre infirmière référente, Mme Roman, auprès de Louise et de sa fille. Elle recueille des informations telles que ses loisirs, l'organisation de sa journée, ses goûts alimentaires et vestimentaires, ses habitudes d'hygiène corporelle, les soins esthétiques désirés, ses dernières volontés, les animations souhaitées, ses activités avant d'entrer dans l'établissement… Puis, pendant les trois premiers mois, le personnel va observer Louise (autonomie dans les actes de la vie quotidienne, vie sociale…).

L'infirmière référente, Mme Roman, regroupe les différentes informations détenues sur la future résidente : elle est capable de réaliser la plupart des actes de la vie quotidienne (se laver, s'alimenter, se déplacer), mais elle a besoin d'aide pour s'organiser dans le temps.

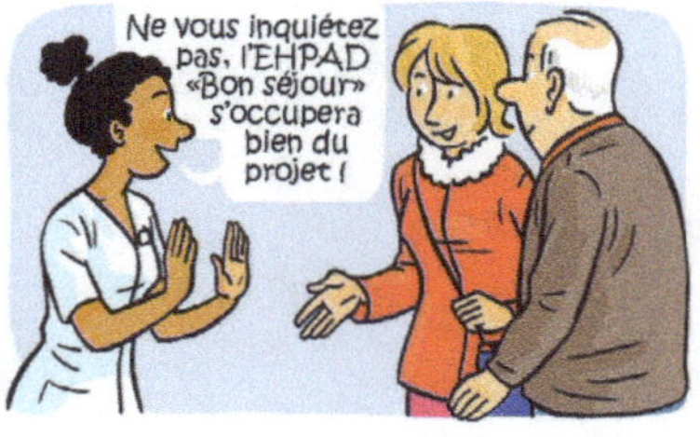

Mme Roman informe Louise et sa famille qu'un projet de vie personnalisé va être réalisé pour l'aider à conserver un degré maximal d'autonomie sociale, physique et psychique. Elle rassure également la famille en présentant l'organisation de l'EHPAD « Bon séjour », sachant qu'il pourra offrir toutes les réponses nécessaires à la réalisation de ce projet.

Un chef de projet a été nommé. Il est chargé d'impulser, suivre, et coordonner la mise en place de ce projet personnalisé. C'est l'infirmière coordonnatrice, Mme Tarat, qui assure cette fonction. Une réunion est animée par la chef de projet, Mme Tarat, et rassemble une équipe pluridisciplinaire, appelée équipe de projet composée du médecin coordonnateur, de l'infirmière coordonnatrice, d'une infirmière, de plusieurs aides-soignantes dont le référent du résident, Mme Roman, de l'animatrice et de la psychologue. Le projet de vie personnalisé comprend les objectifs concrets et identifie le personnel responsable de la mise en œuvre de ces objectifs.

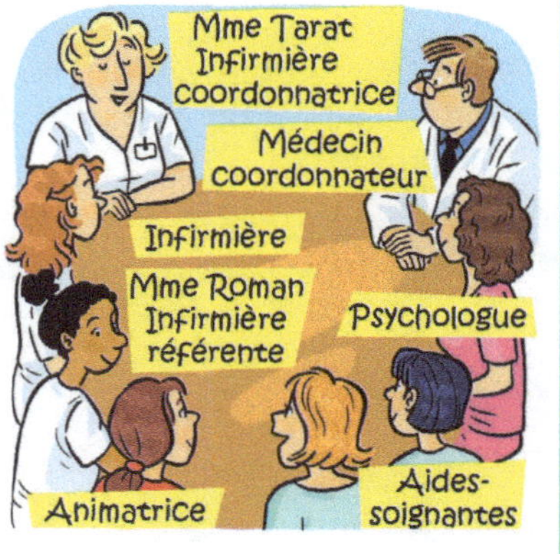

Extrait d'une grille d'évaluation des objectifs individualisés de la résidente.

OBJECTIFS	ACTIONS	AVEC QUI ?	BILAN
Valoriser l'image personnelle	Louise est abonnée au journal ; l'accompagner à l'accueil pour le chercher	Aides-soignantes	Objectif atteint : elle va le chercher
Favoriser les repères	Veiller à ce que Louise ait sa montre	Aides-soignantes	En cours d'acquisition : à ce jour le fait seule si on le lui rappelle

La future résidente, Louise, et sa fille, ont accepté le projet. Les actions permettant d'atteindre les objectifs dégagés dans le projet de vie personnalisé sont mises en place et accompagnées par le personnel paramédical de l'EHPAD.

Une fois par an, au minimum, le projet personnalisé est revu et les objectifs évalués lors de réunions pluridisciplinaires, en présence des mêmes participants que lors de la réunion de rédaction du projet initial.

Doc. 2 **La description d'un projet de vie personnalisé d'une personne âgée accueillie dans un EHPAD.**

Observez le **Rabat n° 2** « Le déroulement d'un projet ». Lisez le Doc. 2, puis repérez les différentes étapes du projet et encadrez-les en respectant la légende suivante.

- Analyse de la situation
- Choix des objectifs
- Étude de la faisabilité
- Conception des actions
- Réalisation de l'action
- Évaluation du projet

OBJECTIF (activités 2 et 3) : Présenter les différents acteurs impliqués dans la construction du projet.

ACTIVITÉ 2 Les acteurs d'un projet et le respect des droits des usagers

1 Soulignez en rouge, dans le Doc. 2, les différents acteurs qui interviennent dans le projet.

2 Nommez :

- les professionnels qui composent l'équipe de projet et leur fonction : ....

....

....

- La personne référente du projet : ....

3 Quel est l'interlocuteur privilégié du résident et de sa famille ?

....

....

4 Associez chacun de ces acteurs aux rôles qu'ils assurent dans la construction et la mise en œuvre du projet de Louise.

Acteurs	Rôles
La cadre infirmière référente Mme Roman •	• Observation du degré de dépendance de Louise.
	• Adaptation de l'objectif du projet aux besoins de Louise.
La chef de projet Mme Tarat •	• Vérification de la faisabilité du projet par l'EHPAD « Bon séjour ».
	• Rédaction du projet de vie personnalisé.
L'équipe de projet •	• Réalisation des actions prévues dans le projet.
	• Suivi et coordination de la mise en place du projet de vie personnalisé.
Le personnel de l'EHPAD •	• Évaluation du projet de vie personnalisé.
	• Propositions de nouvelles actions si nécessaire.

Doc. 3 Les acteurs du projet de vie personnalisé de Louise.

5 Précisez les rôles de la bénéficiaire Louise et de sa famille.

....

....

....

La loi du 2 janvier 2002 rénovant l'action sociale et médico-sociale précise que les droits et libertés de l'usager doivent être respectés par tous les acteurs lors de la construction du projet par un établissement ou un service social ou médico-social tels que : le libre choix entre les prestations : domicile/établissement, la prise en charge ou accompagnement individualisé et de qualité, respectant un consentement éclairé et la participation directe au projet d'accueil et d'accompagnement.

Doc. 4 La reconnaissance des droits fondamentaux des usagers par la loi du 2 janvier 2002.

6 Lisez le Doc. 4. Soulignez en rouge le texte juridique qui garantit le respect des droits fondamentaux des usagers, et en vert, les droits qui doivent être respectés par tous les acteurs d'un projet de vie personnalisé.

ACTIVITÉ 3 La construction d'un projet personnalisé dans un établissement d'hébergement

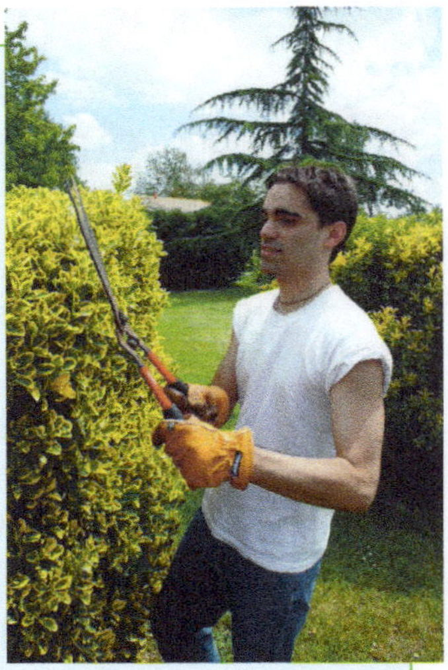

Laurent, 20 ans, est une personne qui est atteinte de déficience intellectuelle moyenne. Il vit chez ses parents et n'a pas obtenu son CAP de magasinier. Il souhaiterait intégrer un Foyer d'hébergement. La Maison Départementale des Personnes Handicapées a donné son accord pour une orientation dans le foyer « Les Libellules ». Un projet personnalisé va être réalisé pour offrir un hébergement et un accompagnement personnalisés afin de favoriser l'autonomie et l'ouverture vers l'extérieur.

Un rendez-vous a été proposé à Laurent et à ses parents. Au cours de l'entretien d'admission, Laurent, aidé par ses parents, expose ses souhaits, ses attentes à l'éducateur référent du projet, M. Roman. Une période de stage est demandée par l'établissement, la durée est fixée à un mois afin de tester ses capacités en vie collective. À l'issue du mois de stage, un bilan est effectué par l'équipe pluridisciplinaire (deux éducateurs dont l'éducateur référent M. Roman, une assistante sociale, deux infirmiers, un psychologue) qui propose un projet personnalisé.

Ce projet est présenté par l'éducateur référent à Laurent et à ses parents lors d'un entretien ; il l'accepte. Cet entretien prépare la réunion de projet. Au cours de celle-ci, le chef de projet M. Roman, le chef de service et l'équipe de projet, composée de l'équipe pluridisciplinaire qui a effectué précédemment le bilan rédige le projet personnalisé final : les objectifs, les actions concrètes qui seront réalisées par les professionnels de la structure, les moyens nécessaires et l'évaluation du projet.

Doc. 5 Le projet personnalisé de Laurent.

1 Lisez le Doc. 5. Soulignez en rouge l'objectif du projet personnalisé.

2 Qualifiez les mesures d'accompagnement qui peuvent être envisagées pour Laurent :

- ……………………………………………………
……………………………………………………
……………………………………………………
- ……………………………………………………
……………………………………………………
……………………………………………………
- ……………………………………………………
……………………………………………………
……………………………………………………
- ……………………………………………………
……………………………………………………
……………………………………………………

3 Soulignez en vert les acteurs intervenant dans la construction du projet.

4 Complétez le Doc. 6 à l'aide des acteurs repérés dans la question précédente.

Recherche d'informations : habitudes, difficultés, attentes, besoins.
- ……………………………………………
- ……………………………………………
- ……………………………………………

↓

Entretien pour proposer les mesures d'accompagnement envisageables.
- ……………………………………………
- ……………………………………………

↓

Réunion de projet pour rédiger le projet personnalisé.
- ……………………………………………
- ……………………………………………

↓

Réalisation des actions prévues dans le projet.
- ……………………………………………

Doc. 6 La construction du projet de Laurent.

OBJECTIF : Citer des exemples de freins à la mise en place d'un projet.

ACTIVITÉ 4 Les freins, éléments qui retardent ou empêchent la construction d'un projet

L'éducateur référent, M. Roman, est responsable du suivi du projet. Au bout de 5 mois, il a observé plusieurs obstacles à la construction du projet. Il va devoir identifier les freins du projet et proposer des solutions.
Il est aussi le référent du projet personnalisé de 15 autres travailleurs handicapés, il a peu de temps à consacrer à chacun d'eux. De plus, le chef de projet n'a pas réussi à trouver une plage horaire pour réunir toute l'équipe de projet pour en discuter ; il a vu chacun des membres à tour de rôle et a du mal à avoir une vision globale de la situation.

Extrait d'une grille d'évaluation des objectifs du projet personnalisé de Laurent

OBJECTIFS	ACTIONS	BILAN
Faciliter l'adaptation à l'établissement.	Apprentissage des règles de vie.	Laurent a du mal à accepter la vie en collectivité.
Maintenir une vie sociale.	Possibilité de sortir du foyer s'il indique le lieu et l'heure de retour.	Laurent sort et respecte les conditions.
Favoriser l'autonomie dans les déplacements.	Réalisation avec Laurent du trajet domicile-foyer en bus le week-end.	Laurent fait le trajet seul.
Favoriser l'activité physique.	Pratique de l'équitation.	Crédits insuffisants pour pouvoir la réaliser.
Favoriser l'intégration au groupe.	Participation aux activités ludiques.	La mésentente au sein du groupe ne facilite pas l'intégration.

Doc. 7 Le suivi du projet personnalisé de Laurent.

1 Lisez le Doc. 7. Qui est le responsable du suivi du projet de Laurent ?

....

2 Quel est le document qui permet de suivre le projet de Laurent ? ....

....

3 Soulignez dans le Doc. 7 les freins du projet de Laurent.

4 Les freins peuvent être de différents types. Indiquez pour chaque type un exemple de frein parmi ceux soulignés dans le Doc. 7.

Types de freins	Exemples
Frein financier.	....
Frein humain lié aux acteurs intervenant dans la construction du projet.	....
Frein matériel.	....
Frein lié à la communication entre les acteurs du projet.	....
Frein lié à l'organisation du projet.	....
Frein lié au temps.	....

Le point sur vos acquis

Analyse du Doc. 8

Intitulé du projet	Accès de proximité à l'éducation thérapeutique des patients diabétiques pour une meilleure prise en charge de leur maladie chronique.
Responsable du projet	Directeur de la caisse primaire d'assurance maladie de Blois.
Constat	■ L'augmentation du nombre de patients diabétiques et les progrès thérapeutiques ont multiplié par deux le coût de prise en charge des traitements en 5 ans. ■ Une meilleure prise en charge permettra de réduire la fréquence des complications du diabète et d'améliorer la qualité de vie des patients.
....	Faire acquérir aux personnes diabétiques des comportements favorables à une meilleure prise en charge de leur maladie.
....	■ Recherche des cantons où le nombre de diabétiques est élevé dans les départements concernés par le projet (Loir-et-Cher, Loiret et Indre). ■ Évaluation du comportement relatif à l'hygiène de vie des diabétiques avec le médecin traitant.
....	■ Sensibilisation des professionnels de santé de proximité (médecins et structures de prévention du diabète) à l'éducation thérapeutique du patient ■ Accès des patients diabétiques dans le dispositif : établir un projet thérapeutique avec un accès à des consultations diététiques.
....	Organisation de séances éducatives individuelles ou collectives (ateliers) sur les thèmes de l'alimentation, l'exercice physique, les soins du pied et le traitement général.
....	Réalisation d'une enquête dans 5 ans pour évaluer l'évolution de la fréquence des complications du diabète.
Public ciblé	Toutes personnes diabétiques âgées de 16 ans ou plus, dans les cantons ciblés.

Doc. 8 Le projet thérapeutique pour les patients diabétiques.

1 Lisez le Doc. 8. Soulignez en rouge le type de projet, en vert les bénéficiaires de ce projet et en bleu les acteurs.

2 Complétez le Doc. 8 en indiquant les étapes de la construction du projet.

3 Complétez le schéma ci-dessous.

ACTEURS DU PROJET

- ....
  ....
  → Est l'interlocuteur privilégié de l'usager et de sa famille.
- ....
  → Participent à l'analyse de la situation et donnent leur accord pour la réalisation du projet.
- ....
  ....
  → Suit et coordonne le projet.
- ....
  ....
  → Réalisent les actions prévues dans le projet.
- ....
  ....
  → Équipe pluridisciplinaire qui élabore le projet.

23 Le contrat, la durée du travail et les congés

Le contrat de travail est une convention par laquelle le salarié s'engage à exercer une activité professionnelle et l'employeur s'engage à fournir le travail et la rémunération convenus. Chaque contractant respecte la réglementation du Code du travail concernant les horaires, les congés, la rémunération, la rupture du contrat.

LA SITUATION

Après avoir obtenu son diplôme d'état d'aide-soignante, Elia a effectué plusieurs missions d'intérim lui permettant d'enrichir son expérience professionnelle dans différents secteurs. De plus, elle a bénéficié d'une indemnité de fin de mission d'une valeur de 10 % de son salaire.

Elle a entrepris une recherche pour un emploi stable à plein temps. Elle a répondu à une offre d'emploi en envoyant sa lettre de motivation et son *curriculum vitae* (CV). Après un entretien positif avec le directeur des relations humaines, elle a rendez-vous pour signer son contrat de travail.

FONDATION HOSPITALIÈRE RECHERCHE DES AIDES-SOIGNANT(E)S

Vous assurez les soins de nursing sous la responsabilité des infirmières.

POSTES À POURVOIR EN CDI, CDD TEMPS PLEIN (35 heures/semaine) ET PARTIEL (20 heures/semaine)
sur nos différents relais d'intervention :
paris et banlieue (jour /nuit)

Diplôme d'état exigé - Permis B indispensable - Expérience du domicile souhaité

Vous souhaitez participer à un projet stimulant et novateur de prise en charge toujours plus adaptée, complète et soucieuse du bien-être des personnes fragilisées.

Adressez : CV + lettre de motivation au service RH de la fondation.

Doc. 1 Une offre d'emploi parue dans la presse.

- **Un contrat à durée déterminée (CDD)** précise une date de début et une date de fin de contrat. Il permet généralement une embauche en remplacement provisoire d'un salarié ou en complément lors d'un accroissement d'activité temporaire dans une entreprise.
- **Un contrat à durée indéterminée (CDI)** précise une date de début de contrat. Celui-ci prend fin suite à un licenciement, à une démission, au départ à la retraite ou au décès du salarié ou de l'employeur.
- **Un contrat de travail temporaire (CTT) ou Intérim** est proposé par une entreprise de travail temporaire qui met un salarié intérimaire à la disposition d'une entreprise utilisatrice, pour une durée limitée.

Doc. 2 Les principaux contrats de travail.

ANALYSE DE LA SITUATION

OBJECTIF : Identifier les éléments du contrat et leurs conséquences.

1 Lisez **LA SITUATION**. Quels ont été les choix professionnels d'Elia après l'obtention de son diplôme ?

....

2 Soulignez, dans le Doc. 1, les types de contrats de travail proposés.

3 Quel type de contrat intéresse Elia ? Justifiez son choix en vous aidant du Doc. 2.

....

4 Précisez l'autre dénomination donné à un contrat d'intérim. Donnez un avantage et un inconvénient de ce type de contrat.

....

OBJECTIF : Identifier les éléments du contrat et leurs conséquences.

ACTIVITÉ 1 Le contrat de travail

CONTRAT DE TRAVAIL
À DURÉE INDÉTERMINÉE

Entre les soussignés :

La Fondation hospitalière représentée par M. PALAU agissant en qualité de directeur

Et mademoiselle Elia Darbon demeurant 4 rue des Vignes à Palaiseau

Il a été convenu ce qui suit :

Article 1 : la fondation engage mademoiselle Elia Darbon en qualité d'aide-soignante dans le cadre d'un contrat à durée indéterminée à compter du 12/09/2016.

Cet engagement est conclu conformément aux dispositions de la convention collective IDCC 2941.

Article 2 : le présent contrat comporte une période d'essai de 1 mois de travail effectif au cours de laquelle l'une ou l'autre des parties pourra mettre fin au contrat sans indemnités.

Article 3 : mademoiselle Darbon assurera des fonctions d'aide-soignante au domicile des bénéficiaires, du lundi au samedi, de 6 h 30 à 14 h 36 ou de 13 h 06 à 20 h 50, et travaillera un dimanche par mois.

Elle percevra un salaire mensuel brut de 1 445,03 euros pour un horaire hebdomadaire de 35 heures, et bénéficiera par ailleurs des primes et accessoires du salaire pour le travail du dimanche et jours fériés.

Fait à .... en deux exemplaires originaux.
Signature précédée de la mention « lu et approuvé »

L'employeur | Le salarié

Doc. 3 Un extrait de contrat de travail.

1 Lisez le Doc. 3. Citez les deux parties concernées par ce document.

....

2 De quel document s'agit-il ? Quel est son rôle ?

....

3 Placez, sur le Doc. 3, les rubriques obligatoires du contrat de travail suivantes : *qualification de l'emploi, coordonnées du salarié, employeur, description du poste, date d'embauche, montant du salaire de base, durée hebdomadaire du travail, durée de la période d'essai, convention collective applicable.*

4 Indiquez les engagements généraux de la signature d'un contrat de travail et un engagement particulier du contrat d'Elia.

En général : ....

En particulier : ....

5 Pour quelle raison le contrat est-il signé en double exemplaire ?

....

6 Quel est l'objectif d'une période d'essai pour l'employeur et pour le salarié ?

....

OBJECTIF : Énoncer la durée légale du travail et les différents types de congés.

ACTIVITÉ 2 La durée du travail, les congés

La durée légale du travail est fixée à 35 heures hebdomadaire pour toutes les entreprises, quel que soit leur effectif. C'est la durée de référence à partir de laquelle sont calculées les heures supplémentaires (taux horaire majoré de 25 %).

Le salarié ne doit pas travailler plus de 6 jours par semaine et doit donc bénéficier d'une journée de repos hebdomadaire d'une durée minimale de 24 heures consécutives. De plus, il doit bénéficier de 11 heures de repos quotidien. Dans l'intérêt du salarié, la journée de repos lui est donnée le dimanche. Cependant, il existe des dérogations à ces règles.

Tout salarié a droit à des congés payés dès lors qu'il a travaillé chez le même employeur pendant une durée équivalente à un minimum de 10 jours de travail effectif. Chaque mois de travail ouvre droit à un congé de 2,5 jours ouvrables. La période de référence est du 1er juin au 31 mai.

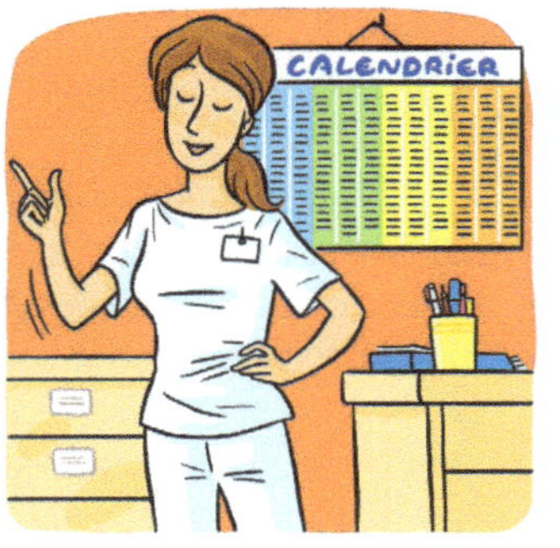

Doc. 4 Les temps de repos du salarié.

1 Lisez le Doc. 4. Pour les affirmations suivantes, cochez la bonne réponse.

	Vrai	Faux
a) Un salarié peut travailler plus de 35 heures par semaine.	☐	☐
b) Un salarié qui travaille au-delà de 35 heures hebdomadaires :		
obtient une prime.	☐	☐
est payé comme prévu par son contrat de travail.	☐	☐
est payé en fonction du nombre d'heures supplémentaires effectuées.	☐	☐
c) Un salarié finissant son service à 22 h peut le reprendre le lendemain à 6 h.	☐	☐
d) Une semaine de travail peut commencer le lundi matin et se terminer le samedi soir.	☐	☐
e) Le dimanche est obligatoirement le jour de repos hebdomadaire.	☐	☐

f) Un salarié travaillant depuis le 1er octobre 2012 dans l'entreprise bénéficie de jours de congés payés à partir du 31 mai 2013.

☐ 20 jours ☐ 5 semaines ☐ 25 jours ☐ 30 jours

	Vrai	Faux
g) Un salarié dispose de 5 semaines de congés payés dès son entrée dans l'entreprise.	☐	☐

Type de congé	Durée du congé	Congés, conséquences et indemnisations
Congé maladie	Selon l'avis du médecin.	Suspension du contrat du travail. Indemnités journalières de la Sécurité sociale.
Congé maternité	14 semaines minimum jusqu'à 48 semaines pour naissances multiples.	
Congé paternité	11 jours consécutifs à 18 jours en cas de naissance multiple.	
Congé pour événements familiaux	Naissance : 3 jours. Mariage : 4 jours. Décès : 2 jours.	Maintien du salaire.
Congé parental	De 1 à 3 ans.	Suspension du contrat, pas de rémunération ou passage à temps partiel avec allocation versée par la CAF.

Doc. 5 Les congés et leurs conséquences.

2 Consultez le Doc. 5. Précisez le type de congé pour les situations suivantes :

a) Un salarié prend trois jours de congés pour la naissance de son enfant : ....

b) Une salariée enceinte est malade pendant sa grossesse : ....

c) Un père s'absente deux semaines après la naissance de son enfant : ....

d) Une salariée enceinte de 8 mois arrête son activité professionnelle pendant 14 semaines : ....

3 Soulignez, dans le Doc. 5, les congés pris en charge par l'assurance maladie.

OBJECTIF : Énoncer les différentes formes de rupture du contrat de travail.

ACTIVITÉ 3 La rupture du contrat de travail

La rupture conventionnelle ou amiable
Le salarié ou l'employeur négocie une rupture de contrat soit pour des motifs personnels, soit pour des motifs économiques. Ils établissent une convention homologuée par la direction départementale du travail, de l'emploi et de la formation professionnelle (DDTEFP).

Le cas de force majeure
C'est un événement qui rend impossible l'exécution du contrat de travail de façon définitive, par exemple, le décès d'un des deux contractants.

Le licenciement
Il est à l'initiative de l'employeur, soit pour motif personnel lié à l'attitude du salarié, soit pour motif économique. La rupture est effective le jour de l'envoi en recommandé du courrier notifiant le licenciement.

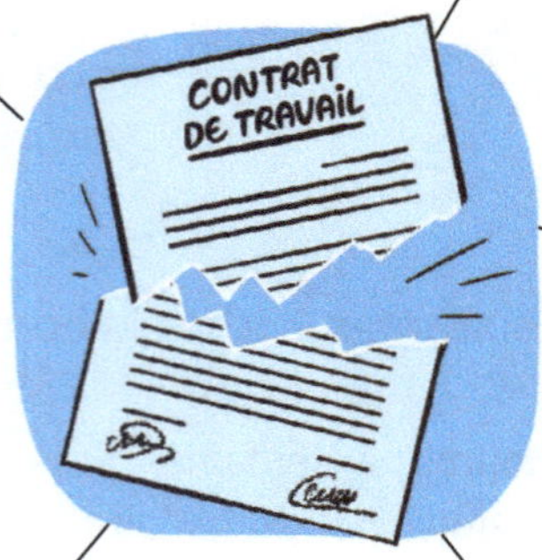

La retraite
Le salarié qui remplit les conditions d'âge et de durée de cotisation rompt son contrat pour bénéficier d'une pension vieillesse.

La démission
Le salarié met fin à son contrat en avisant son employeur par écrit. Le salarié doit effectuer un préavis dont la durée est négociable avec l'employeur.

Doc. 6 Les motifs de rupture du contrat de travail.

1 Soulignez en bleu, dans le Doc. 6, les motifs de rupture du contrat de travail à l'initiative du salarié. Soulignez en vert les motifs de rupture du contrat à l'initiative de l'employeur.

2 Quelle est la conséquence d'une rupture de contrat ?

....

3 Consultez le Doc. 7. Précisez le rôle des documents remis au salarié à l'issue de la rupture du contrat de travail.

....

....

....

....

....

....

En cas de rupture du contrat de travail, l'employeur est tenu de remettre au salarié :

- **Un certificat de travail** qui doit mentionner le nom de l'employeur, la date à laquelle le certificat a été fait, les nom et prénom du salarié, les dates auxquelles il a travaillé dans l'entreprise, la nature de l'emploi occupé.
- **Une attestation d'assurance chômage**, document mentionnant les salaires et cotisations versés, permettant au salarié de faire valoir ses droits aux allocations chômage.
- **Un reçu pour solde de tout compte**, document qui récapitule la liste des sommes versées au salarié à l'issue de son contrat : indemnité de licenciement, indemnité compensatrice de congés payés, dernier salaire. Fait en double exemplaire, il est signé par le salarié qui reconnaît ainsi que toutes les sommes dues lui ont été versées.

Doc. 7 Les documents de fin de contrat de travail.

OBJECTIF : Présenter les modalités du licenciement et de son indemnisation.

ACTIVITÉ 4 Le licenciement et les indemnisations

L'association « AIDADOM » qui emploie Leila depuis le 01/09/2015 connaît des difficultés financières et doit effectuer des licenciements.

→

Art. L. 1232-2 du code du travail
L'employeur qui envisage de licencier un salarié doit, avant toute décision, convoquer le salarié à un entretien préalable par lettre. Le salarié peut se faire assister par un personnel de l'entreprise ou une personne extérieure à l'entreprise.
Le salarié prend connaissance des raisons pour lesquelles son licenciement est envisagé et peut faire valoir son point de vue.

→

Art. L. 122-14-1 L'employeur doit notifier le licenciement par lettre recommandée avec accusé de réception, deux jours au minimum après la date de l'entretien préalable.
Art. 1232-6 L'employeur doit énoncer précisément le motif du licenciement.

↓

Le salarié perçoit une indemnité de licenciement calculée selon l'ancienneté et le salaire :
1/5e du salaire par année d'ancienneté jusqu'à 10 ans.
2/15e du salaire au-delà.
Par exemple, pour un salaire de référence de 1 500 € et une ancienneté de 5 ans, l'indemnité due est :
1 500 € / 5 = 300 € par an,
300 € × 5 ans = 1 500 €

←

Art. L. 1234-19
L'employeur doit remettre au salarié un certificat de travail, une attestation d'assurance chômage, un certificat de solde de tout compte.

←

Le salarié s'inscrit au pôle emploi et perçoit des indemnités de chômage s'il justifie d'une durée minimale d'emploi de 122 jours, ou 610 heures de travail, au cours des 28 mois qui précèdent la fin du contrat de travail.
La durée d'indemnisation est égale à la durée d'affiliation avec un minimum de 4 mois et un maximum de 24 mois.
Le montant de l'indemnisation est calculé selon un pourcentage du salaire journalier de référence (SJR) : salaire annuel brut + primes/365.

Doc. 8 La procédure de licenciement.

1. Lisez le Doc. 8. Précisez le motif de la rupture de contrat de Leila et quatre obligations de l'employeur.

2. Quel est le rôle de l'entretien préalable ?

3. L'entretien préalable a eu lieu le lundi 12 septembre 2016. À quelle date l'employeur peut-il notifier le licenciement par lettre recommandée ?

4. Quelles sont les aides financières prévues en cas de licenciement ?

5. Quelle est la durée maximum d'indemnisation par l'assurance chômage ?

6. Justifiez le versement de ces aides.

Le point sur vos acquis

Analyse du Doc. 9

Une aide-soignante a été licenciée pour faute grave. L'employeur justifie le licenciement en invoquant des propos grossiers tenus par la salariée devant les patients. Elle conteste son licenciement et saisit la justice prudhommale.

La salariée estime que ses propos, bien qu'étant grossiers, étaient formulés dans le cadre d'une conversation entre deux membres du personnel de la clinique.

Les juges constatent que la salariée reconnaît avoir tenu, dans la chambre du malade, des propos grossiers et humiliants incompatibles avec ses devoirs de soignant, comme le lui reprochait son employeur. La faute grave est donc caractérisée et le licenciement justifié.

La faute grave est celle d'une gravité telle qu'elle rend impossible le maintien du salarié dans l'entreprise, même pendant le préavis.

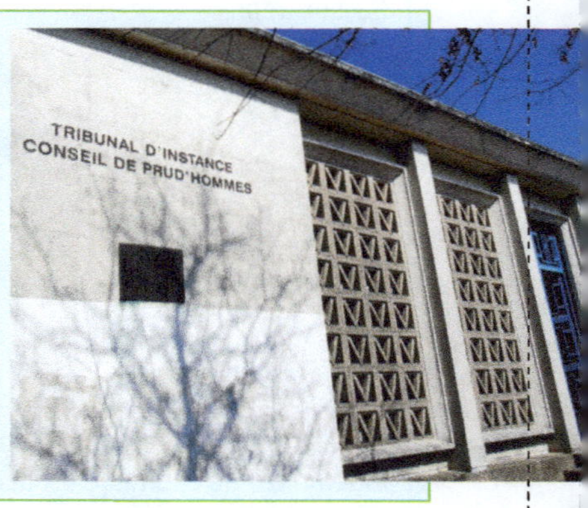

Doc. 9 Un arrêt de la Chambre sociale de la Cour de cassation.

1 Lisez le Doc. 9. Précisez le motif de la rupture du contrat de travail de cette salariée.

....

2 Soulignez le motif qui a justifié sa rupture de contrat.

3 Énoncez trois autres motifs de rupture de contrat de travail.

....

....

4 Complétez le tableau ci-dessous en donnant la signification de sigles utilisés et en notant une conséquence liée à chaque type de contrat.

Type de contrat	Signification	Conséquence
CDI	....	....
CDD	....	....
CTT	....	....

5 Énoncez la durée légale du travail.

....

6 À quoi correspondent les heures supplémentaires ?

....

7 Citez deux exemples de congés payés par l'employeur.

....

8 Citez deux exemples de congés pris en charge par l'assurance maladie.

....

24 Les conventions collectives, le salaire

La convention collective est un accord écrit qui résulte de la négociation entre les syndicats d'employeurs et de salariés. Elle porte sur les conditions d'emploi, de travail des salariés et sur leurs garanties sociales. Elle contient également des éléments permettant la fixation du salaire.

LA SITUATION

Pauline, aide-soignante, hésite entre deux propositions d'emploi. La première, dans une Maison d'Accueil Spécialisée, est régie par la convention collective *des établissements et services pour les personnes inadaptées et handicapés à but non lucratif.* La seconde, dans un hôpital privé, est régie par la convention collective *des établissements privés d'hospitalisation, de soins, de cures et de garde à but non lucratif.* Pour prendre sa décision, elle consulte ces conventions collectives sur le site Internet www.legifrance.gouv.fr afin de comparer les conditions de travail et les garanties sociales. Lors d'une précédente embauche, le directeur de l'établissement lui avait remis une notice d'information sur les textes applicables. Elle avait également trouvé les références de la convention collective sur son bulletin de salaire.

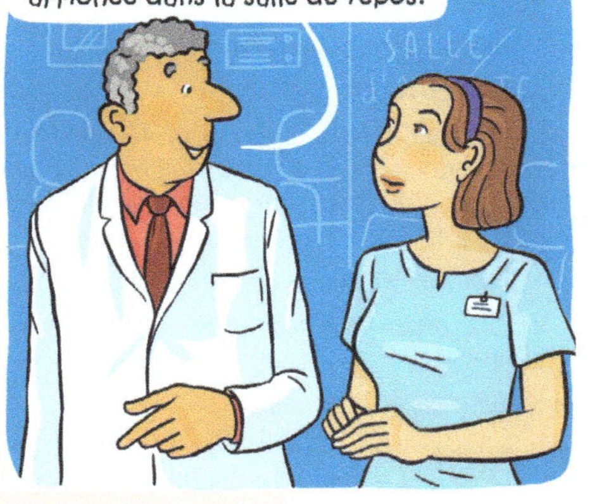

La convention collective est consultable auprès des représentants du personnel et affichée dans la salle de repos.

ANALYSE DE LA SITUATION

OBJECTIF : Énoncer le rôle des conventions collectives et leurs effets.

1 Lisez **LA SITUATION**. Soulignez, en bleu, les deux propositions d'emploi de Pauline.

2 Précisez les informations recherchées par Pauline pour faire son choix professionnel.

....

3 Dans quel document trouvera-t-elle ces informations ?

....

Points abordés dans la convention collective
- Période d'essai des salariés en CDI.
- Salaires minima conventionnels.
- Classification des emplois.
- Primes.
- Durée du travail.
- Travail des jours fériés.
- Congés exceptionnels (mariage, naissance, décès…).
- Congés payés supplémentaires.
- Maintien de la rémunération durant l'arrêt de travail, maladie, professionnelle, maternité.
- Durée du préavis de cas de démission ou de licenciement.
- Heures accordées pour recherche d'emploi.
- Montant de l'indemnité de licenciement.

Doc. 1 Un extrait d'une convention collective.

4 Soulignez, en rouge, les différents moyens à disposition d'un salarié pour obtenir les informations sur les conditions de travail et les garanties sociales.

5 Consultez le **Doc. 1**. Quelles différences peut-il y avoir entre deux conventions collectives ? Donnez trois exemples.

....

....

OBJECTIF : Énoncer le rôle des conventions collectives et leurs effets.

ACTIVITÉ 1 La convention collective

Le Code du travail comprend les textes législatifs et réglementaires applicables en matière de droit du travail.

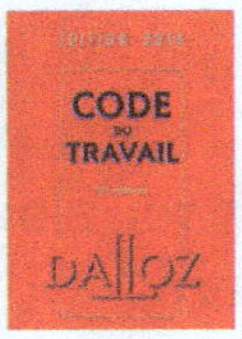

La période d'essai

Art L 1221-19

Le contrat de travail à durée indéterminée peut comporter une période d'essai dont la durée maximale est :

1° Pour les ouvriers et les employés, de deux mois ;

2° Pour les agents de maîtrise et les techniciens, de trois mois ;

3° Pour les cadres, de quatre mois.

Art L 1221-19

La période d'essai peut être renouvelée une fois si un accord de branche étendu le prévoit. La durée de la période d'essai, renouvellement compris, ne peut pas dépasser :

1° Quatre mois pour les ouvriers et employés ;

2° Six mois pour les agents de maîtrise et techniciens ;

3° Huit mois pour les cadres.

Une convention collective est un accord négocié et conclu entre des organisations d'employeurs et les organisations syndicales représentatives des salariés. Elle complète les textes du Code du travail sur des points spécifiques à un secteur d'activité ou à une profession.

Une convention collective se montre toujours plus favorable que le Code du travail. Elle s'applique obligatoirement à toutes les entreprises du secteur.

Article 4 - Extrait d'une convention collective

4.1. Embauche - Période d'essai

4.1.1. Période d'essai.

Une période d'essai est systématiquement prévue. Elle est d'une durée variable suivant la catégorie professionnelle :

– aide à domicile, personnel des catégories « employés et personnel d'exécution », technicien(ne) d'intervention sociale et familiale et aide-soignant(e) : la période d'essai est de 1 mois ;

– personnel de la catégorie « agents de maîtrise » et infirmier(ère) : la période d'essai est de 4 mois. Le point sera fait chaque mois entre les parties.

– pour les formatrices : la période d'essai est de 1 mois dans une association et 3 mois dans un centre de formation ;

– personnel cadre, infirmier(ère) coordonnateur(trice) et cadre de direction : la période d'essai est de 6 mois. Le point sera fait chaque mois entre les parties.

Doc. 2 **Le Code du travail et la convention collective.**

1 Consultez le Doc. 2. Énoncez le rôle du Code du travail.

....

2 Énoncez le rôle d'une convention collective.

....

3 Donnez la durée maximale d'une période d'essai prévue par le Code du travail pour un employé, puis donnez celle de la convention collective donnée en exemple.

....

4 Quelle est la disposition qui sera appliquée au salarié ? Justifiez votre réponse.

....

5 Répondez par vrai ou faux aux affirmations suivantes :

a) Le Code du travail énonce des dispositions générales en matière de droit du travail : ....

b) La convention collective complète le Code du travail pour un secteur professionnel : ....

c) La convention collective est un accord négocié entre les salariés d'une même branche : ....

d) Le Code du travail prévoit des dispositions plus avantageuses pour les salariés que la convention collective : ....

e) L'employeur peut choisir le règlement à appliquer dans son entreprise entre le Code du travail et la convention collective : ....

OBJECTIF (activités 2 et 3) : Énoncer les modalités de fixation du salaire.

ACTIVITÉ 2 Le montant du salaire dans la convention collective

Salima est une jeune diplômée du bac ASSP. Elle consulte une convention collective de sa branche professionnelle afin de connaître le salaire de début de carrière, d'un emploi à plein temps. Pour cela, elle doit multiplier le coefficient attribué à la catégorie de salarié correspondant à son diplôme par la valeur d'un point d'indice revalorisé régulièrement selon les accords salariaux signés en commission paritaire. Le point d'indice à une valeur de 4,654 6 €.

Elle envisage de poursuivre ses études en BTS Économie Sociale et Familiale pour accéder à un emploi de la catégorie « agent de maîtrise ».

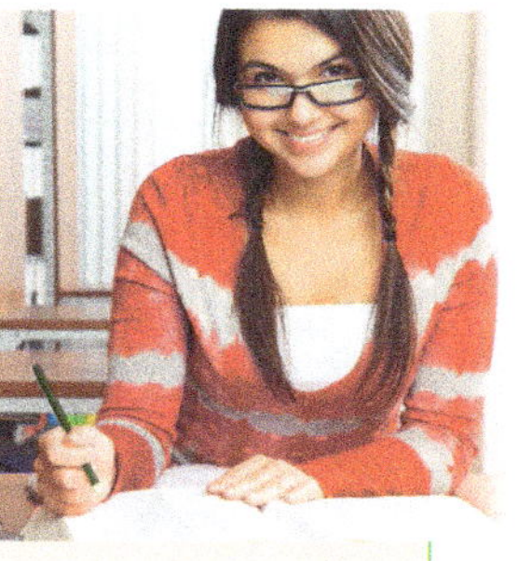

Doc. 3 Situation professionnelle.

Catégorie des salariés		Emplois et diplômes correspondants	Coefficient en début de carrière
Employés 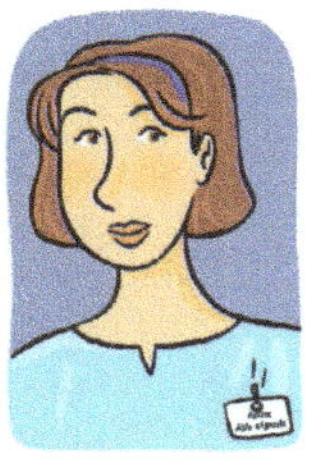	A	Agent à domicile, agent d'entretien, agent de bureau sans diplôme requis.	238
	B	Employé titulaire du BEP Carrières sanitaires et sociales ou BEPA.	244
	C	– Auxiliaire de vie sociale titulaire du DEAVS ou CAFAD* (Certificat d'aptitude aux fonctions d'aides à domicile). – Aide médico-psychologique. – Aide-soignante, auxiliaire de puériculture titulaire de Diplôme d'État (DE). – Secrétaire.	295
	D	Assistant technique niveau III ou IV (Bac ou BTS) secrétaire de direction.	320
Agents de maîtrise 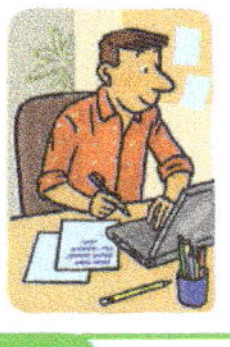	E	– Infirmière DE. – Chargé d'évaluation et de suivi social ayant un diplôme d'assistant social, conseiller en économie sociale et familiale (CESF) ou technicien d'intervention sociale et familiale (TISF) avec une expérience de 10 ans. – Éducateur spécialisé, éducateur de jeunes enfants.	366

Doc. 4 Les catégories d'emploi et de rémunération, extrait d'une convention collective.

1 Lisez le Doc. 3. Soulignez le diplôme de Salima. À quelle catégorie d'emploi correspond-il ?

....

2 Notez l'information recherchée dans la convention collective par Salima.

....

3 Calculez le salaire d'un assistant technique niveau III à l'aide des indications des Doc. 3 et 4.

....

4 Précisez la condition nécessaire à un employé pour prétendre à une rémunération de la catégorie C.

....

5 Donnez votre avis concernant le projet de poursuite d'études de Salima, sur un plan professionnel et financier.

....

....

....

ACTIVITÉ 3 Le calcul du salaire

Échelon	Durée moyenne	Coefficient	Salaire brut en euros
1	1 an	296	1 370,57
2	2 ans	297	1 375,20
3	2 ans	298	1 379,83
4	3 ans	300	1 389,09
5	3 ans	308	1 426,14
6	3 ans	316	1 463,18
7	4 ans	326	1 509,48
8	4 ans	335	1 551,15
9	4 ans	345	1 597,45
10	4 ans	356	1 648,39
11		369	1 708,58

Doc. 5 Une grille de rémunération dans la fonction publique.

Définition : prestations en espèces ou en nature que perçoit le salarié en plus de sa rémunération principale.

Exemples :
- Prime d'ancienneté.
- Indemnité de travail le dimanche et jours fériés.
- Indemnité pour travail intensif de nuit.
- Heures supplémentaires, effectuées au-delà du temps de travail règlementaire et rémunérées avec une majoration de 25 % pour les 8 premières heures et de 50 % pour les suivantes.
- Avantages en nature, comme la fourniture de repas, du logement ou du véhicule de fonction.

Doc. 6 Les accessoires, dits compléments de salaire.

Les cotisations sociales salariales et patronales, dites charges sociales, sont des prélèvements effectués sur le salaire. Ils sont perçus par les administrations publiques pour le financement des prestations sociales.

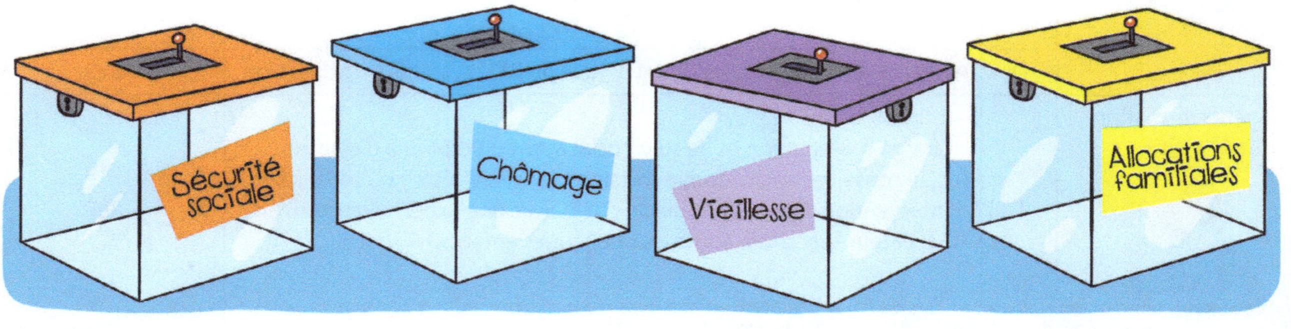

Doc. 7 Les cotisations sociales.

1 Consultez le Doc. 5. Notez le salaire d'un aide-soignant qui débute son activité professionnelle.

....

2 Observez, dans le Doc. 5, la différence de salaire entre l'échelon 1 et l'échelon 11. Comment évolue le salaire avec l'ancienneté ?

....

3 Soulignez en bleu, dans le Doc. 6, les accessoires qui augmentent le salaire de base.

4 Soulignez en rouge une caractéristique de l'heure supplémentaire.

5 Consultez le Doc. 7. Quel est le rôle des cotisations sociales salariales et patronales ?

....

6 Complétez la formule suivante avec les termes : *salaire brut, salaire net, charges sociales.*

.... – .... = ...

OBJECTIF : Énoncer les modalités de paiement des salaires.

ACTIVITÉ 4 Les modalités de paiement du salaire

Le destinataire du salaire est le salarié, majeur ou mineur émancipé, le salarié mineur non émancipé si le représentant légal ne s'y est pas opposé ou un tiers autorisé par le salarié, c'est-à-dire muni d'une procuration, datée et signée du salarié, l'autorisant à percevoir le salaire en son nom.

Le paiement s'effectue :
– une fois par mois à date fixe avec possibilité d'un acompte à quinzaine ;
– un jour ouvrable, sauf en cas de paiement réalisé par virement ;
– sur les lieux de travail lorsque le salaire est payé par chèque ou qu'il peut être payé en espèces. (Toutefois, aucune règle du Code du travail n'impose le paiement du salaire en un lieu déterminé) ;
– selon différents modes de paiement :

Paiement en espèces à la demande du salarié, si le salaire est inférieur à 1 500 € net.	**Paiement par chèque**	**Paiement par virement bancaire ou postal**	**Paiement par CESU déclaratif pour les particuliers employeurs**	**Paiement par CESU préfinancé**
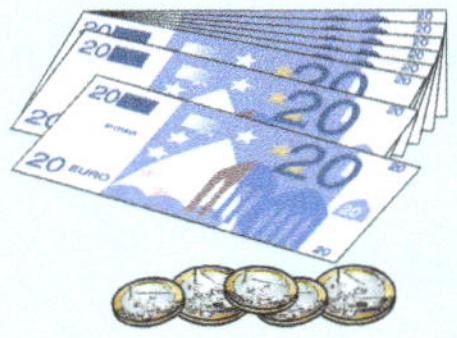	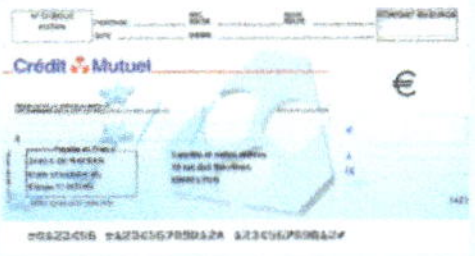 Le salarié reçoit un chèque à son ordre, c'est-à-dire libellé à son nom. Il le dépose ensuite sur son compte bancaire.	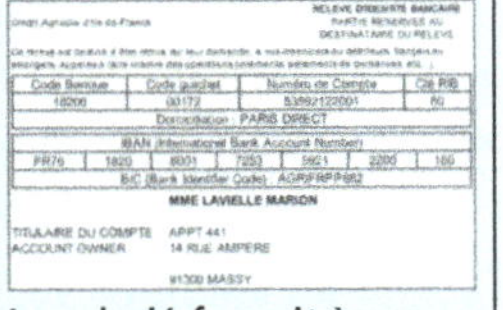 Le salarié fournit à son employeur, au moment de son embauche, un relevé d'identité bancaire (RIB) comportant les coordonnées bancaires.	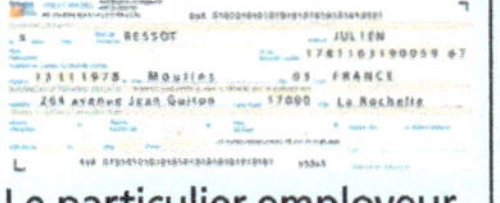 Le particulier employeur remet un CESU au salarié et envoie le volet social correspondant à l'URSSAF.	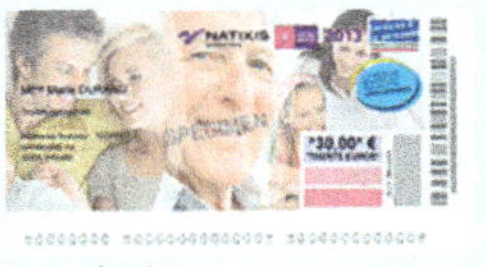 Le salarié, préalablement affilié à la Sécurité sociale, reçoit en paiement de son employeur des CESU. Il obtient ensuite le remboursement avec un bordereau de remise à sa banque ou au CRCESU par voie postale ou par Internet.

Doc. 8 **Les modalités de paiement du salaire.**

1 Consultez le Doc. 8. Notez la fréquence de paiement du salaire.

....

2 Quel est le recours possible pour un salarié en difficulté financière avant la date du paiement du salaire ?

....

3 Citez les moyens de paiement du salaire :

– dans le cas d'une entreprise : ....

– dans le cas d'un particulier employeur : ....

4 Précisez la condition pour percevoir son salaire :

– en espèces : ....

– par chèque, CESU déclaratif ou par virement : ....

– par CESU préfinancé : ....

5 À l'aide du lexique, donnez le rôle de l'URSSAF.

....

....

Le point sur vos acquis

Analyse du Doc. 9

USB Domicile (Adessadomicile - ADMR - FNAAFP-CSF - UNA) — CFDT - UNSA/SNAPAD

Communiqué de presse
Paris, 3 janvier 2012

Convention collective de la branche de l'aide à domicile :
Les signataires se félicitent de son entrée en vigueur au 1er janvier 2012

La Convention Collective de la Branche (CCB) de l'aide, de l'accompagnement, des soins et des services à domicile est entrée en vigueur au 1er janvier 2012. Ses dispositions s'appliquent désormais à l'ensemble des structures de la branche de l'aide à domicile et à ses 220 000 salariés.
La convention unique de branche va permettre à l'ensemble des salariés d'accéder à de nouveaux droits, à un dispositif de professionnalisation renforcé et à une meilleure conciliation entre vie professionnelle et vie privée.
Ce texte, fruit de dix ans de négociations entre les partenaires sociaux, incarne également l'unification réussie de la branche qui, par là même, renforce son rôle en tant qu'interlocuteur clé des pouvoirs publics.

Un texte de progrès social pour les salariés comme pour les employeurs, prévoyant notamment :
- la mise en place d'un régime de complémentaire santé obligatoire, facilitant l'accès aux soins pour les salariés ;
- des congés d'ancienneté ;
- une majoration de la rémunération du travail du dimanche, plus intéressante, avec la possibilité de créer des équipes dédiées au travail de fin de semaine, sur la base du volontariat ;
- des temps d'organisation, de coordination et de soutien (réunions de service et entre professionnels), afin de lutter contre l'isolement des intervenants de terrain et d'améliorer la qualité du service rendu aux usagers ;
- la poursuite de la dynamique de professionnalisation existante au sein de la branche depuis de nombreuses années ;
- le développement du dialogue social au niveau national et local.

Source : www.una.fr

Doc. 9 Un extrait d'un communiqué de presse.

1. Lisez le Doc. 9. Qui est concerné par la convention collective entrée en vigueur le 1er janvier 2012 ?

....

2. Précisez ce que signifie CCB et justifiez dans ce cas cette appellation.

....

....

3. Énoncez le rôle d'une convention collective.

....

....

4. Soulignez, dans le Doc. 9, les effets de cette convention collective.

5. Citez les moyens spécifiques de paiement d'un salaire par un particulier employeur.

....

6. Citez les éléments à prendre en compte pour fixer le montant d'un salaire.

....

....

25 La formation dans le secteur sanitaire et social

La formation favorise l'insertion ou la réinsertion professionnelle des salariés. Elle permet d'acquérir des compétences indispensables à l'exercice d'une activité professionnelle et, tout au long de la vie professionnelle, de s'adapter à l'évolution des techniques. Le salarié dispose d'un droit individuel à la formation.

LA SITUATION

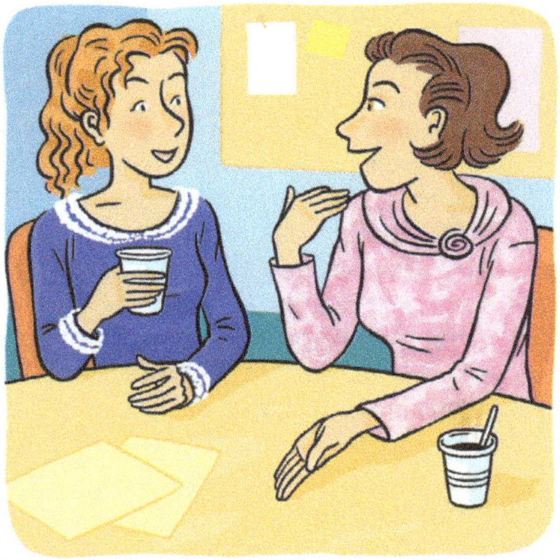

Élodie a 20 ans. Après le collège, elle a poursuivi ses études en formation initiale dans un lycée. Elle est maintenant titulaire d'une Mention Complémentaire Aide à Domicile (MCAD), et travaille dans l'association *Services pour tous*.
Nathalie a 40 ans, elle est la responsable d'Élodie. Après le collège, à 16 ans, Nathalie a quitté l'école pour la vie active. Mais, sans diplôme, elle a rapidement été confrontée à la précarité de l'emploi. Elle s'est présentée dans un centre de formation pour adultes qui lui a proposé un emploi d'assistant de vie dans l'association *Services pour tous*. En contrat de professionnalisation d'une durée de 10 mois, rémunéré à 50 % du SMIC*, elle alternait 3 semaines de travail à l'association et 1 semaine en centre de formation.
À l'issue de sa formation, elle a obtenu son DEAVS et a été ébauchée en CDI. Après 6 ans d'activité professionnelle, elle a bénéficié de la formation continue qui lui a permis d'évoluer vers un poste de coordonnatrice du cadre de vie en secteur sanitaire et social.
Désormais, responsable d'Élodie, elle l'encourage à utiliser le plan de formation de l'entreprise pour envisager une évolution professionnelle.
D'ailleurs, la formation pour le salarié est un droit. La loi du 19 janvier 2000 précise que « l'employeur a l'obligation d'assurer l'adaptation des salariés à l'évolution de leurs emplois ». La loi du 4 mai 2004 ajoute qu'il doit veiller « au maintien de la capacité des salariés à occuper un emploi ».
* Salaire minimum (9,67 € brut le 01/01/2016)

ANALYSE DE LA SITUATION

1 Lisez **LA SITUATION**. Soulignez en bleu le parcours de formation d'Élodie et, en vert, le parcours de formation de Nathalie.

2 Donnez une caractéristique de la formation initiale, une caractéristique de la formation en alternance et une caractéristique de la formation continue.

....

....

....

3 Précisez, en utilisant le parcours de Nathalie, l'intérêt de la formation continue.

....

....

4 Quelle est l'obligation de l'employeur en matière de formation ?

....

....

5 Par quel moyen l'employeur répond-il à cette obligation ?

....

OBJECTIFS (ACTIVITÉS 1 ET 2) : Repérer les différents dispositifs de formation tout au long de la vie.
Préciser leurs objectifs et les principales conditions de mise en œuvre.

ACTIVITÉ 1 Les principaux dispositifs de la formation professionnelle

À l'initiative du salarié avec accord de l'employeur

Le Congé Individuel de Formation (CIF)
LE CIF permet à tout salarié de suivre des actions de formation pour se qualifier, évoluer ou se reconvertir.
Mises en œuvre :
- Demande écrite de 2 à 4 mois avant le congé.
- Durée maximale du congé de 1 200 heures.
- Maintien de 80 % à 100 % de la rémunération nette prise en charge par les organismes paritaires (Fongecif ou Opacif : organismes paritaires collecteurs agréés pour le financement du congé individuel de formation).

Le Droit Individuel à la Formation (DIF)
LE DIF permet aux fonctionnaires de se constituer un crédit d'heures de formation de 20 heures par an, cumulable sur six ans dans la limite de 120 heures.
Mises en œuvre :
- Demande écrite du salarié précisant la formation envisagée.
- Accord ou refus de l'employeur dans un délai de 1 mois.
- La formation a lieu sur le temps de travail, maintien du salaire.
- La formation a lieu hors du temps de travail, allocation de 50 % de la rémunération nette.

À l'initiative de l'employeur, obligatoire pour le salarié

Le plan de formation (PF)
Le plan de formation est déterminé par l'employeur, en concertation avec les représentants du personnel.
Il s'agit d'actions de formation sur le temps de travail, obligatoires, pour le salarié en CDI, ayant pour objectifs de développer les compétences des salariés, faire face aux évolutions technologiques, organisationnelles ou socio-économiques.

Le compte personnel de formation (CPF)
Le CPF est un compte qui suit chaque individu dès son entrée sur le marché du travail, à partir de 16 ans, et ce jusqu'à la retraite pour suivre une formation qualifiante. Le CPF ne peut excéder 150 heures de formation sur 8 ans.
Mises en œuvre :
- Demande adressée à l'employeur.
- Accord de l'employeur uniquement si la formation est suivie sur le temps de travail.
- Accord ou refus de l'employeur dans un délai de 1 mois.
- **Maintien de la rémunération du salarié par l'employeur pour une formation sur le temps de travail.**

Doc. 1 Les objectifs et la mise en œuvre de dispositifs de formation.

1 Consultez le Doc. 1. Citez les dispositifs de formation émanant d'une démarche volontaire du salarié.

....

2 Soulignez les durées maximales de ces dispositifs.

3 Justifiez le caractère obligatoire du salarié à suivre une formation du plan de formation.

....

....

4 Notez, pour chacune des situations ci-dessous, le dispositif de formation correspondant : *CIF, DIF, PF, CPF.*

a) Allan, 22 ans, est en CDI dans un EHPAD. Il est convoqué pour une formation portant sur les droits et devoirs dans l'exercice de son métier. ....

b) Léa est en CDI dans une maison d'accueil spécialisée depuis 2 ans. Elle a besoin de temps pour suivre une formation d'éducateur spécialisé. ....

c) Yan est animateur dans une association depuis 10 ans et passionné de cuisine. Il projette une reconversion. Il souhaite suivre une formation de cuisine et de gestion afin d'ouvrir son restaurant. ....

d) Leila est aide-soignante dans la fonction publique hospitalière depuis 2 ans et souhaite faire une formation de 20 heures sur le maintien de l'autonomie. ....

e) Sylvain, moniteur éducateur dans un IME géré par une association (statut de salarié) souhaite faire une formation de 20 heures sur l'autisme. ....

ACTIVITÉ 2 La Validation des Acquis de l'Expérience (VAE)

Je suis moniteur-éducateur depuis 5 ans dans un ESAT « Les Jardins de Lamartine ». Est-ce que je peux valider les acquis de mon expérience professionnelle pour acquérir un nouveau diplôme ?

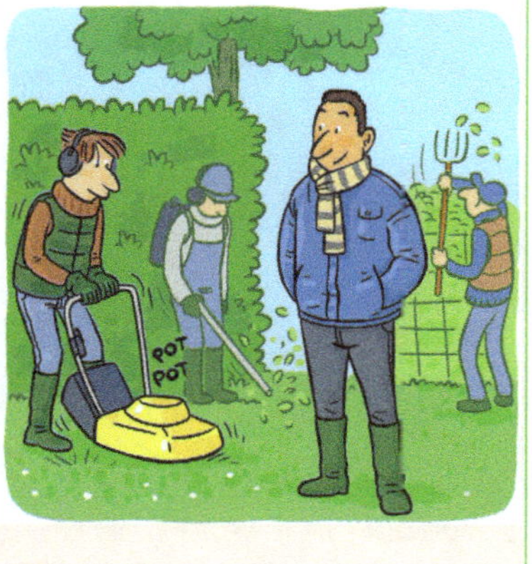

Doc. 2 **Situation professionnelle.**

« Toute personne engagée dans la vie active est en droit de faire valider les acquis de son expérience, notamment professionnelle, en vue de l'acquisition d'un diplôme, d'un titre à finalité professionnelle ou d'un certificat de qualification (...) ».

Doc. 3 **La loi du 17 janvier 2002.**

La Validation des Acquis de l'Expérience (VAE) constitue une voie d'accès importante aux diplômes de travail social. En 2009, 23 % des diplômes de travail social ont été délivré à la suite d'un parcours de VAE.

Le parcours de la VAE

1. Identifier le diplôme en adéquation avec l'expérience à valider. Le candidat doit justifier d'une expérience minimum de 3 ans.
2. Contacter l'organisme agréé pour la validation, l'Agence de Services et Paiement (ASP).
3. Faire une demande d'autorisation d'absence à son employeur pour le congé VAE (maximum 24 h de temps de travail).
4. Formuler une demande auprès des organismes de financement pour bénéficier de l'accompagnement d'un conseiller. La démarche de VAE peut aussi être prise en charge par l'employeur.
5. Constituer un dossier de VAE : livret 1 « livret de recevabilité » , livret 2 « livret de présentation des acquis ».
6. Présenter son dossier devant un jury composé de professionnels et de formateurs.
7. À l'issue de l'entretien, obtention totale ou partielle du diplôme.

Doc. 4 **Le parcours de VAE.**

Niveau	Certificateur (ministère de)	Diplôme et titre	Flux annuel de diplômes (2009)	
			En formation	Par la VAE
V	Éducation nationale	CAP petite enfance	17 245	2 500
	Affaires sociales	Diplôme d'État d'Auxiliaire de Vie Sociale (DEAVS)	3 228	3 799
IV	Éducation nationale / Affaires sociales	Diplôme d'État de Moniteur Éducateur (DEME)	2 545	291
III	Éducation nationale / Affaires sociales	Diplôme d'État d'Éducateur Spécialisé (DEES)	4 329	1 344

Doc. 5 **Un extrait « orientation pour les formations sociales 2011/2013 », ministère des Solidarités et de la Cohésion sociale.**

1 Lisez le Doc. 3. Soulignez ce que précise le texte de loi.

2 Lisez les Doc. 2 et 4. Notez la condition qui permet à ce salarié de faire une demande de VAE.

3 Consultez le Doc. 5. Proposez un diplôme qui pourrait être en adéquation avec son expérience professionnelle.

4 Observez les chiffres du Doc. 5. Que constatez-vous concernant le DEAVS ? Que peut-on en conclure ?

Le point sur vos acquis

Analyse du Doc. 6

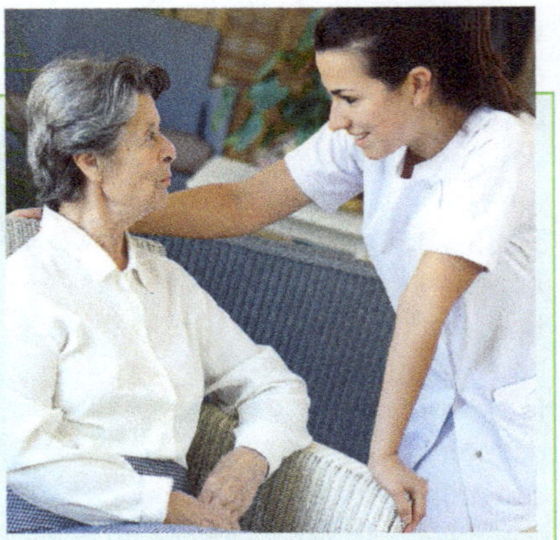

Dans le secteur social, au-delà de la compétence professionnelle, les aptitudes personnelles et relationnelles sont recherchées à l'embauche. Sans diplôme, une personne avec une certaine expérience de vie ou engagée dans le secteur social peut trouver un emploi. 30 % des personnes en formation dans le secteur le sont par le biais de la formation continue. Des cursus qualifiants permettent d'obtenir des diplômes reconnus par l'État.

Pour les aides médico-psychologiques et les auxiliaires de vie sociale, 90 % des diplômés le sont par le biais de la formation continue. Le même phénomène s'observe pour le métier d'éducateur technique spécialisé. Là, ce sont 70 % des diplômés qui ont suivi la voie de la formation continue.

Parmi les dispositifs, les plans de formation, les périodes de professionnalisation et les congés individuels de formation sont utilisés, contrairement à l'apprentissage, peu développé dans le secteur social. Ces dernières années, de gros efforts ont été mis en place pour le dispositif de la validation des acquis de l'expérience.

Doc. 6 **Se former dans le secteur sanitaire et social : une nécessité**

1 Lisez le Doc. 6. Quel est le pourcentage de salariés du secteur sanitaire et social qui bénéficient de la formation continue ?

....

2 Pour quelle raison la formation continue est-elle importante dans ce secteur ?

....

....

3 Soulignez les différents dispositifs de formation.

4 Reliez chaque principe au dispositif lui correspondant. Précisez dans la colonne de droite l'objectif du dispositif pour le salarié.

Principe	Dispositif	Objectif
Permet aux personnes entrées dans la vie active de continuer à se former tout au long de leur carrière professionnelle afin de s'adapter à l'évolution des techniques et favoriser leur adaptation au monde du travail.	• Formation initiale	....
Permet à toute personne engagée dans la vie active d'obtenir une certification en validant son expérience, sans nécessairement suivre une formation. C'est une démarche volontaire et un droit individuel. Permet de faire reconnaître des compétences, conforter un savoir-faire et des connaissances, évoluer dans une activité ou une carrière, progresser au sein d'une entreprise, répondre à de nouvelles opportunités professionnelles.	• Formation en alternance	....
Permet l'acquisition de compétences par une personne qui n'a jamais exercé la profession pour laquelle elle désire se préparer.	• Formation continue	....
Permet l'insertion ou le retour à l'emploi des jeunes et des adultes par l'acquisition d'une qualification professionnelle (diplôme, titre, certificat de qualification professionnelle...) reconnue par l'État et/ou la branche professionnelle.	• Validation des acquis de l'expérience	....

26 La certification des établissements de santé et l'évaluation des EHPAD

L'évaluation est une démarche obligatoire qui apprécie les activités et la qualité des prestations ou des soins délivrés aux usagers ou aux patients. Elle aboutit à la certification des établissements sanitaires et médico-sociaux.

LA SITUATION

Jalil, aide-soignant au Centre hospitalier de VALLÉE, est convoqué pour une journée d'information sur le dossier des patients hospitalisés. L'infirmière cadre de son service lui donne des explications.

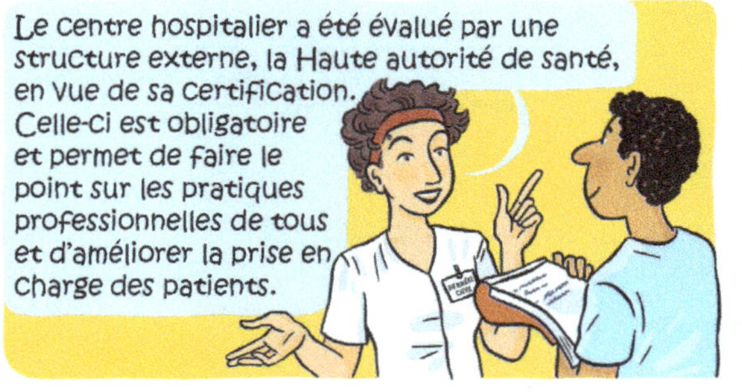
Le centre hospitalier a été évalué par une structure externe, la Haute autorité de santé, en vue de sa certification. Celle-ci est obligatoire et permet de faire le point sur les pratiques professionnelles de tous et d'améliorer la prise en charge des patients.

ANALYSE DE LA SITUATION

OBJECTIF : Décrire et énoncer les principes et les objectifs de la certification dans le secteur sanitaire.

1 Lisez **LA SITUATION**. Relevez la définition de la certification.

....

....

....

2 Qui réalise cette certification ?

....

....

3 Soulignez, dans **LA SITUATION**, les objectifs de la certification.

4 Cette procédure est-elle obligatoire ?

....

....

5 Lisez le **Doc. 1**. Quel est le rôle du manuel de certification ?

....

....

6 Relevez sur le **Doc. 1** les numéros des activités à améliorer : ....

....

....

Les critères d'évaluation sont imposés par la Haute autorité de santé dans un document, le manuel de certification.

1. Traçabilité de l'évaluation de la douleur (TRD)

Pour soulager la douleur, il est indispensable qu'elle puisse être quantifiée et suivie. Cet indicateur montre que l'évaluation de la douleur a bien été consignée dansle dossier.

Dossiers conformes (*)

CH de Vallée	71 %
Moyenne nationale	40 %

3. Délai d'envoi du courrier de fin d'hospitalisation (DEC)

Le courrier de fin d'hospitalisation est un élément clé de la continuité des soins.

Envoi du courrier conforme dans le délai (*)

CH de Vallée	10 %
Moyenne nationale	26 %

3. Tenue du dossier patient (TDP)

Un dossier du patient bien tenu est un élément essentiel de la sécurité et de l'efficacité de votre priseen charge. Il contribue au partage de l'information entre les différents professionnels de santé.

Dossiers conformes (*)

CH de Vallée	71 %
Moyenne nationale	62 %

(*) L'objectif national à atteindre fixé par la haute autorité de santé est que chaque établissement ait des résultats supérieurs à 80 %.

Doc. 1 **Un extrait des conclusions de la Haute autorité de santé concernant le dossier des patients hospitalisés du CHU de VALLÉE.**

OBJECTIF : Énoncer les étapes de la procédure de certification et citer les missions de la Haute autorité de santé (HAS) dans le processus de certification.

ACTIVITÉ 1 Les différentes étapes de la procédure de certification

1 ENGAGEMENT DE L'ÉTABLISSEMENT DE SANTÉ

Tous les 4 ans, les établissements de santé publics et privés doivent s'engager dans une procédure de certification : la Haute autorité de santé envoie un courrier d'entrée dans la procédure.

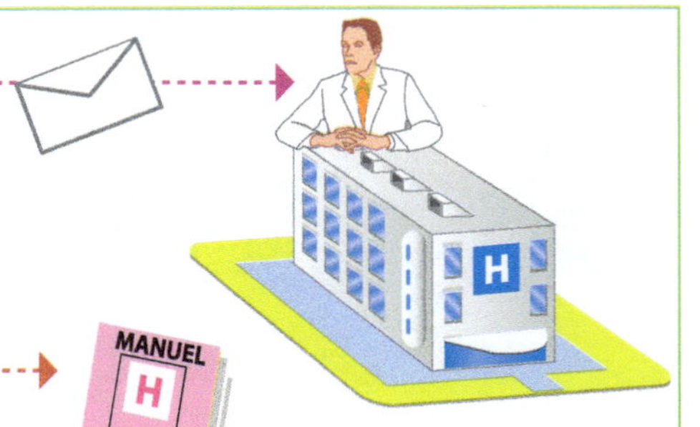

2 AUTO-ÉVALUATION

Un groupe de professionnels réalise un état des lieux de ce qui se pratique dans l'établissement. Ils identifient les points forts et les points à améliorer en prenant comme référence le manuel de certification élaboré par la HAS.

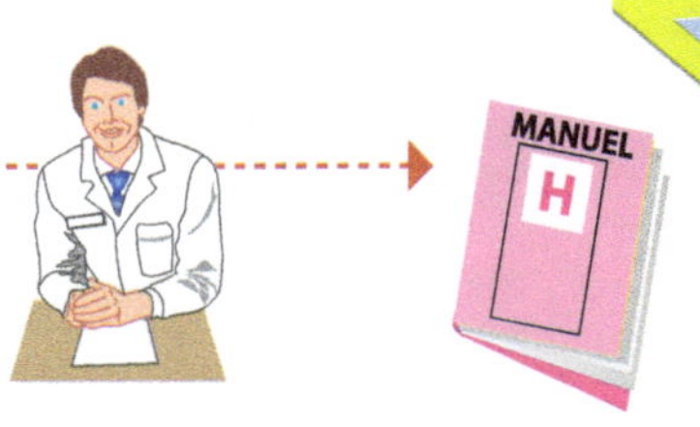

3 LA VISITE DE CERTIFICATION

Elle est réalisée par une équipe d'experts-visiteurs, médecins, pharmaciens, directeurs, soignants formés par la HAS. Ils rencontrent le groupe de professionnels qui a réalisé l'auto-évaluation, visitent l'établissement, s'entretiennent avec le personnel, les patients. Ils réalisent un rapport.

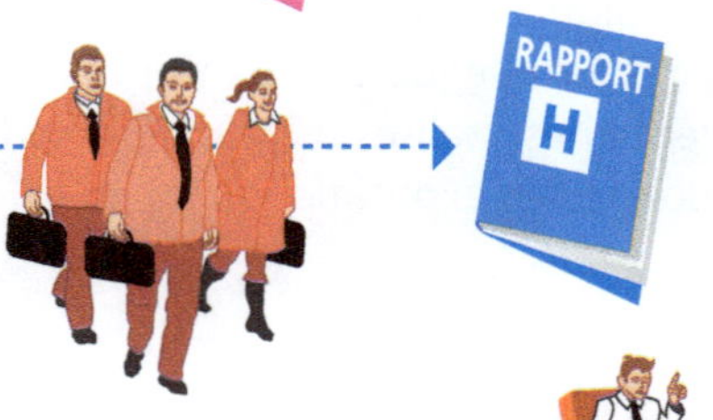

4 PRISE DE DÉCISIONS DE LA HAUTE AUTORITÉ DE SANTÉ

À partir des observations du groupe de professionnels et du rapport des experts-visiteurs, la Haute autorité de santé réalise un rapport de certification qui précise la décision prise : certification, certification avec recommandations (améliorations possibles), certification avec réserves (insuffisances) et le transmet à l'établissement de santé qui peut le contester.

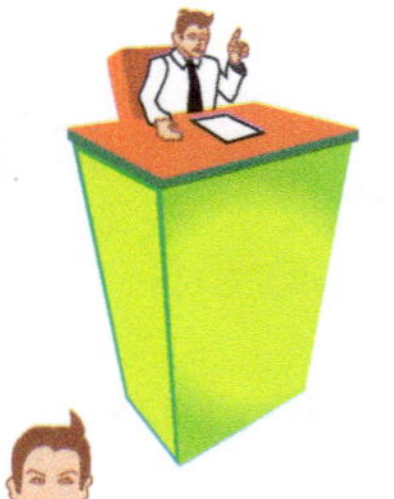

5 DIFFUSION DU RAPPORT DE CERTIFICATION

Le rapport est envoyé à l'Agence régionale de santé et publié sur le site internet de la HAS.

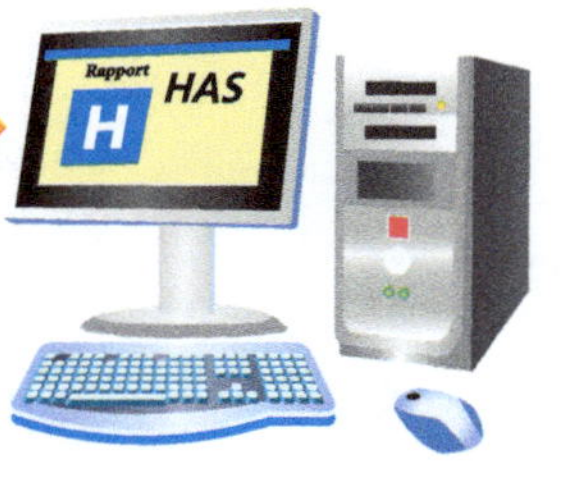

6 MISE EN PLACE DU PLAN D'ACTION

Le plan d'action est le document dans lequel l'établissement de santé expose les mesures qu'il s'engage à mettre en oeuvre pour résoudre les dysfonctionnements relevés par la Haute autorité de santé avant la prochaine certification.

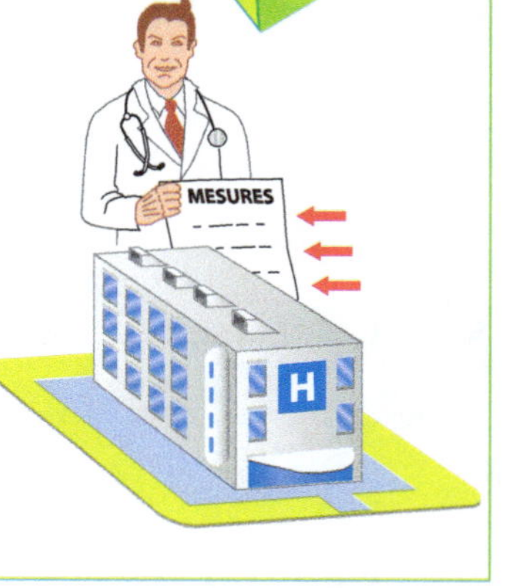

Doc. 2 La procédure de certification des établissements de santé.

1 Observez le Doc. 2. Soulignez, pour chaque étape, en rouge les acteurs et en vert les documents utilisés.

2 Relevez les cinq missions de la Haute autorité de santé (HAS) dans le processus de certification.

- ....
- ....
- ....
- ....
- ....

OBJECTIFS : Définir la notion d'évaluation en EHPAD et ses objectifs. Citer les rubriques (items) retenues par la législation pour l'évaluation en structures sociales et médico-sociales.

ACTIVITÉ 2 L'évaluation de la qualité dans les EHPAD

Le référentiel « ANGÉLIQUE » est un outil d'auto-évaluation de la qualité en **EHPAD** réalisé par un groupe de travail composé de représentants des services de l'État, des conseils généraux, de l'assurance maladie, de responsables et professionnels d'établissements de santé publics et privés. Il a été élaboré à partir des critères d'évaluation imposés par le **cahier des charges** applicable aux EHPAD.

Cet outil a pour objectif d'aider les établissements à réaliser leur évaluation : faire un bilan mettant en évidence leurs points forts et leurs points faibles afin de préciser les améliorations en matière de qualité qu'ils considèrent comme prioritaires pour leur établissement.

L'outil comprend quatre parties :

1. les attentes et la satisfaction des résidents et familles *(rubriques : accueil et admission, droits et liberté, restauration, cadre de vie...)*
2. les réponses apportées aux résidents en terme d'autonomie, d'accompagnement et de soins *(rubriques : organisation des soins, soutien à l'autonomie restante, personnel...)*
3. l'établissement et son environnement *(rubriques : ouverture vers l'extérieur, sécurité...)*
4. la démarche qualité *(rubriques : démarche qualité, plan d'amélioration continue...)*.

Doc. 3 **Le référentiel ANGÉLIQUE, outil d'auto-évaluation de la qualité en EHPAD.**

1 Lisez le Doc. 3. Soulignez en bleu la définition de l'évaluation et en rouge son objectif.

2 Pourquoi peut-on dire que cet outil a un caractère officiel ? ....

....

3 Soulignez en vert les différentes rubriques qui sont retenues dans l'outil d'auto-évaluation.

4 Les professionnels des EHPAD répondent à une multitude de questions présentes dans cet outil. Indiquez, pour chaque exemple suivant, la rubrique du référentiel ANGÉLIQUE correspondante.

Référentiel ANGÉLIQUE — **Grilles d'auto-évaluation en EHPAD**

Exemples de questions	Rubriques (items)
Des enquêtes de satisfaction sont-elles menées auprès des résidents et des familles ?	Démarche qualité
Les agents ont-ils été formés aux gestes de survie ?	....
L'EHPAD a-t-il signé une convention avec un établissement de santé pour la prise en charge des urgences ?	....
Existe-t-il un livret d'accueil ?	....
Existe-t-il des systèmes d'aide à la prévention des chutes (barres d'appui...) ?	....
Existe-t-il des activités à visée thérapeutique (ateliers mémoire, gymnastique...) ?	....
Existe-t-il avant l'entrée une visite de l'établissement par le futur résident ?	....
L'institution propose-t-elle un cadre de vie agréable au plan auditif ?	....
Les éléments signalés par les résultats des enquêtes de satisfaction sont-ils pris en compte ?	....
L'organisation des soins permet-elle un recours rapide, chaque fois que nécessaire, à un chirurgien-dentiste ?	....
Les résidents peuvent-ils apporter du mobilier ?	....
Le personnel est-il informé des consignes en matière de sécurité incendie ?	....

OBJECTIF : Expliquer brièvement les modalités de la démarche d'évaluation en distinguant les notions d'évaluation interne et externe.

ACTIVITÉ 3 L'évaluation externe et interne en EHPAD

Seul un organisme habilité par l'Anesm est autorisé à réaliser l'évaluation externe. L'établissement se doit de procéder à **deux évaluations externes** entre la date de son autorisation d'activité et le renouvellement de celle-ci. Il est par ailleurs tenu de respecter des critères fixés par le décret du 15 mai 2007, comme la pertinence, l'impact, la cohérence des actions. Cette évaluation sera transmise aux institutions qui délivrent le renouvellement d'autorisation d'activité de l'établissement valable 15 ans (conseil général, État).

L'évaluation interne est menée en continu par l'établissement lui-même. Il élabore les critères en respectant les recommandations de bonnes pratiques professionnelles, publiées par l'Anesm.

Cette évaluation permet la mise en place d'actions d'amélioration des activités et de la qualité des prestations délivrées. Celle-ci est également transmise au moins tous les 5 ans aux institutions qui délivrent le renouvellement d'autorisation.

Doc. 4 **La loi du 2 janvier 2002 a rendu obligatoire l'évaluation interne et externe des activités et de la qualité des prestations délivrées par les établissements et services sociaux et médico-sociaux.**

1 Lisez le Doc. 4. Quelle est la loi qui a rendu obligatoire l'évaluation dans les EHPAD ?

....

2 Soulignez en rouge les deux types d'évaluations.

3 Soulignez en noir pour chaque type d'évaluation : le réalisateur de l'évaluation, l'origine des critères d'évaluation et le but de l'évaluation.

4 Complétez le Doc. 5 à l'aide des informations soulignées dans le Doc. 4.

Évaluation en EHPAD = démarche pour apprécier les activités et la qualité des prestations délivrées

Évaluation externe

• Réalisée par un .... habilité par

....

....

• Basée sur des ....

....

• Permettant ....

....

....

....

....

Évaluation interne

• Réalisée par ....

• Basée sur des ....

....

....

• Permettant ....

....

....

et ....

....

....

Doc. 5 **Les modalités de la démarche des évaluations interne et externe en EHPAD.**

5 À l'aide du lexique, indiquez les missions de l'Anesm après avoir précisé la signification de son sigle.

....

....

OBJECTIF : Énoncer l'intérêt de l'évaluation en EHPAD pour faire évoluer les pratiques professionnelles.

ACTIVITÉ 4 L'intérêt de l'évaluation en EHPAD

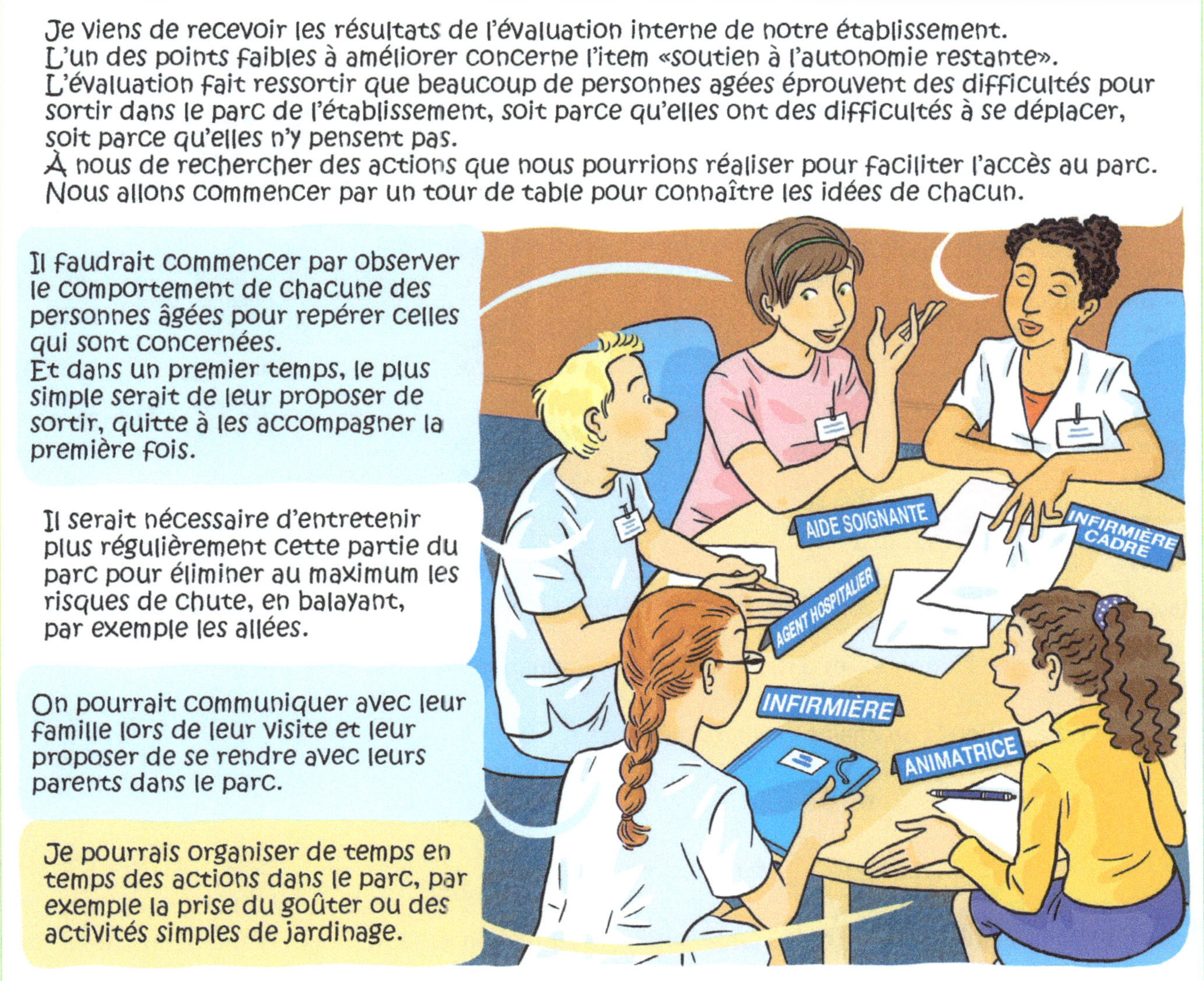

Je viens de recevoir les résultats de l'évaluation interne de notre établissement. L'un des points faibles à améliorer concerne l'item «soutien à l'autonomie restante». L'évaluation fait ressortir que beaucoup de personnes âgées éprouvent des difficultés pour sortir dans le parc de l'établissement, soit parce qu'elles ont des difficultés à se déplacer, soit parce qu'elles n'y pensent pas. À nous de rechercher des actions que nous pourrions réaliser pour faciliter l'accès au parc. Nous allons commencer par un tour de table pour connaître les idées de chacun.
Il faudrait commencer par observer le comportement de chacune des personnes âgées pour repérer celles qui sont concernées. Et dans un premier temps, le plus simple serait de leur proposer de sortir, quitte à les accompagner la première fois.
Il serait nécessaire d'entretenir plus régulièrement cette partie du parc pour éliminer au maximum les risques de chute, en balayant, par exemple les allées.
On pourrait communiquer avec leur famille lors de leur visite et leur proposer de se rendre avec leurs parents dans le parc.
Je pourrais organiser de temps en temps des actions dans le parc, par exemple la prise du goûter ou des activités simples de jardinage.
AIDE SOIGNANTE
INFIRMIÈRE CADRE
AGENT HOSPITALIER
INFIRMIÈRE
ANIMATRICE

Doc. 6 **Une réunion dans un EHPAD pour la mise en place d'actions d'amélioration.**

1 Observez le Doc. 6. Nommez les différents professionnels présents à cette réunion.

....

....

2 Soulignez, dans le Doc. 6, en vert l'évènement qui est à l'origine de cette réunion et en rouge son objectif. Soulignez en noir les différentes solutions proposées.

3 Pourquoi peut-on dire que l'évaluation est à l'origine d'une évolution des pratiques professionnelles ?

....

....

....

....

....

Le point sur vos acquis

Analyse du Doc. 7

Rubriques	% acquis mai 2015	% acquis juin 2018	% à prévoir 2021
Attentes et satisfaction des résidents et des familles			
Accueil et admission	90 %	97 %	97 %
Droits et libertés	82 %	89 %	97 %
Restauration	88 %	92 %	100 %
Cadre de vie	81 %	100 %	100 %
Réponses apportées aux résidents en termes d'autonomie, d'accompagnement et de soins			
Maintien de l'autonomie	83 %	86 %	94 %
Organisation des soins	83 %	86 %	92 %
Aides et soins spécifiques	89 %	92 %	100 %
Personnel	73 %	70 %	81 %
L'établissement et son environnement			
Ouverture vers l'extérieur	68 %	72 %	78 %
Sécurité et maintenance	93 %	97 %	100 %
Projet institutionnel	64 %	95 %	100 %
Démarche qualité			
Démarche qualité	70 %	73 %	97 %
Plan d'amélioration continue	68 %	68 %	95 %

Légende

- 56-70 %
- 70-80 %
- 80-90 %
- 90-100 %

Doc. 7 La grille de synthèse de l'auto-évaluation (référentiel ANGELIQUE) de l'EHPAD « Les narcisses ».

1. Lisez le Doc. 7. Entourez les dates des dernières évaluations internes effectuées.

2. Quand aura lieu la prochaine évaluation interne ? ....

3. À qui sera transmise cette grille ? ....

4. Coloriez les résultats du Doc. 7 en respectant la légende.

5. Observez la grille mise en couleur, puis justifiez l'affirmation suivante : « l'EHPAD Les Narcisses a amélioré la qualité de la prise en charge des usagers de 2015 à 2021 ».

....

6. Citez trois rubriques qui nécessiteront la mise en place d'actions d'amélioration d'ici 2021.

....

7. Citez trois rubriques qui ne nécessiteront pas la mise en place d'actions d'amélioration d'ici 2021.

....

8. Associez à l'aide d'une flèche chaque définition au terme correspondant.

Définition			Terme
Appréciation objective du fonctionnement et des pratiques professionnelles d'une organisation à l'aide d'outils fiables (référentiels...).	•	•	CERTIFICATION
Organisme officiel qui élabore les critères d'évaluation des EHPAD.	•	•	LA HAUTE AUTORITÉ DE SANTÉ
Reconnaissance par un organisme indépendant de la conformité d'un service à des exigences fixées dans un référentiel.	•	•	L'AGENCE NATIONALE D'ÉVALUATION SOCIALE ET MÉDICO-SOCIALE
Organisme officiel qui organise la certification des établissements de santé.	•	•	ÉVALUATION

27 L'évaluation des pratiques professionnelles

Tous les professionnels des secteurs sanitaire et médico-social sont concernés par la mise en place de l'évaluation des pratiques professionnelles. Son but est l'amélioration continue de la qualité de la prise en charge du patient ou de l'usager.

LA SITUATION

Colette, 75 ans, a décidé de quitter son appartement pour aller dans un EPHAD, « Les Tournesols ». Elle a rencontré l'infirmière cadre, Manon, qui lui fait visiter l'établissement et tout particulièrement une chambre, et lui a remis un exemplaire de la dernière édition du livret d'accueil. Cette nouvelle édition tient compte des bonnes pratiques professionnelles adoptées par l'ensemble du personnel. Ce sont des comportements, des procédures, qui dans un contexte professionnel donné, à un moment donné, sont considérés comme indispensables par un nombre important de professionnels pour assurer une prise en charge satisfaisante de l'usager.

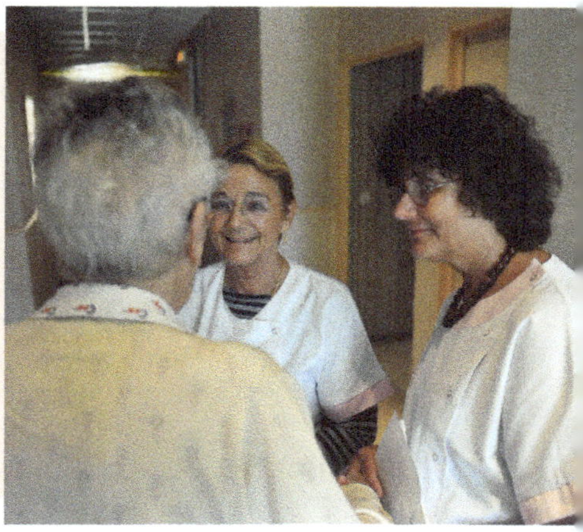

ANALYSE DE LA SITUATION

OBJECTIF : Définir le terme de « bonnes pratiques » et donner des exemples.

1 Lisez **LA SITUATION**. Soulignez en rouge la définition du terme « bonnes pratiques » et en bleu les professionnels concernés par les bonnes pratiques.

2 Soulignez en vert les bonnes pratiques mises en œuvre par l'établissement pour organiser au mieux l'accueil de Colette à l'EHPAD « Les Tournesols ».

3 Lisez les droits présentés dans le **Doc. 1**. Indiquez les personnes qui sont concernées par ces droits.

....

> **Établissement « Les Tournesols »**
>
> **VOTRE CHAMBRE**
>
> ■ Vous avez la possibilité d'aménager votre lieu de vie avec du petit mobilier et des objets personnels (bibelots, photos, etc.) suivant votre désir et votre goût.
>
> ■ Pour des raisons de sécurité ou d'hygiène, l'équipe de direction ou le personnel soignant pourra être amenée à pénétrer dans votre chambre, tout en respectant l'intimité de votre chambre.
>
> ■ Votre famille et vos amis pourront vous rendre visite dans votre chambre.

Doc. 1 Un extrait du livret d'accueil de l'EPHAD « Les Tournesols ».

4 Associez à chaque exemple de bonnes pratiques, le droit de la personne âgée satisfait par celui-ci.

Bonnes pratiques	Droits de l'usager
Mettre à disposition des chaises supplémentaires facilement disponibles à proximité de chaque chambre. •	• Droit d'aménager le lieu de vie suivant le désir et le goût de chacun.
Remettre au même endroit les objets déplacés après le ménage. •	• Respect des pratiques personnelles dans les gestes de la vie quotidienne.
Former l'ensemble des professionnels au respect de l'entrée dans un espace privatif : frapper avant d'entrer et attendre avant d'entrer, d'y être invité. •	• Droit de recevoir la visite de la famille et des amis dans la chambre.

OBJECTIF : Préciser les objectifs et intérêts des guides de bonnes pratiques.

ACTIVITÉ 1 Les guides de bonnes pratiques

Un **guide de bonnes pratiques « hygiène des mains »** sert de référence pour la rédaction et la mise en place de protocoles de soins dans les établissements de santé et les services qu'y s'y rattachent, tels que le lavage simple et le lavage antiseptique.

Une évaluation des pratiques professionnelles en hygiène des mains dans les établissements de santé a été conduite par le Centre de Coordination de la Lutte contre les Infections Nosocomiales de Paris Nord (CCLIN Paris-Nord) en 1994. Le résultat a conduit à la mise en place d'un groupe de travail (infirmières cadres, hygiénistes, pharmaciens, médecins, aides-soignants…) pour actualiser le guide de bonnes pratiques « hygiène des mains ».

L'évolution de la législation hospitalière, des normes européennes (par exemple, en 2007, une norme spécifie la composition des produits reconnus efficaces pour le lavage antiseptique des mains), le progrès médical et technologique nécessitaient aussi une actualisation de ce guide.

Ce guide de bonnes pratiques doit enfin respecter les référentiels publiés par la Haute autorité de santé.

Source : CLIN Paris-Nord.

Doc. 2 **Le guide de bonnes pratiques destiné à donner des repères aux professionnels des établissements de santé de la région Paris-Nord.**

1 Lisez le Doc. 2. Quel est le domaine concerné par ce guide de « bonnes pratiques » ?

....

2 Qui a décidé d'actualiser le guide de « bonnes pratiques » ?

....

3 Soulignez en rouge les participants à l'élaboration de ce guide de « bonnes pratiques ».

4 Quel est l'intérêt de tout guide de « bonnes pratiques » ?

....

....

5 Soulignez en vert dans le Doc. 2 les éléments qui ont servi de base pour l'élaboration de ce guide. Complétez le schéma ci-dessous en inscrivant chacun de ces éléments (un élément par case).

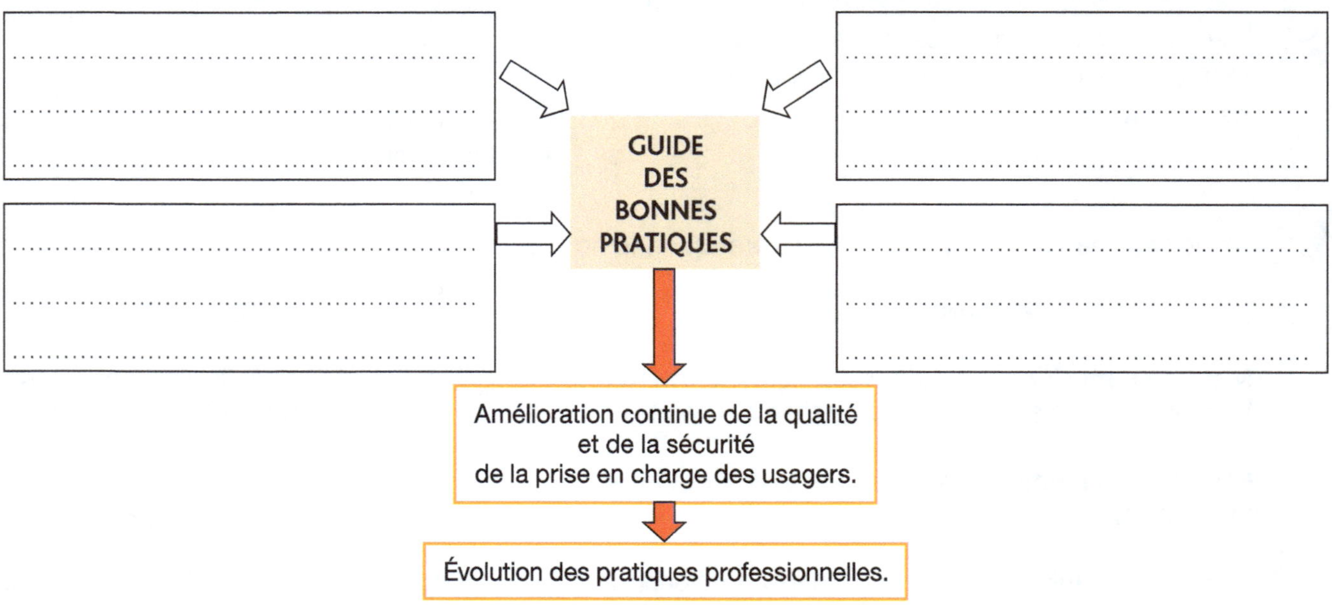

6 Observez le schéma complété. Encadrez en rouge les deux objectifs des guides de bonnes pratiques.

OBJECTIF : Expliciter les principes d'élaboration des grilles d'auto-évaluation.

ACTIVITÉ 2 Deux exemples de grilles d'auto-évaluation

Depuis 2004, les établissements d'hébergement pour personnes âgées doivent disposer d'un plan bleu, plan interne de gestion d'une crise sanitaire, visant notamment la gestion d'une éventuelle canicule. Depuis 2006, pour accompagner cette démarche, l'Agence régionale de santé des Yvelines met à leur disposition des outils d'auto-évaluation : une grille pour les structures médicalisées, telles que les EHPAD ; une grille pour les foyers logements. Les professionnels l'utilisent avant la période de veille saisonnière comme « pense-bête » pour faire le point sur la mise en place du volet canicule de leur plan bleu.

1.4.4 Ventilateurs	
34. L'établissement dispose de ventilateurs lui appartenant.	❒ oui ❒ non ❒ en place ❒ à actualiser ❒ à faire
35. L'établissement a dressé l'inventaire des ventilateurs.	❒ oui ❒ non ❒ en place ❒ à actualiser ❒ à faire
36. L'établissement a élaboré un plan d'utilisation de ces ventilateurs, tant pour le personnel (buanderie par exemple) que pour les résidents.	❒ oui ❒ non ❒ en place ❒ à actualiser ❒ à faire

Source : Agence régionale de Santé des Yvelines.

Doc. 3 L'élaboration des grilles d'auto-évaluation de la mise en place du plan bleu et un extrait de la grille applicable en cas de survenue d'une éventuelle canicule.

La grille d'auto-évaluation a été réalisée au sein du Comité de lutte contre la douleur (CLUD) par un groupe de travail interdisciplinaire à partir de textes officiels (charte du patient 1995, plan pluriannuel douleur 2006-2010, loi du 4 mars 2002, référentiel de la Haute autorité de santé…), de documents, de livres, de sites Internet traitant de la douleur et de rencontres avec des personnes ressources (médecins du service du traitement de la douleur, de soins palliatifs, des formateurs « douleur » du CHU…). Cette grille s'inscrit dans la politique de prévention du risque douleur du CHU.

CHU MONTPELLIER CENTRE HOSPITALIER UNIVERSITAIRE

GRILLE D'AUTO-ÉVALUATION
Prise en charge de la douleur

À destination des chefs de service, des cadres de santé, des directeurs de soins, des directeurs et enseignants des écoles du CHU.

Le CHU énonce et communique sa politique concernant la prise en charge de la douleur (Référence 6.a 27.a)			
	Critère	**OUI**	**NON**
1	La politique de prise en charge de la douleur est formalisée dans le livret d'accueil.		
2	Le patient hospitalisé dispose systématiquement du livret d'accueil contenant ses droits relatifs au soulagement de la douleur et la prise en compte de la souffrance.		
3	Le patient hospitalisé dispose sytématiquement de la charte du patient hospitalisé.		

Source : CHU Montpellier, référentiel de prise en charge de la douleur.

Doc. 4 L'élaboration d'une grille d'auto-évaluation de la prise en charge de la douleur et un extrait de la grille applicable.

1 Lisez les Doc. 3 et 4. Soulignez en rouge dans les grilles d'auto-évaluation le domaine concerné et en bleu dans les textes l'objectif poursuivi.

2 Qui a élaboré la grille d'auto-évaluation de la mise en place du plan bleu ?

....

3 Soulignez en vert dans le Doc. 3 les deux types de structures qui utilisent cette grille.

4 Pourquoi a-t-il été prévu de mettre à disposition deux grilles différentes d'auto-évaluation de la mise en place du plan bleu ?

....

....

5 Qui a élaboré la grille d'auto-évaluation de la prise en charge de la douleur ?

....

6 Quel est l'intérêt du travail interdisciplinaire pour l'élaboration de cette grille ?

....

7 Soulignez dans le Doc. 4, en noir les différents éléments qui ont permis de réaliser cette grille, et en vert les professionnels qui l'utilisent.

Le point sur vos acquis

Analyse du Doc. 5

1 Observez le Doc. 5. Repérez les quatre étapes du processus d'amélioration des pratiques professionnelles, puis définissez chacun des termes suivants :

- Planifier signifie : ....
- Réaliser signifie : ....
- Évaluer signifie : ....
- Améliorer signifie : ....

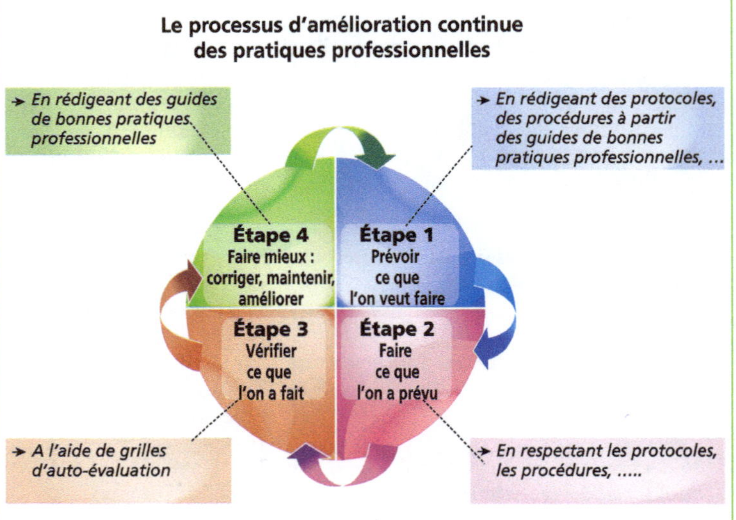

Doc. 5 Le processus d'amélioration continue des pratiques professionnelles.

2 Soulignez dans le Doc. 5 les documents qui sont des supports pour l'amélioration de la qualité.

3 Pourquoi peut-on dire que l'amélioration des pratiques professionnelles est continue ?

....

4 Lisez chacune des affirmations et cochez la ou les réponses exactes.

- Les bonnes pratiques professionnelles :
  - ☐ sont spécifiques à chaque type de structure.
  - ☐ sont les mêmes pour tous les types de structures.
  - ☐ sont établies une fois pour toutes.
  - ☐ évoluent sans cesse.
- Les bonnes pratiques professionnelles concernent :
  - ☐ uniquement le personnel soignant de l'établissement de santé.
  - ☐ uniquement le personnel administratif de l'établissement de santé.
  - ☐ tous les professionnels de l'établissement de santé.
  - ☐ tous les professionnels qui interviennent au domicile lors d'un HAD.
- Les guides de bonnes pratiques professionnelles sont élaborés en s'appuyant sur :
  - ☐ les expériences professionnelles.
  - ☐ des textes juridiques.
  - ☐ les référentiels de la HAS.
- L'évaluation des pratiques professionnelles permet :
  - ☐ des promotions professionnelles (augmentation de salaire).
  - ☐ l'évolution des pratiques professionnelles.
  - ☐ l'amélioration de la qualité.
- Les grilles d'auto-évaluation sont :
  - ☐ des documents juridiques.
  - ☐ des documents réalisés par des professionnels.

28 Le tutorat, l'accompagnement des nouveaux agents et des bénévoles

Accueillir un stagiaire, du personnel, des bénévoles... au sein d'une structure est un moment important qui doit être préparé. En effet, le soutien et le cadrage de cet accompagnement ont des enjeux pour la réussite du parcours professionnel du stagiaire et du professionnel.

LA SITUATION

Madame Grange, cadre de santé à l'EHPAD « Les Montagnes Fleuries », assure la fonction de tutrice auprès de Maellys, 18 ans, élève en terminale BAC PRO ASSP option « en structure ». Celle-ci effectue une PFMP d'une durée de cinq semaines. Aujourd'hui, Mme Grange se charge de l'accueil de Maellys, d'une nouvelle aide-soignante et de deux bénévoles.

La structure nomme un tuteur à l'élève stagiaire. Le tuteur assure, avec l'équipe pédagogique du lycée, la responsabilité de la formation du jeune pendant sa période de formation en milieu professionnel (PFMP). Il est l'interlocuteur pour l'établissement scolaire.

Il a connaissance des noms des enseignants qui composent l'équipe pédagogique. La communication entre le tuteur et l'enseignant, pendant les PFMP, se fait sous forme de rencontre sur le lieu de stage et par les moyens habituels (téléphone), ainsi que par le biais du carnet d'évaluation et de suivi de l'élève.

Doc. 1 Un extrait de la convention de stage de Maellys.

ANALYSE DE LA SITUATION

OBJECTIF : Énoncer les rôles du tuteur auprès du stagiaire.

1 Lisez **LA SITUATION**. Citez trois actions qui, à votre avis, sont incontournables pour assurer un « accueil réussi » d'un stagiaire.

....

....

....

....

....

....

2 Lisez le Doc. 1. Complétez le Doc. 2 à l'aide de vos connaissances et de votre vécu en PFMP.

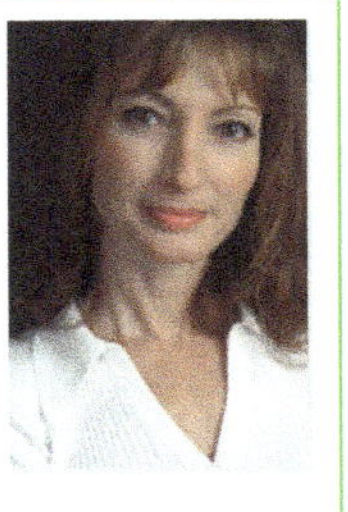

NOM : tuteur(trice) d'un(e) stagiaire

Lieu d'exercice : ....

Rôles assurés :

- En lien avec l'établissement scolaire
  - → ....
  - → ....
  - → ....
- Auprès du (de la) stagiaire
  - → ....
  - → ....
  - → ....
- Qualités requises
  - → ....
  - → ....

Doc. 2 La « carte d'identité » du tuteur de stage.

3 Le titulaire du BAC PRO ASSP doit être capable d'accueillir des nouveaux agents et des bénévoles. Pourquoi cette phase d'accueil doit-elle être organisée ?

– ....

– ....

OBJECTIFS : Énoncer les rôles du tuteur auprès du stagiaire.
Indiquer les documents nécessaires au suivi et à l'évaluation du stagiaire.

ACTIVITÉ 1 Le tutorat du stagiaire

	AVANT	ACCOMPAGNEMENT	ÉVALUATION	APRÈS
Structure accueillante	– Répondre à la première prise de contact avec le stagiaire. – Négocier les objectifs du stage. – Signer les conventions.	– Encadrer. – Transférer des compétences. – Ajuster si nécessaire.	– …………………… …………………… …………………… …………………… …………………… ……………………	– Compléter tous les documents liés au stage (attestation, fiche d'appréciation...). – Conseiller pour la suite du parcours.
Établissement de formation	– Négocier les objectifs du stage. – Remettre les conventions.	– Garder le contact tout au long du stage et ajuster si nécessaire.	– …………………… …………………… …………………… – Effectuer un bilan du stage.	– Faire un bilan de stage. – …………………… …………………… …………………… – Définir la suite du parcours.
Stagiaire	– …………………… …………………… – …………………… …………………… – Signer les conventions.	– …………………… …………………… …………………… – Respecter les consignes, en cas de réajustement.	– …………………… …………………… …………………… – …………………… …………………… ……………………	– …………………… …………………… …………………… …………………… …………………… ……………………

Doc. 3 Le déroulement du tutorat du stagiaire.

1 Observez le Doc. 3. Complétez les informations manquantes à l'aide de votre vécu en PFMP.

2 Durant le stage, le tuteur a la responsabilité de la qualité de la transmission des savoir-faire professionnels. Justifiez ce rôle.

……

3 Reliez le document avec son (ou ses) descriptif(s).

Document		Descriptif
Le livret de suivi des compétences intitulé « carnet de liaison » ou « livret de suivi en milieu professionnel ». •		• Outil de dialogue entre les formateurs et les tuteurs sur la totalité du cycle de formation. Il permet à l'élève de se positionner.
		• Document listant les compétences de la formation avec les indicateurs d'évaluation, les exigences, le barème attribué pour effectuer l'évaluation du stagiaire.
Fiche de notation ou grille d'évaluation. •		• Document dans lequel sont listées les activités, les tâches spécifiques de la formation. Celles-ci sont cochées par le professeur et le tuteur lorsqu'elles ont été étudiées dans le centre de formation ou réalisées durant le stage.

OBJECTIF : Définir la notion de « bénévolat ».

ACTIVITÉ 2 Le bénévolat

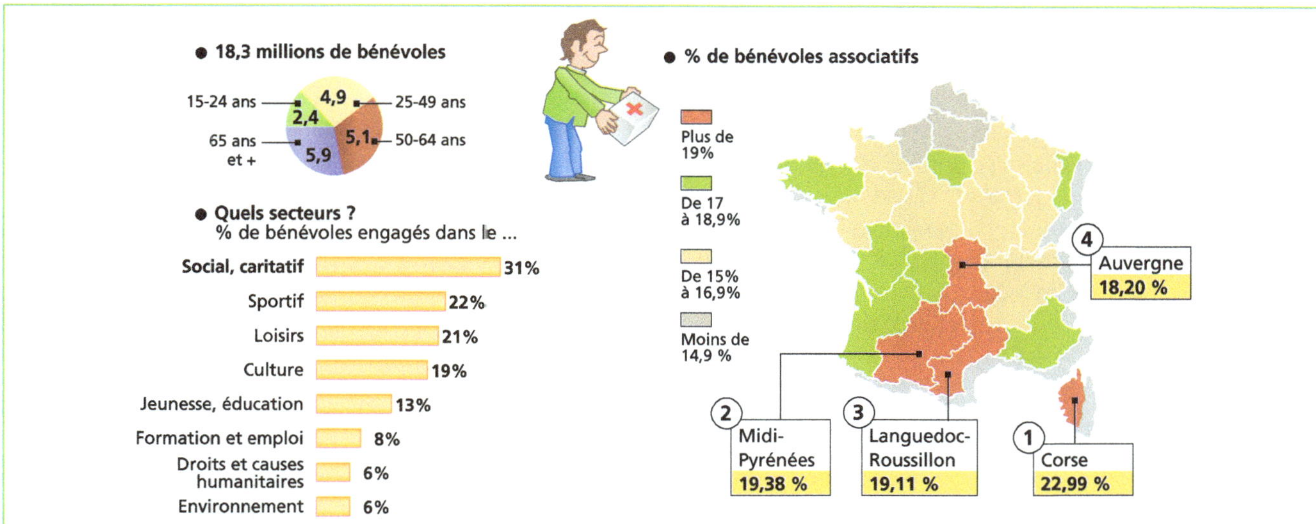

Doc. 4 Le bénévolat en France.

1 Observez le Doc. 4. Dressez le portrait des bénévoles en France de manière à mettre en évidence le lieu, l'âge et le secteur dans lesquels ils sont les plus nombreux.

....

....

> **Est bénévole** toute personne qui s'engage librement pour mener une action non salariée en direction d'autrui, en dehors de son temps professionnel et familial.
>
> *Avis du Conseil Économique et Social du 24 février 1993.*

Doc. 5 Une définition du terme « bénévole ».

2 Lisez le Doc. 5. Formulez une définition de « bénévolat ».

....

....

....

3 Cochez les bonnes réponses.

- ☐ a) Le bénévolat est un engagement libre et gratuit.
- ☐ b) Le bénévolat est une activité libre, encadrée par aucun statut.
- ☐ c) Le bénévolat consiste à prendre la place des familles ou du personnel de la structure.
- ☐ d) Le bénévolat est un contrat moral.
- ☐ e) Le bénévolat repose sur une démarche personnelle qui doit faire l'objet d'une demande individuelle et d'un entretien préalable avec le directeur de la structure.
- ☐ f) Le bénévolat nécessite d'être ponctuel et régulier dans ses visites, afin de ne pas décevoir les personnes.
- ☐ g) Le bénévolat se caractérise par son absence de contrainte, l'absence de rémunération, par son action qui se fait pour autrui.
- ☐ h) Les bénévoles peuvent prendre des initiatives dépassant leur domaine d'intervention, comme un geste médical.
- ☐ i) Les bénévoles ont des règles à respecter comme le personnel de la structure.
- ☐ j) Les bénévoles apportent leur motivation, leurs savoirs, leurs compétences, leur volonté à contribuer à la qualité de vie des usagers et des projets.

OBJECTIF : Énoncer les rôles du professionnel auprès des nouveaux agents et des bénévoles.

ACTIVITÉ 3 Accueillir des nouveaux agents et des bénévoles

Walter HESBEEN définit ainsi l'accueil […] : « Être accueilli c'est être attendu en vue de réaliser quelque chose, bénéficier d'un sourire, capter de la chaleur, bénéficier d'une démarche personnalisée dans laquelle le nom des personnes accueillies est utilisé, être présenté aux membres de l'équipe, percevoir de la disponibilité en termes de moment, de lieu, de personnes […], être aidé pour découvrir et apprendre à connaître l'environnement, notamment en termes de locaux, d'organisation, de fonction des autres services […], être aidé pour identifier sa place dans le groupe et percevoir que chacun connaît cette place, son étendue et ses limites, avoir recours à une personne référente, avoir l'occasion d'exprimer ses attentes, ainsi que ses éventuelles craintes ou difficultés, prendre conscience des attentes du service, de ses limites, de ses exigences fortes ».

Source : W. HESBEEN, *Prendre soin à l'hôpital : inscrire le soin infirmier dans une perspective soignante*, © 1997, Masson, Paris.

Doc. 6 **Accueillir : qu'est-ce que c'est ?**

1 Lisez le Doc. 6. Énumérez, dans l'encadré ci-dessous, six actions à mener par tout professionnel pour assurer un accueil de qualité des nouveaux agents et des bénévoles dans une structure.

Actions à mener par le professionnel pour accueillir des nouveaux agents et des bénévoles :

....

....

....

....

....

....

....

2 Inscrivez, pour chaque rôle du professionnel, s'il concerne l'accueil du nouvel agent et/ou du bénévole.

a) Présenter les documents utilisés dans le service (protocoles, procédures, fiches de poste…).

Accueil du ....

b) Effectuer une démonstration des gestes professionnels en prenant en compte le niveau de compétences du personnel.

Accueil du ....

c) Se présenter et préciser ses rôles en tant que professionnel.

Accueil du ....

d) Accompagner à la prise de fonction au sein de l'équipe.

Accueil du ....

e) Réaliser un entretien oral.

Accueil du ....

f) Remettre le livret d'accueil du personnel, expliquer le fonctionnement de la structure, les horaires…

Accueil du ....

3 Parmi les rôles cités ci-dessus, soulignez, en rouge, quatre rôles correspondant à des missions pédagogiques du professionnel.

OBJECTIF : Préciser les positionnements possibles d'un bénévole au sein d'un service.

ACTIVITÉ 4 Les engagements du bénévole

RÉSIDENCE de l'YZE
10, route de Chanteloup
35150 CORS-NUDS

Article 3 : Le bénévolat a pour objectif essentiel de rompre l'isolement du résident en établissant avec lui des relations humaines qui lui apportent une aide psychologique et morale. Cette intervention s'exerce dans le cadre du projet de vie de l'établissement sous la responsabilité du Directeur.
L'un des objectifs de l'animation est de préserver l'intégration sociale des personnes âgées et la citoyenneté des résidents accueillis, afin que chacun puisse conserver un sens à son existence.

Article 4 : Les activités bénévoles ne peuvent recouvrir aucune des tâches qui relèvent des attributions du personnel soignant, du personnel administratif ou du service social de la Résidence.

Article 5 : Le champ d'action des bénévoles se traduit par des actions à caractère individuel ou collectif, par exemple :
- Tenue d'une permanence (bibliothèque, boutique, jeux, etc.).
- Participation aux activités d'animation (ateliers divers, animations festives, sorties).
- Entretiens individuels.

Article 6 : Les bénévoles s'engagent à respecter la personnalité et la dignité des résidents, ce qui implique que les bénévoles doivent préserver le droit individuel au repos et à l'intimité.
Les bénévoles ne peuvent se substituer au personnel soignant pour les manipulations habituelles (toilette, changement de vêtement) ou pour les prises alimentaires.

Article 8 : Vis-à-vis du personnel, les bénévoles doivent observer des règles de discrétion et d'écoute ; il s'agit pour le bénévole de se rendre utile, et surtout au résident, sans chercher à se substituer au soignant. Toutefois, il est très souhaitable que les bénévoles puissent communiquer librement avec tous les membres du personnel, afin d'éviter tout heurt ou toute incompréhension réciproque.

Article 9 : Les bénévoles s'engagent à n'exercer aucune pratique discriminatoire à l'égard des différentes catégories de résidents qui seraient fondées sur des motifs d'ordre religieux, philosophique ou politique. Toute activité bénévole qui revêtirait un tel caractère intéressé est à écarter.

Article 10 : L'animation étant considérée comme un soin (au sens de « Prendre soin de quelqu'un... »), les bénévoles ne peuvent exercer leur activité isolément et doivent se référer au Directeur ou à un membre du personnel.
De façon générale, les bénévoles exercent leur activité sous le contrôle du Directeur ou d'un membre du personnel, qui définissent avec eux les diverses modalités d'intervention :
- Type d'activités,
- Horaires et jours d'intervention,
- Lieu d'exercice de l'activité,
- Calendrier des réunions de coordination.

Je soussigné(e) (nom, prénom), *Mme Lacage Lilou*
domicilié(e) à *Cors-Nuds*
déclare avoir pris connaissance de la charte du bénévolat, et m'engage à la respecter dans son intégralité.
À Corps-Nuds, le *01/03/2017*
Signature *Lacage*

Source : www.residencedelyze.com

« Mme Gaspard, je vais appeler l'aide-soignante pour qu'elle vous aide à prendre votre collation. »

« M. le directeur, j'ai souhaité vous rencontrer pour vous faire part d'un projet de fêtes avec les résidents... »

« Je suis venue vous informer que je vais me charger de la permanence de la bibliothèque tous les jeudis de 14 h à 16 h. J'en ai parlé avec la directrice, elle est d'accord. » Bénévole s'adressant à la cadre de santé de l'EHPAD

« J'ai des engagements au sein de cette structure et je les respecte. »

« J'ai mis en place une activité chant. Elle a lieu tous les mardis de 15 h à 16 h dans la salle "La Belle Étoile". Nous avons une réunion de coordination chaque premier lundi du mois avec les animatrices, les infirmières, les AMP, la directrice... ».

Doc. 7 **Un extrait de la charte du bénévolat.**

Lisez le Doc. 7. Fléchez selon le modèle donné chacune des paroles de bénévoles à l'engagement de la charte qui est respecté.

Le point sur vos acquis

Analyse du Doc. 8

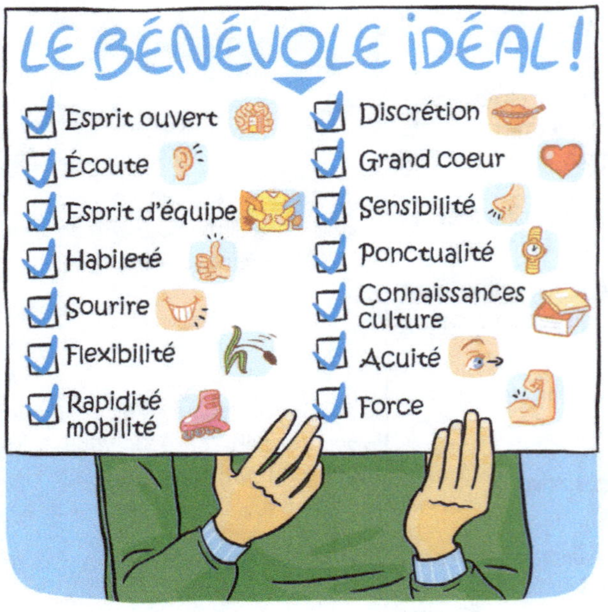
LE BÉNÉVOLE IDÉAL !
Esprit ouvert
Écoute
Esprit d'équipe
Habileté
Sourire
Flexibilité
Rapidité mobilité
Discrétion
Grand coeur
Sensibilité
Ponctualité
Connaissances culture
Acuité
Force

Doc. 8 Le portrait du bénévole idéal.

Autre qualité du bénévole :

....

Activités pouvant être assurées par un(e) bénévole au sein d'un EHPAD :

– ....

....

– ....

....

– ....

....

– ....

....

1 Lisez le Doc. 8. Proposez une autre qualité du bénévole et quatre activités que celui-ci peut assurer au sein d'un EHPAD.

2 Définissez la notion de « bénévolat ».

....

....

3 Complétez le tableau ci-dessous.

La tutrice	Rôles	Document utilisé
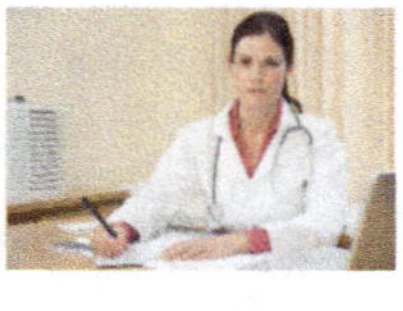	Suivi du stagiaire : – .... –	– ....
	Évaluation du stagiaire – .... –	– ....

4 Vous êtes un personnel encadrant dans une structure. Citez deux actions que vous mettez en œuvre pour :

– accueillir une nouvelle infirmière : ....

....

– accueillir une nouvelle bénévole : ....

....

29 La relation personne aidante-personne aidée

Une relation, c'est une rencontre qui s'inscrit sur une durée et qui nécessite de l'engagement de la part de chacun, c'est-à-dire de la personne aidante et de la personne aidée. L'aidant répond à une demande exigeant des aptitudes et des compétences.

LA SITUATION

Admise depuis quelques mois à l'EHPAD « L'Aiguille du Midi », madame Fernande, 91 ans, GIR3, est prise en charge chaque matin pour le lever et l'aide à la toilette par Julie, aide-soignante. Son médecin, le docteur Fontaine lui rend une visite mensuelle. Madame Fernande s'entend bien avec l'animatrice et participe avec bon coeur aux différents ateliers d'animation proposés. Elle apprécie également la compagnie d'Edmond, un bénévole qui prend le temps de l'écouter après la collation de l'après-midi. Elle regrette toutefois de ne pas voir suffisamment son fils unique, résidant à 300 km et qui vient une fois par mois la retrouver. Celui-ci veut rencontrer aujourd'hui l'infirmière car sa mère se plaint beaucoup de l'équipe soignante qu'elle juge peu sympathique et disposant de peu de temps pour s'occuper d'elle.

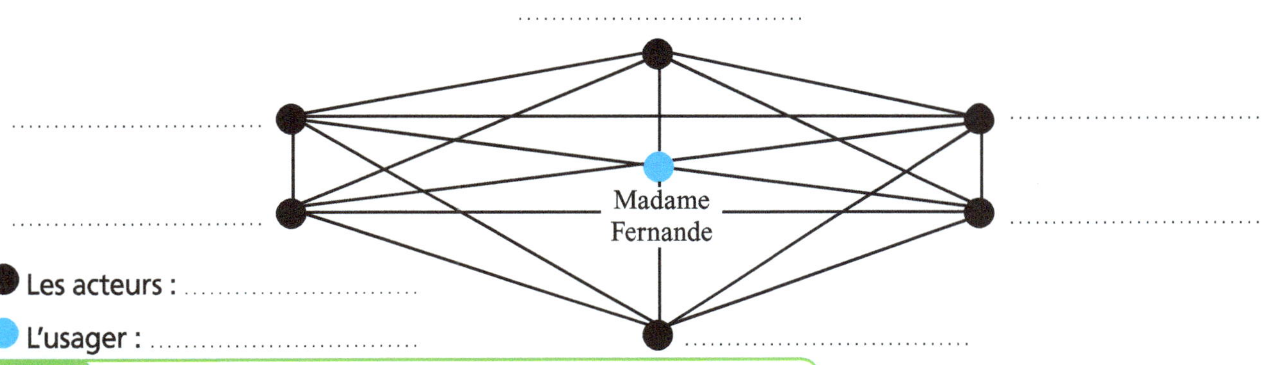

Les acteurs : ....

L'usager : ....

Doc. 1 **Les différents acteurs intervenant auprès de Mme Fernande.**

ANALYSE DE LA SITUATION

OBJECTIF : Identifier les acteurs en présence.

1 Lisez **LA SITUATION**. Soulignez tous les acteurs présents autour de madame Fernande puis replacez-les sur le schéma du Doc. 1.

2 Que symbolisent les traits pleins sur le schéma du Doc. 1 ?

....

....

3 Replacez, dans la légende du Doc. 1, à l'endroit approprié « personne aidée » et « personne aidante ».

4 *La relation entre une personne aidante et une personne aidée peut être comparée aux porcs-épics de Schopenhauer qui tentaient de se tenir chaud. Trop près les uns des autres, ils risquaient de se blesser. Trop loin, ils ne réussissaient pas à se réchauffer.* Expliquez cette comparaison.

....

....

OBJECTIF : Différencier la relation fonctionnelle du lien hiérarchique.

ACTIVITÉ 1 Les liens fonctionnels et hiérarchiques

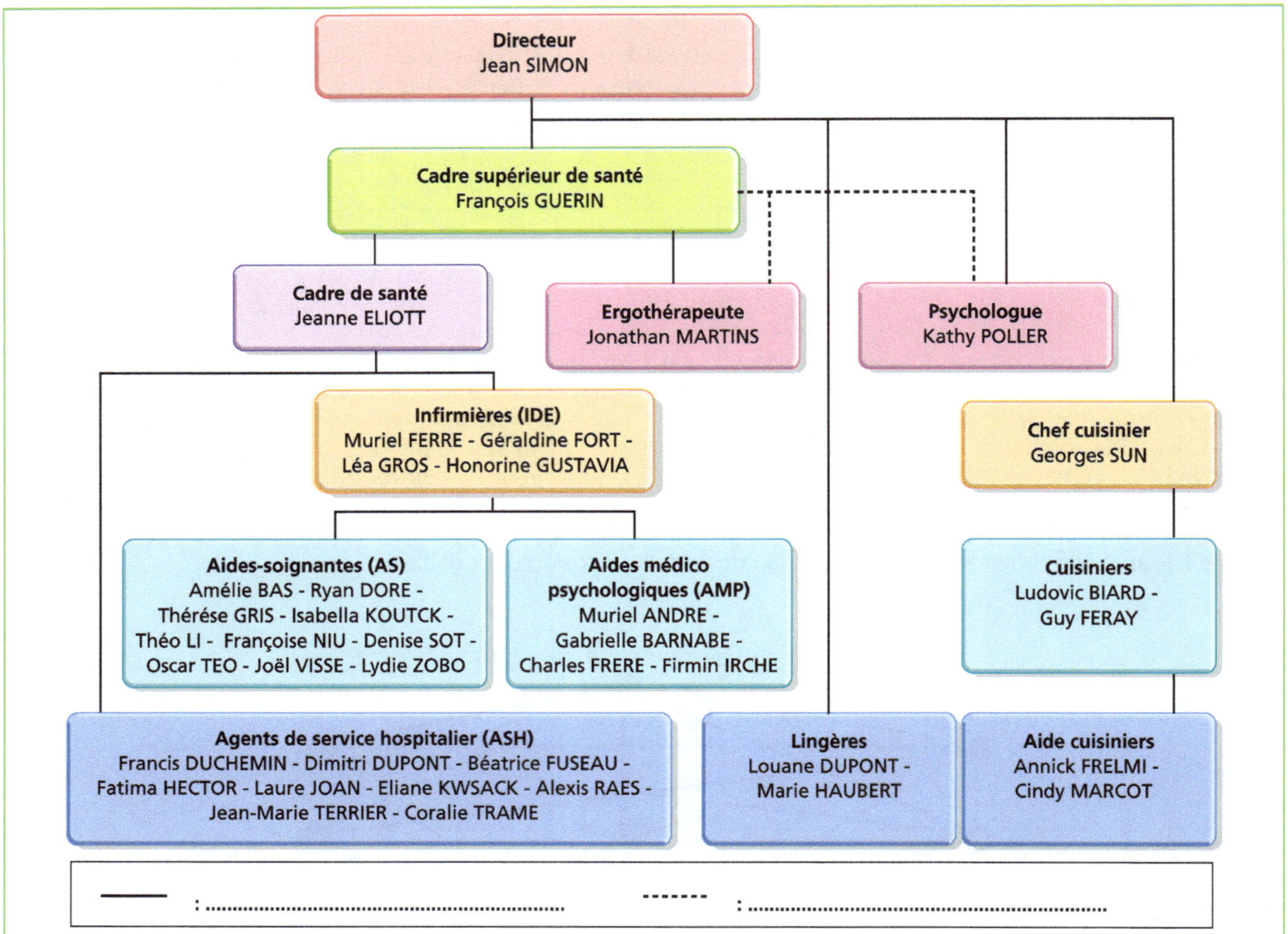

Doc. 2 **Un extrait de l'organigramme de l'EHPAD « L'Aiguille du Midi ».**

1 Observez le Doc. 2. Replacez dans la légende, à l'endroit approprié : « liens hiérarchiques » et « liens fonctionnels ».

2 Expliquez la signification de :

– liens fonctionnels : ....

....

– liens hiérarchiques : ....

....

3 Quels sont les deux points communs entre l'ergothérapeute et le psychologue sur leur positionnement sur l'organigramme de cet EHPAD ?

....

....

4 *Un deuxième poste d'animatrice a été récemment créé dans l'EHPAD.* Positionnez les deux animatrices Gaëlle Lupon et Elise Lenoel sur l'organigramme du Doc. 2, sachant que leur supérieur hiérarchique est M. Simon, et que leur niveau hiérarchique est identique à celui des AMP.

OBJECTIF : À partir d'exemples, repérer les réactions de défense et l'adaptation possible de la personne aidée et de la personne aidante.

ACTIVITÉ 2 La relation soignant - soigné

Situation A
Loriane, aide-soignante, fait part de son refus d'aide à la toilette de madame Huguette, 89 ans. Celle-ci pousse des cris dès qu'elle approche de la douche. Loriane ne sait plus comment faire.

Situation B
À la suite d'un grave accident de moto, Léo, 20 ans devient tétraplégique. Il reste dans le déni de son état physique. Il ne veut plus communiquer avec l'équipe des professionnels ni avec sa famille.

Doc. 3 **Le retour de situation d'une aide-soignante et d'une infirmière lors des transmissions.**

1 Lisez les situations A et B du Doc. 3. Parmi les propositions suivantes, inscrivez la (ou les) lettre(s) de la situation correspondant à la réaction de la personne aidée.

... Acceptation ... Dépendance ... Agressivité
... Maternage ... Coopération ... Rejet

2 Cochez la (ou les) lettre(s) de la situation correspondant à l'action à mettre en œuvre par la personne aidante :

	Situation	
Action à mettre en œuvre par la personne aidante	**A**	**B**
Pour que l'aide proposée ait un accueil favorable, il faut délivrer un message positif avec « je » : « j'ai envie de vous voir en bonne forme. » Avec des messages positifs, centrés sur un futur bien-être possible, les actions de la personne aidante auront plus d'efficacité.		
Au lieu de proposer une toilette comme une douche, on peut proposer une aide à la toilette pour un shampooing ou un bain de pieds. L'intimité est préservée et le contact physique est créé.		
La personne aidante doit trouver le juste équilibre entre l'empathie (se mettre à la place de l'autre) et une distance professionnelle adaptée.		
C'est dans le regard du soignant que le soigné puise ce qui l'aidera à retrouver l'estime de soi. La compassion, l'infantilisme et le maternage ne peuvent être structurants pour le soigné ; à l'inverse, une situation de symbiose peut être bloquante.		

3 Proposez, pour chacune des situations suivantes une action adaptée de la personne aidante vers la personne aidée :

– L'EHPAD dispose d'un parc. Ce matin, Mme Bois atteinte de la maladie d'Alzheimer est très agitée dans les couloirs.

Action proposée par la personne aidante : ....

– M. Doré adore se sentir utile. C'est bientôt l'heure de l'atelier « Décopatch » animée par Claudia.

Action proposée par la personne aidante : ....

– Mme Olive ne dit rien ou ne répond pas.

Action proposée par la personne aidante : ....

OBJECTIF : Caractériser la notion d'accompagnement.

ACTIVITÉ 3 La notion d'accompagnement

Personne aidante		Personne aidée
* Accueillir. * Démontrer du respect. * Être authentique.	**Créer un lien de confiance.**	* S'engager dans la relation. * Démontrer du respect.
* Porter de l'attention au non-verbal. * Être vigilant au contenu informatif et affectif.	....	* Faire part de son besoin.
* Reformuler les propos. * Questionner. * Faire décrire le problème de façon claire.	....	* Répondre aux questions. * Montrer du respect.
* Chercher les éléments récurrents contenus dans les confidences. * Formuler le besoin.	....	* Collaborer à la formulation du besoin.
* Utiliser la confrontation si nécessaire. * Faire face aux risques liés à la confrontation.	....	* Reconnaître son besoin. * Décider de faire des efforts pour y répondre.
* Guider la personne. * Suggérer des méthodes de recherche et de prise de décision. * Aider à préparer un plan d'actions. * Encourager pendant la réalisation.	**Soutenir la personne dans l'action.**	* Trouver une ou des façons de répondre à ses besoins. * Prendre une décision. * Appliquer la décision retenue.

Doc. 4 **La relation d'aide dans l'accompagnement, un processus se déroulant en six étapes. L'accompagnement est un processus dynamique qui engage différents partenaires dans un projet adapté aux attentes et besoins de la personne, ainsi que de ses proches.**

1 Observez le Doc. 4. Replacez dans l'encadré approprié les informations suivantes :

spécifier le besoin d'aide, *écouter et observer,*

démontrer de la compréhension, *amener la personne à reconnaître et à accepter son besoin.*

2 Déduisez du Doc. 4 quatre qualités d'une personne aidante pour assurer l'accompagnement d'une personne résidant dans une structure telle qu'un EHPAD.

....

....

3 Après avoir pris connaissance de la définition d'accompagnement sur le Doc. 4, reliez chaque type d'accompagnement à ses caractéristiques :

Type d'accompagnement	Caractéristiques
	Des compétences concernant les soins palliatifs sont indispensables.
	Il faut entendre, respecter, faciliter la parole du jeune et de ses parents.
Accompagnement à l'extérieur d'un résident dans sa sortie pour se rendre à une consultation médicale.	Le risque de fugues ou de troubles du comportement du patient dans les lieux publics nécessite une attention redoublée et une présence rassurante.
Accompagnement d'une personne en fin de vie dans une Unité de Soins de Longue Durée (USLD).	La souffrance physique, psychologique, sociale et spirituelle doit être prise en compte pour apporter de l'attention, de l'écoute, du réconfort. L'accompagnement de l'entourage peut se poursuivre après le décès pour aider au travail de deuil.
Accompagnement d'une personne démente dans un établissement spécialisé.	Une relation chaleureuse, sécurisante et une attitude empathique sont nécessaires.
Accompagnement d'un jeune en situation de handicap dans une structure de vacances.	Des stratégies de communication doivent être mises en pratique. Par exemple : associer au discours des mimiques adaptées, être détendu (la tension se transmet), prendre la main afin de signaler sa présence et le début d'une interaction, se mettre à la hauteur de la personne (s'asseoir à côté d'elle ou s'accroupir pour favoriser l'échange)…
	Un travail sur les compétences et le potentiel de progression du jeune doit être effectué sans se focaliser sur ses difficultés ou ses incapacités.

Le point sur vos acquis

Analyse du Doc. 5

Un patient agressif accapare votre attention par ses nombreuses demandes et de ce fait, interrompt vos soins auprès des autres patients. Que recommandez-vous pour améliorer cette situation ?

Les différentes recommandations proposées par 18 soignants interrogés :

- la discussion avec le patient : 50%
- passer le relais : 38,8%
- écouter le patient : 38,8%
- réunions avec collègues et psychologue externe à la structure : 33%
- rester calme : 33,3%
- relativiser le problème : 22,2%
- laisser le patient seul un moment : 22,2%
- faire reformuler la demande du patient : 11,1%
- suivre une formation sur l'agressivité des patients : 11,1%
- éviter les familiarités - rester professionnel : 11,1%
- rappeler le fonctionnement de la structure : 11,1%
- cohésion d'équipe (mêmes attitudes, mêmes réponses) : 5,5%

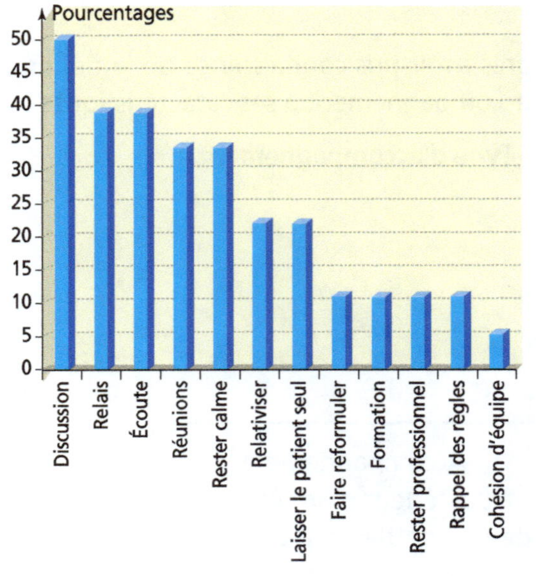

Doc. 5 Une enquête sur la réaction adaptée d'un soignant face à un patient agressif.

1 Lisez le Doc. 5. Quelle est la réaction de la personne aidée ?

....

2 Entourez, sur le Doc. 5, la réaction qui vous paraît la plus adaptée d'une personne aidante face à une personne agressive. Justifiez votre choix.

....

3 Complétez les schémas suivants.

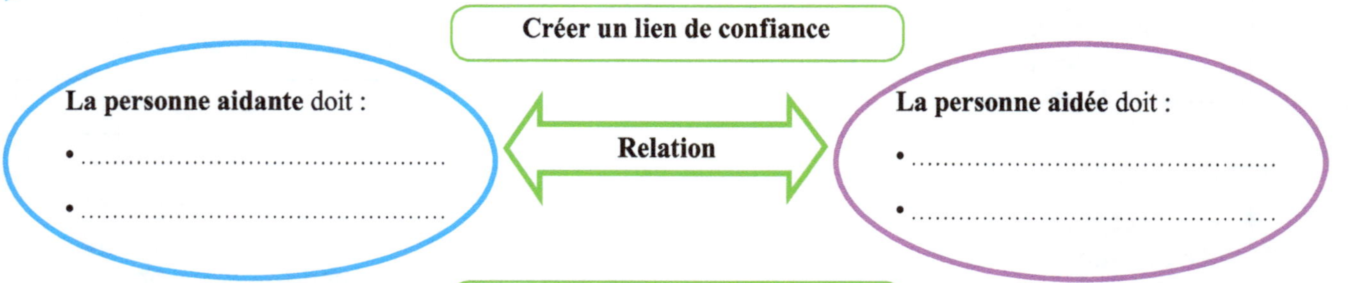

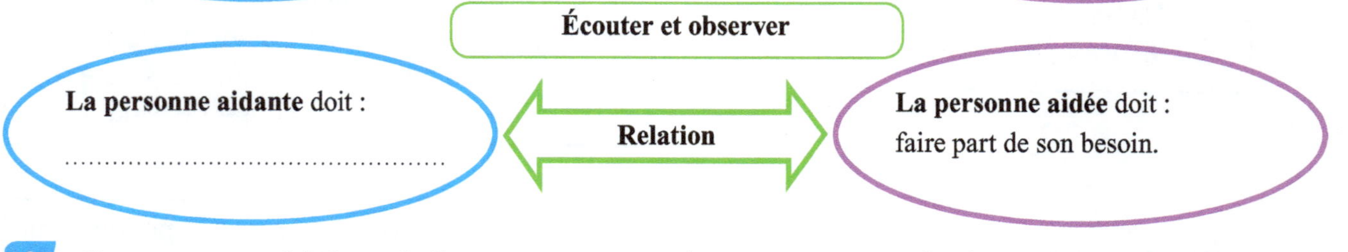

4 Citez une caractéristique de l'accompagnement d'une personne en fin de vie dans un EHPAD.

....

30 La communication visuelle

La communication visuelle consiste à rendre accessible une information par l'image. Elle permet aussi de renforcer une communication écrite ou orale. Son efficacité dépend de la pertinence des supports utilisés, du public concerné...

LA SITUATION

À la suite d'une enquête réalisée auprès des résidents et des familles, l'EHPAD « Les Grands Prés » a décidé de revoir l'ensemble de sa signalétique. Un budget a été voté et adopté par le conseil d'administration pour l'achat de matériels de supports d'informations tels que .... , ... , ... afin de répondre aussi aux exigences de la démarche qualité dans laquelle est engagée la structure.

① 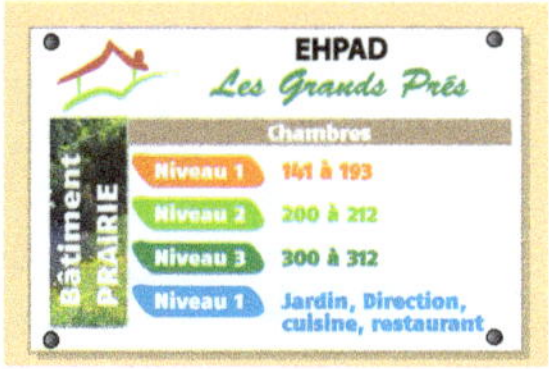

② 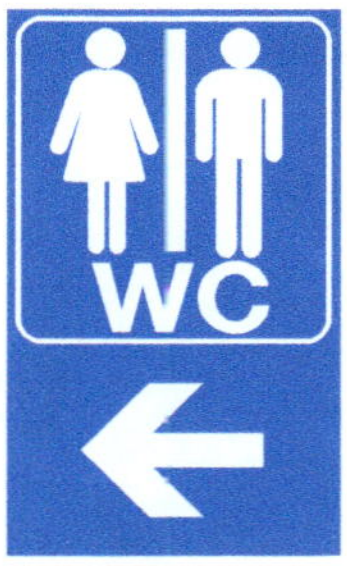

③ 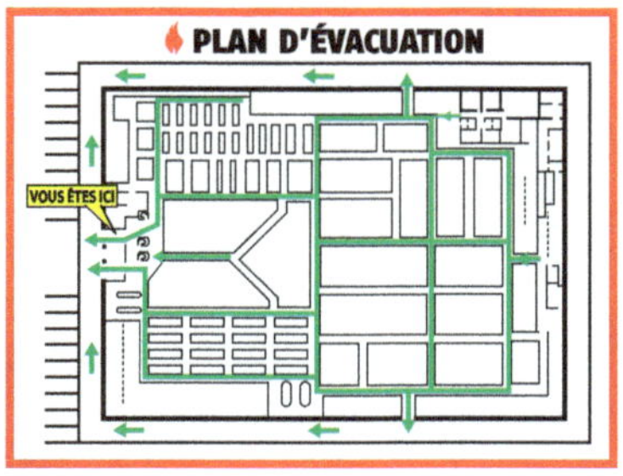

④ 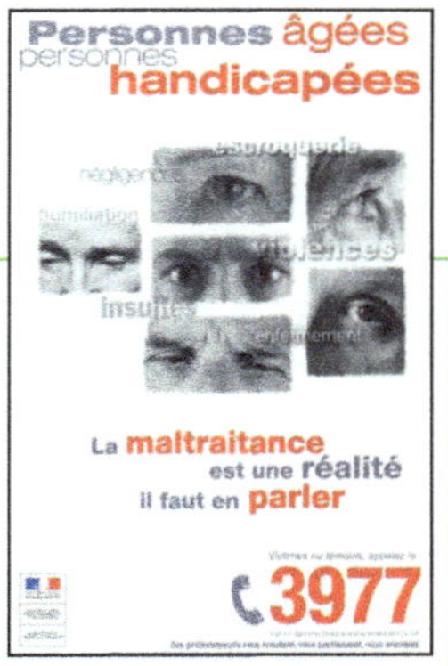

⑤ 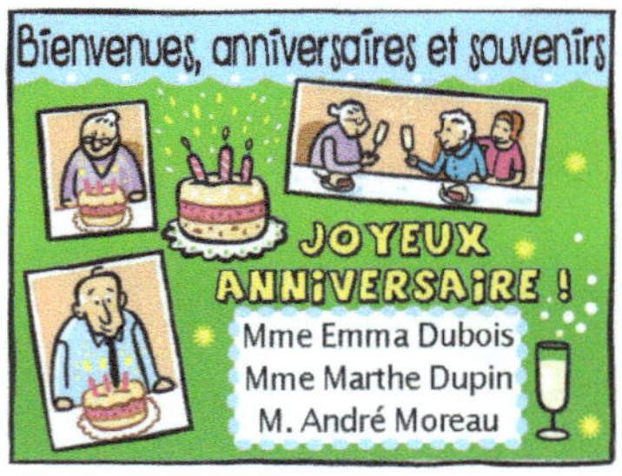

Doc. 1 Les informations visuelles présentes dans la zone d'accueil de l'EHPAD « Les Grands Prés ».

ANALYSE DE LA SITUATION

OBJECTIF : Justifier l'intérêt des supports visuels en fonction de l'objectif visé et des publics concernés.

1 Lisez **LA SITUATION**. Complétez les informations manquantes.

2 Observez le Doc. 1. Indiquez, pour les n° 1, 2, 3, 4 et 5, le support visuel et son intérêt :

– **n° 1 et n° 2 :** Support visuel : .... Intérêt : ....

....

– **n° 3 :** Support visuel : .... Intérêt : ....

....

– **n° 4 :** Support visuel : .... Intérêt : ....

– **n° 5 :** Support visuel : .... Intérêt : ....

....

3 Entourez, sur le support n° 1 du Doc. 1, le visuel permettant d'identifier la structure et de contribuer à son image.

OBJECTIF : Justifier l'intérêt des supports visuels en fonction de l'objectif visé et des publics concernés.

ACTIVITÉ 1 Des supports visuels variés

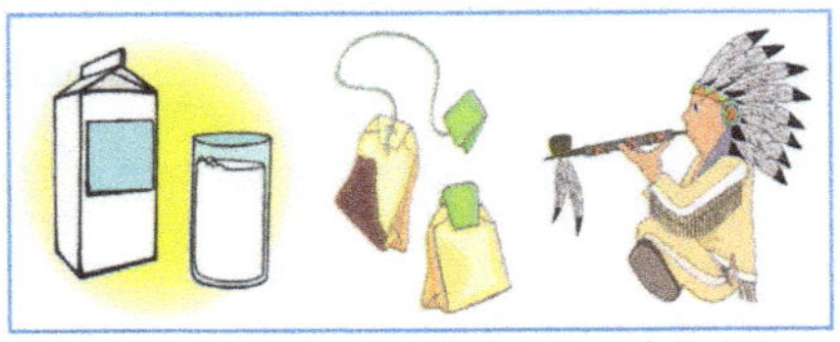

L'été indien (lait - thé - indien)

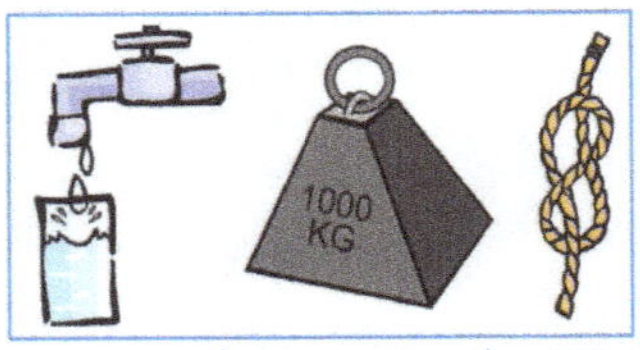

Automne (eau - tonne - nœud)

Public concerné : ....

Intérêt : ....

....

Doc. 2 **Un rébus (*Jeux de mémoire et d'écriture avec les personnes âgées*, Doc'Éditions).**

Lombalgies : mieux vaut les prévenir !

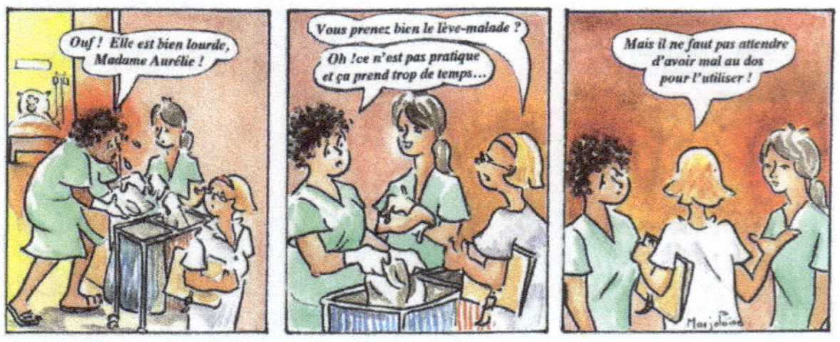

Ouf ! Elle est bien lourde, Madame Aurélie !
Vous prenez bien le lève-malade ?
Oh !ce n'est pas pratique et ça prend trop de temps...
Mais il ne faut pas attendre d'avoir mal au dos pour l'utiliser !

Source : *L'aide soignante* n° 117, Elsevier Masson.

Public concerné : ....

Intérêt : ....

....

Doc. 3 ....

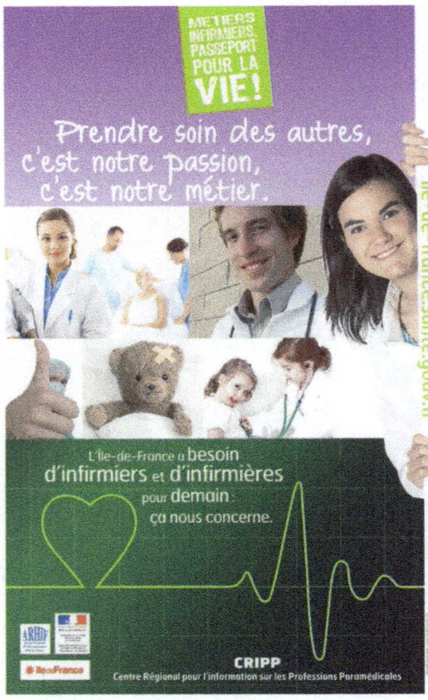

METIERS INFIRMIERS. PASSEPORT POUR LA VIE !
Prendre soin des autres, c'est notre passion, c'est notre métier.
ile-de-france.sante.gouv.fr
L'Île-de-France a besoin d'infirmiers et d'infirmières pour demain : ça nous concerne.
CRIPP
Centre Régional pour l'information sur les Professions Paramédicales

Public concerné : ....

Intérêt : ....

....

....

Doc. 4 ....

1 Observez les **Doc. 3**, **4** et **5**. Indiquez en titre pour chacun d'eux le type de support visuel dont il s'agit.

2 Identifiez, pour les **Doc. 2**, **3**, **4** et **5**, le type de public concerné dans l'EHPAD « Les Grands Prés » par chacun des supports visuels.

3 Indiquez un intérêt de chacun de ces supports.

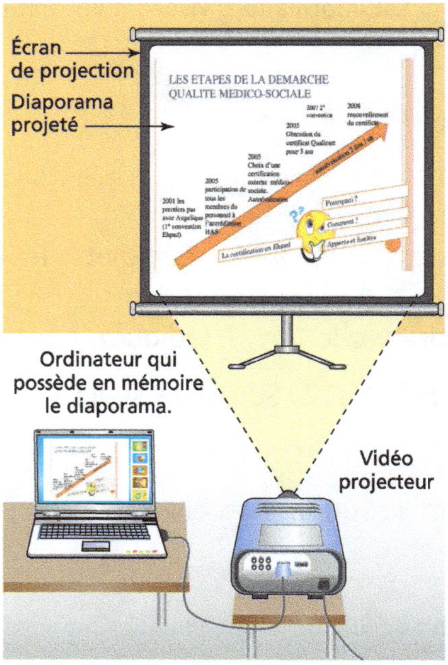

Public concerné : ....

Intérêt : ....

....

Doc. 5 ....

OBJECTIF : Présenter les caractéristiques des productions visuelles.

ACTIVITÉ 2 Les productions visuelles

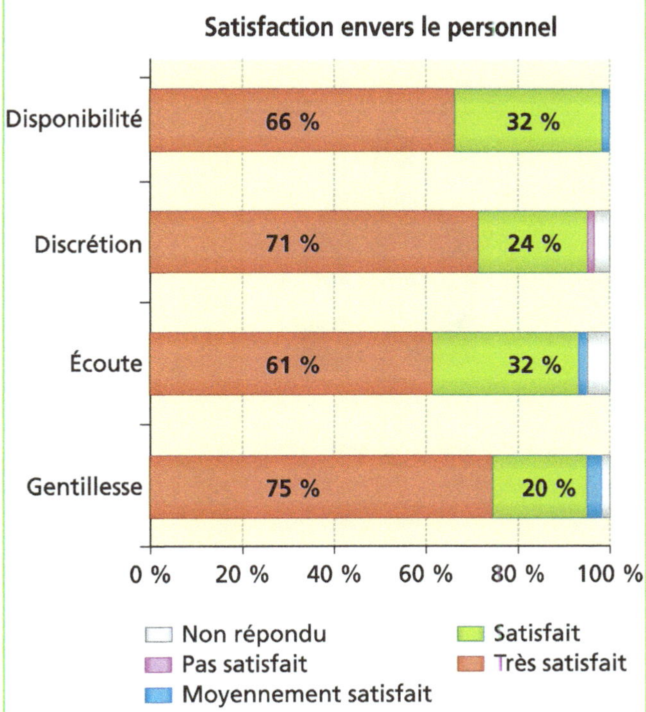

Doc. 6 Le résultat d'une enquête menée auprès des résidents.

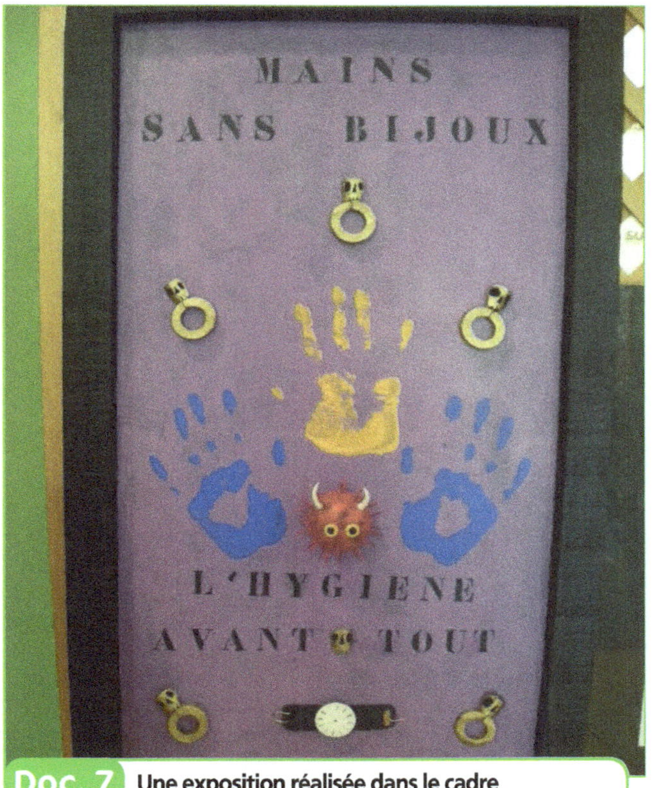

Doc. 7 Une exposition réalisée dans le cadre d'une campagne « mains sans bijoux » par des professionnels volontaires exerçant en gériatrie.

1 Observez les Doc. 6 et Doc. 7. Formulez en une phrase pour chacun d'eux l'intérêt de ce type de production visuelle.

Intérêt du Doc. 6 : ....

....

Intérêt du Doc. 7 : ....

....

2 Reliez la (ou les) bonne(s) réponse(s).

Production visuelle	**Caractéristique**
Un logo •	• Peut être interprétée de différentes manières si elle est seule. Il faut donc l'accompagner d'un titre, d'un texte, d'une légende.
Un dépliant •	• Doit contenir une seule idée clé.
Une diapositive d'un diaporama •	• Comporte des mentions obligatoires telles qu'un titre, une légende, l'intitulé des axes.
Une image •	• Doit contenir des éléments visuels utilisés avec pertinence et modération.
Un graphique •	• Doit être facilement reconnaissable pour identifier l'émetteur.
	• Nécessite de réfléchir à la mise en page pour appuyer le message écrit.
	• Capte et maintient l'attention.
	• Doit répondre à des exigences de qualité pour le fond et la forme du support.

OBJECTIF : Coder et décoder des supports de communication visuelle.

ACTIVITÉ 1 Des exemples de supports de communication visuelle

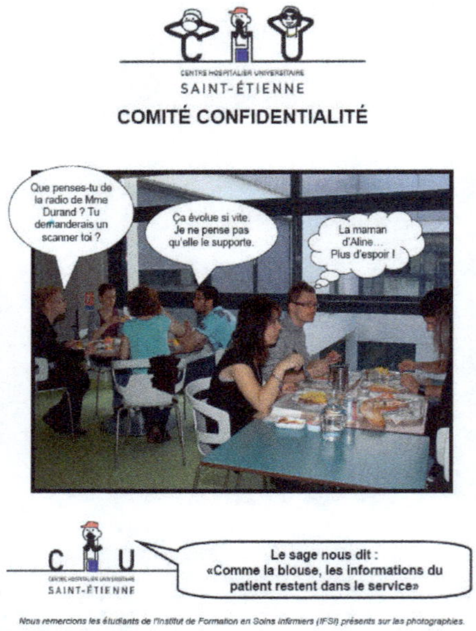
CENTRE HOSPITALIER UNIVERSITAIRE
SAINT-ÉTIENNE
COMITÉ CONFIDENTIALITÉ
Que penses-tu de la radio de Mme Durand ? Tu demanderais un scanner toi ?
Ça évolue si vite. Je ne pense pas qu'elle le supporte.
La maman d'Aline... Plus d'espoir !
SAINT-ÉTIENNE
Le sage nous dit : «Comme la blouse, les informations du patient restent dans le service»
Nous remercions les étudiants de l'Institut de Formation en Soins infirmiers (IFSI) présents sur les photographies.

Doc. 8 Un roman-photo.

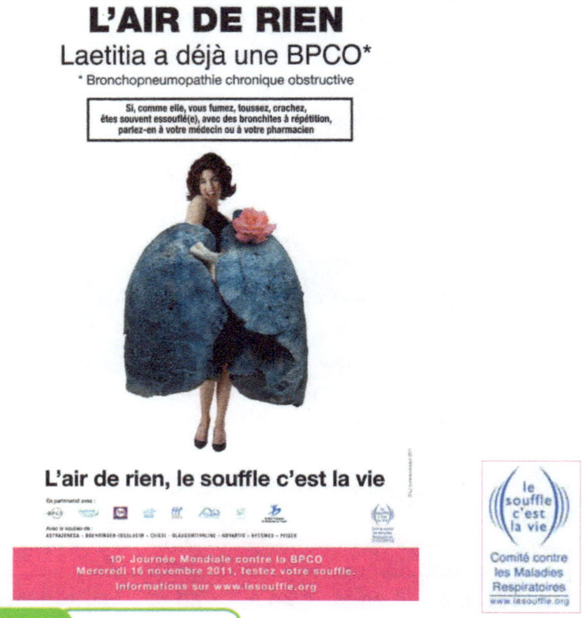
L'AIR DE RIEN
Laetitia a déjà une BPCO*
* Bronchopneumopathie chronique obstructive
Si, comme elle, vous fumez, toussez, crachez, êtes souvent essouflé(e), avec des bronchites à répétition, parlez-en à votre médecin ou à votre pharmacien
L'air de rien, le souffle c'est la vie
10e Journée Mondiale contre la BPCO
Mercredi 16 novembre 2011, testez votre souffle.
Informations sur www.lesouffle.org
le souffle c'est la vie
Comité contre les Maladies Respiratoires
www.lesouffle.org

Doc. 9 Une affiche.

Observez les Doc. 8 et 9. Complétez le tableau ci-dessous.

Caractéristiques / Support visuel		Le roman-photo Doc. 8	L'affiche Doc. 9
Émetteur		....	....
Destinataire		....	....
Titre	Type de caractères des lettres	....	....
Visuel	Visuel utilisé pour identifier l'émetteur	....	....
	Visuel choisi pour que le message sensibilise les destinataires	....	....
	Couleur du fond	....	....
Texte accompagnant le visuel	Formulation choisie pour sensibiliser les destinataires	....	– .... – .... – ....
	Taille et type de caractères	....	....

OBJECTIF : Identifier les critères d'efficacité d'une communication visuelle.

ACTIVITÉ 4 Les critères d'efficacité d'une communication visuelle

Le titre ou l'accroche doit ....
....

Le message véhiculé doit être ....
....
....

La couleur rouge représente ....
....
....
....
....
....
....

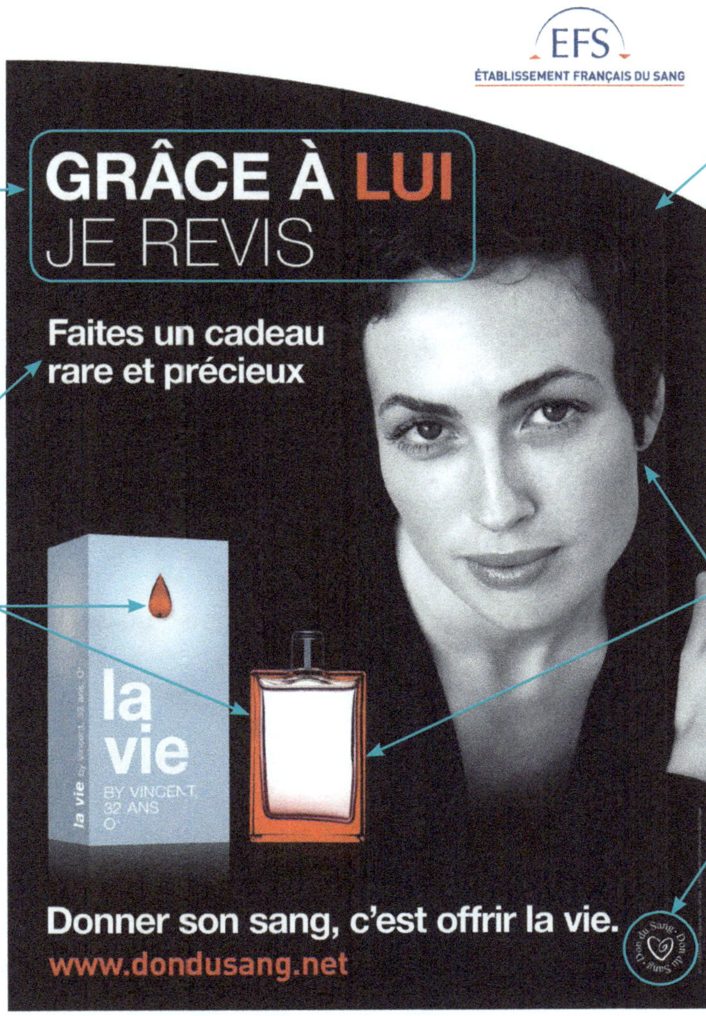
EFS
ÉTABLISSEMENT FRANÇAIS DU SANG
GRÂCE À LUI
JE REVIS
Faites un cadeau rare et précieux
la vie
BY VINCENT, 32 ANS
O-
Donner son sang, c'est offrir la vie.
www.dondusang.net

La couleur du fond est ....
....
....

L'illustration (le visuel) doit ....
....
....

Le logo ou la source exacte garantit ....
....
....

© Getty Image – All content

Doc. 10 Une affiche installée dans la salle de repos de l'équipe soignante.

1 Observez le **Doc. 10**. Complétez les informations manquantes dans les encadrés de manière à mettre en évidence les critères d'efficacité d'une bonne communication visuelle.

2 Dans la liste suivante, cochez les critères d'efficacité d'une communication visuelle.

☐ a) Le vocabulaire doit être simple pour être compris du récepteur.

☐ b) Un équilibre entre le texte et le visuel n'est pas nécessaire.

☐ c) Le support visuel doit être placé dans un lieu stratégique pour être vu de tous.

☐ d) L'efficacité de la production visuelle dépend des moyens financiers et matériels de la structure (appareil photo numérique, ordinateur, imprimante, logiciels spécifiques...).

☐ e) Le titre doit être mis en valeur.

☐ f) La production visuelle doit tenir compte des capacités visuelles du public auquel elle est destinée.

☐ g) Les nouvelles technologies (Internet, Intranet...) améliorent l'efficacité de la communication.

☐ h) La réalisation d'une production visuelle nécessite de tenir compte de nombreux facteurs tels que le public concerné, son objectif, le message véhiculé, son format, son impression (en noir et blanc ou en couleur)...

Analyse du Doc. 11

La WizzBox est une borne tactile adaptée aux personnes âgées n'ayant jamais utilisé l'informatique. Elle rassemble différentes activités permettant à la personne désorientée de s'exprimer *via* la musique, de solliciter les capacités restantes de la personne avec des jeux de mémoires, sensoriels, des diaporamas…

Source : www.wizzbox.fr

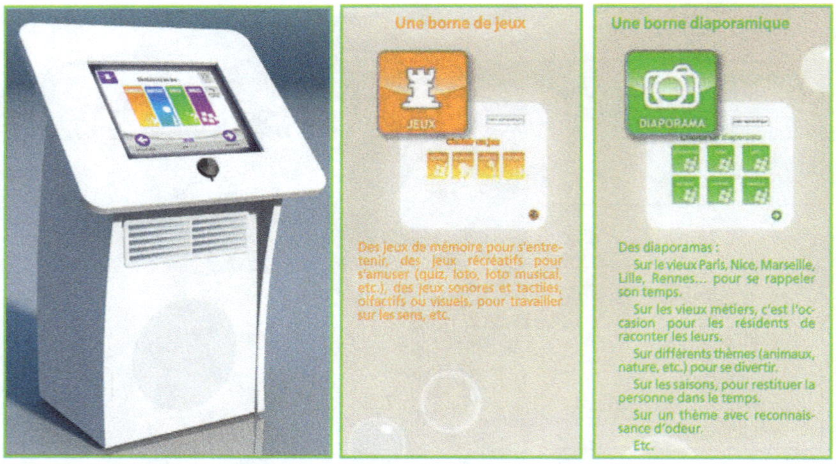

Doc. 11 La WizzBox.

1 Observez le Doc. 11. Justifiez l'intérêt pour la personne âgée d'utiliser des supports visuels proposés par la WizzBox.

……

……

2 Complétez le tableau ci-dessous pour chacun des supports visuels n° 1 à 4.

①

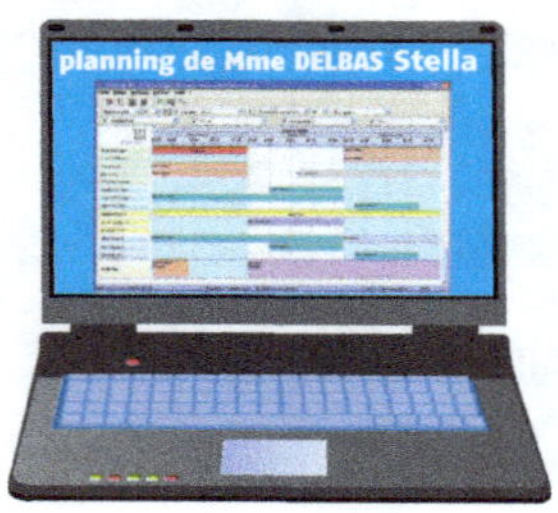

②

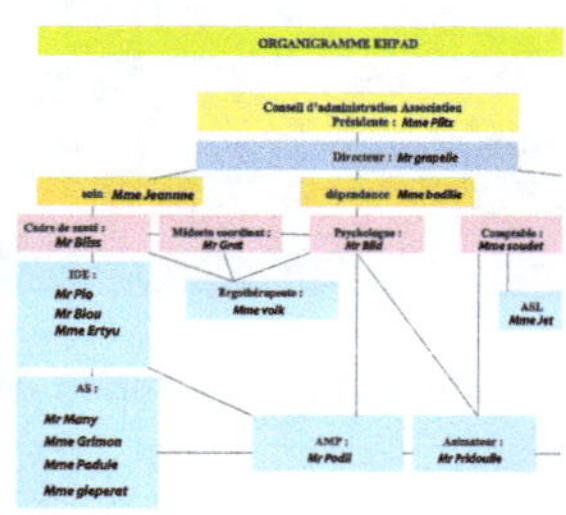

③

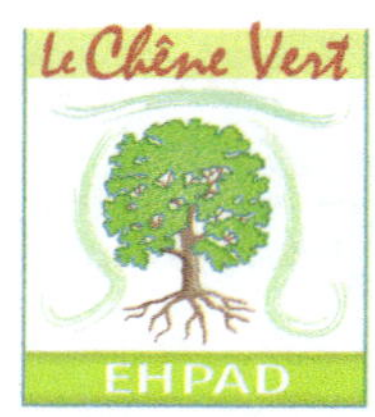

④

	Support visuel	Intérêt
1	…………………………	………………………………………………………………
2	…………………………	………………………………………………………………
3	…………………………	………………………………………………………………
4	…………………………	………………………………………………………………

3 *Vous êtes sollicité(e) par la cadre infirmière pour participer à un projet d'élaboration d'un panneau lumineux. Celui-ci est destiné à informer les familles, les professionnels extérieurs des programmes de la journée et de la semaine au sein de la structure.* Proposez deux supports visuels pouvant s'afficher sur l'écran de ce panneau lumineux.

……

L'évaluation en terminale : la conduite d'un projet d'accompagnement

Sous-épreuve E 13 **Coefficient : 4**

■ La sous-épreuve prend appui sur le dossier élaboré par le candidat, au cours d'une période de formation en milieu professionnel d'une durée de 4 semaines, effectuée en année de terminale, ou lors d'une activité professionnelle.
La période de formation en milieu professionnel est effectuée obligatoirement dans des services ou des structures représentatifs de l'option présentée. Il s'agit des **établissements de santé, de structures sociales ou médico-sociales, des écoles élémentaires, des structures d'accompagnement du jeune en situation de handicap pour l'option « structure ».**

■ Le dossier comprend entre 15 et 20 pages, annexes non comprises.

■ L'épreuve s'organise en deux temps :
→ **une présentation du dossier** par le candidat (15 minutes maximum) ;
→ **un entretien** avec les membres de la commission d'évaluation (30 minutes). Au cours de cet entretien, le candidat est amené à justifier et à approfondir les éléments présentés dans le dossier. L'entretien permet également de vérifier la maîtrise des savoirs associés en lien avec la situation décrite.

Bulletin officiel n° 24 du 16 juin 2011, p. 7.

Que doit mettre en évidence le dossier ?

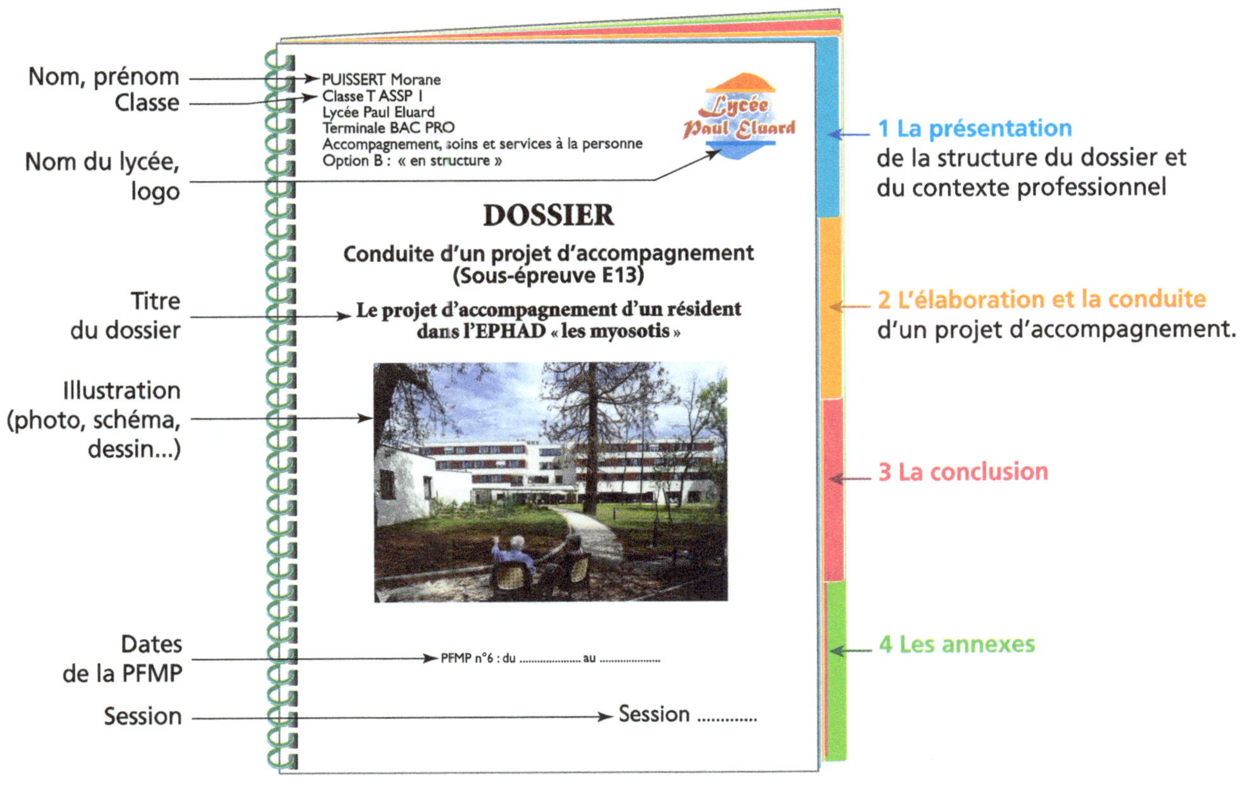

1. Des conseils pratiques

L'élaboration du dossier E 13 demande un travail en trois étapes. **Avant la PFMP**, il est indispensable d'acquérir des connaissances. **Au cours de la PFMP**, il est nécessaire de s'impliquer dans une équipe, de collecter des informations, d'effectuer l'analyse et l'exploitation des données recueillies ainsi que des pratiques professionnelles. Enfin, **après la PFMP**, il faut rédiger le dossier qui doit présenter :
– le contexte professionnel ;
– la personne concernée par le projet d'accompagnement ;
– l'analyse de ses besoins, de ses attentes ;
– le projet d'accompagnement proposé ;
– les actions retenues et leur justification dans le cadre du projet ;
– les modalités de formalisation du projet ;
– l'évaluation éventuelle des mesures mises en place.

AVANT la PFMP, j'organise mon dossier d'épreuve E 13.

■ Je m'informe des documents à collecter auprès de mon enseignant. En amont de la signature de ma convention de PFMP et selon les procédures établies entre mon établissement et la structure d'accueil, je prends contact avec le responsable et je lui présente les objectifs de la PFMP.

■ Je rassemble des chemises marquées aux différentes parties du dossier dans une pochette. Au fur et à mesure de mes recherches, je classe les documents dans la chemise appropriée.

■ Je maîtrise les savoirs associés indispensables pour mener à bien le travail demandé, par exemple, la notion de projet, les différents projets… Dans chaque chemise, je glisse une fiche avec les recherches sur les savoirs associés correspondant au contexte professionnel de ma PFMP.

PENDANT la PFMP, je participe à un projet d'accompagnement et je recueille des données.

■ Je présente le travail à élaborer pour l'épreuve E 13 à mon tuteur et au responsable de la structure d'accueil. Je demande l'autorisation de collecter des données que je recueille régulièrement tout au long de la PFMP, tout en respectant les règles de confidentialité (anonymat des personnes).

■ Je demande à participer aux actions proposées dans le cadre d'un projet d'accompagnement dans la limite de mes compétences professionnelles.

■ Je recherche les interlocuteurs les plus compétents pour répondre à mes questions sur les différentes parties de mon dossier.

→ Avant le rendez-vous, je prépare mon entrevue en rédigeant les raisons pour lesquelles je recueille des données et, ensuite, les questions que je souhaite poser.

→ Pendant l'entretien, je prends des notes. J'utilise un langage adapté et veille aux règles de politesse vis-à-vis de mon interlocuteur. Je pose des questions précises.

→ Après mon rendez-vous, je classe les informations recueillies. Je vérifie que j'ai les réponses aux questions posées.

APRÈS la PFMP, je rédige mon dossier.

■ Je construis mon dossier en veillant à respecter la réglementation de l'examen, les consignes données par mon enseignant et le calendrier fixé.

■ J'utilise mes cours de savoirs associés ainsi que le livre de SMS pour étayer mon dossier et ma présentation.

■ Je vérifie que mon dossier correspond aux critères exigés en utilisant la grille d'auto-évaluation avant de le rendre définitivement.

2. Le guide d'élaboration du dossier E 13

1re partie du dossier : la présentation de la structure du dossier et du contexte professionnel

Le plan de ma 1re partie	Mes recherches
L'introduction indique le plan du dossier et présente la structure d'accueil. Je veille à une présentation soignée : photographies, plan de la structure, organigramme peuvent figurer en annexe. ■ .... ■ .... ■ .... ■	**Avant ma PFMP,** je m'informe sur la structure qui m'accueille : cela peut être fait lors de l'entretien préalable à la PFMP. **Pendant ma PFMP,** je recueille les données : – le contexte environnemental ; – le public accueilli (caractéristiques...) ; – l'organigramme de la structure ; – le projet d'établissement. **Après la PFMP,** je rédige cette partie, je respecte les consignes fixées : « présentation succincte du contexte professionnel ».

2e partie du dossier : l'élaboration et la conduite d'un projet d'accompagnement

Le plan de ma 2e partie	Mes recherches, mes actions
Dans chaque sous-partie, les modalités de formalisation utilisées dans la structure, ou celles que vous proposeriez, sont indiquées. **La présentation de la personne** Seules les strictes informations nécessaires à la compréhension du projet sont présentées (contexte familial, habitudes de vie, pathologies). ■ .... ■ .... ■ .... **L'identification et l'analyse des besoins et des attentes de la personne** ■ .... ■ .... ■ .... ■ .... ■ .... ■ .... ■ .... ■	**Avant la PFMP :** – j'approfondis mes connaissances sur les besoins et les attentes des personnes (besoins fondamentaux, pyramide de Maslow, bilan d'indépendance et habitudes de vie) et la relation personne aidante – personne aidée ; – je maîtrise les notions de projet, la démarche de projet en travaillant sur le chapitre 16 (les différents types de projets), le chapitre 17 (la construction du projet) ainsi que les rabats n° 1, n° 2 et n° 3. **Pendant ma PFMP :** – je me place dans une posture professionnelle dans les limites de mes compétences ; – je mets en œuvre la démarche de projet en concertation avec l'équipe d'encadrement et mon tuteur ; le choix d'un projet d'accompagnement (projet personnalisé...) et le cas d'une personne sont retenus ; – je collecte les documents remis lors de l'accueil : livret d'accueil, règlement de fonctionnement, contrat de séjour, fiches formalisant le recueil des besoins ; – je participe à tout ou partie du projet d'accompagnement (entretien, recueil des attentes tout au long d'une période convenue avec le référent dans le respect de la personne concernée) ; – j'analyse les besoins avec le référent de la personne. **Après la PFMP :** – je rédige le dossier en indiquant les modes de recueil des besoins (entretien formel avec la personne, sa famille, moyens informels pendant une activité, un soin... ; – je présente l'outil utilisé pour recueillir et identifier les besoins, je le complète, je le commente (voir annexe 1).

Le plan de ma 2e partie	Mes recherches, mes actions
Le projet d'accompagnement : différentes phases, objectifs, durées, les personnes concernées, les modalités de mise en œuvre, les modalités de formalisation, l'évaluation éventuelle des actions. ■ .... ■ .... ■ .... ■ .... ■ .... ■ .... ■	**Avant la PFMP :** je maîtrise la construction de projet en travaillant sur le chapitre 17 (la construction du projet) ainsi que les rabats n° 1, n° 2 et n° 3 et les notions sur la relation personne aidante — personne aidée à l'aide du chapitre 29. **Pendant la PFMP :** – je recueille les données régulièrement (compte rendu d'entretien, de réunion, document de transmission, ressenti de la personne...) ; – je prends en compte les contraintes. **Après la PFMP :** je rédige le dossier – Je rappelle ce que sont un projet d'accompagnement et ses caractéristiques. – Je présente le projet d'accompagnement dans sa globalité, j'établis un tableau de synthèse (méthode QQOQCP) en prenant comme modèle l'annexe 1. – Je présente le plan d'action (voir annexe 2). – Je rédige des bilans intermédiaires avec les réajustements proposés.
Les actions retenues La présentation des actions doit être structurée. Il est nécessaire de détailler une ou plusieurs actions auxquelles vous participez depuis sa préparation jusqu'à son évaluation et de présenter les réajustements envisagés. ■ .... ■ .... ■ .... ■ .... ■ .... ■ .... ■	**Avant la PFMP :** je maîtrise les techniques d'animation (stimulation, valorisation, participation). **Pendant la PFMP :** – j'effectue avec mon tuteur le choix d'une ou plusieurs activités individuelles (vie quotidienne, activité motrice, d'éveil, de maintien de l'autonomie, de loisirs) dans la limite de mes compétences ; – je respecte, au cours de l'activité, les règles de confort, de sécurité, les souhaits de la personne ; – je rédige et diffuse des documents professionnels ; – j'assure la veille de documents professionnels. **Après la PFMP :** je rédige le dossier. – Je justifie le choix des actions retenues. – Je présente mes activités au cours de ces actions : objectifs, durée, modalités de mise en œuvre, modalités de formalisation (présentation dans les annexes), évaluation des actions, réajustements réalisés ou envisagés... – J'analyse mon action par rapport aux objectifs fixés, aux résultats obtenus et à mon ressenti. J'indique les difficultés rencontrées dans les activités et je présente les réajustements nécessaires.

La 3e partie du dossier : la conclusion

Le plan de ma 3e partie	Mes recherches, mes actions
La conclusion du dossier est peu développée.	**Pendant la PFMP :** – je recherche les freins au projet et je les note au fur et à mesure ; – je rédige mes réflexions personnelles (interrogations, difficultés, propositions, ressenti). **Après la PFMP :** – je rédige une conclusion globale sur le projet, son intérêt pour la personne, sa mise en œuvre individualisée au sein d'une collectivité, les freins rencontrés ; – je fais part de propositions personnelles avec tact, tout en respectant les règles de confidentialité.

3. La grille d'autoévaluation

Cette grille me permet de faire le point au cours et à la fin de l'élaboration de mon dossier. Elle comporte deux parties : la première sur la forme du dossier et la deuxième sur le contenu même du dossier.

1re partie : l'autoévaluation de la forme du dossier

Critères d'autoévaluation	Oui	Non	Améliorations à apporter
La page de garde correspond à l'exigence de l'épreuve : nom, prénom, classe, année scolaire, logo de l'établissement... Le dossier comporte un titre clair.			....
La mise en page facilite la lecture : – la police des caractères est suffisante ; – les titres des parties sont identifiables (tapés en gras, numérotés) ; – les paragraphes de chaque partie sont séparés par un interligne ; – les différentes parties du dossier sont identifiables ; – la marge à gauche permet les annotations du correcteur.			....
Le dossier est structuré : – le sommaire est détaillé avec l'indication des pages ; – les documents, les annexes sont numérotés ; – l'introduction donne les objectifs du dossier ; – l'introduction annonce le plan suivi ; – le texte est rédigé sans faute d'orthographe ; – le texte est concis, compréhensible ; – l'expression est correcte ; – le dossier comporte une conclusion ; – la conclusion dresse le bilan du dossier et des actions entreprises ; – la conclusion indique les freins rencontrés ; – la conclusion montre ma réflexion personnelle.			....

2e partie du dossier : l'autoévaluation du fond du dossier

Tout au long du dossier, je veille au respect de la personne, au secret professionnel et aux règles d'éthique.

Critères d'auto-évaluation	Oui	Non	Améliorations à apporter
Les différentes parties demandées à l'examen sont-elles présentes ?			....
Le dossier comprend : – la présentation de la structure ; – la présentation de la personne ; – l'identification et l'évaluation des besoins et des capacités de la personne (documents à l'appui) ; – le bilan de la situation de la personne avec les priorités retenues hiérarchisées, avec la prise en compte des moyens et des contraintes du cadre institutionnel (document à l'appui) ; – la formalisation du projet d'accompagnement avec les objectifs, les moyens, les procédures, l'articulation avec le projet d'établissement ; – la mise en œuvre du projet ; – le suivi et l'évaluation du projet ; – l'explicitation de ma participation et de mes activités tout au long du projet. **Pour l'activité ou les activités choisies :** – le choix basé sur les besoins et les capacités, les centres d'intérêt de la personne ; – l'activité intégrée au projet personnalisé ; – l'activité analysée, évaluée ; – les mesures correctives éventuellement proposées et hiérarchisées.			....
Le dossier est documenté : – des références de règlements, de partenaires, des comptes rendus de réunion, le témoignage de la personne recueillie... ; – des outils méthodologiques présents en annexes ; – la documentation exploitée.			....
Le dossier est personnel : – la source des documents est clairement identifiable ; – il présente une réflexion personnelle approfondie.			....

Annexe 1 : le projet d'accompagnement (tableau de synthèse)
Annexe 2 : le plan d'actions

Annexe 1 - Tableau récapitulatif du projet d'accompagnement

Déroulement du projet d'accompagnement	Le recueil des données concernant la future personne aidée	La synthèse des données recueillies et le choix des objectifs	L'élaboration du projet et la conception des actions		La réalisation des actions	L'évaluation du projet, l'élaboration et la présentation du rapport
	Phase 1	Phase 2	Phase 3	Phase 4	Phase 5	Phase 6
Les phases	→ Nomination d'un référent. → Contact et premiers recueils des besoins et des attentes.	→ Analyse pluridisciplinaire de la situation avec la personne, la famille. → Choix des objectifs.	→ Construction du projet personnalisé.	→ Fixation des objectifs. → Programmation des activités et des prestations.	→ Mise en œuvre des actions avec des bilans intermédiaires et des ajustements.	→ Évaluation du projet. → Rapport auprès des personnes concernées. → Réactualisation du projet.
L'objectif ?	→ Instaurer un climat de confiance pour la co-construction du projet.	→ Identifier ce qui est important pour la personne (domaine matériel, affectif...).	→ Élaborer un projet (sur quelques points forts) et le valider.	Programmer les actions, activités dans le temps, identifier le personnel...	Réaliser les actions, activités fixées en instaurant le plus d'autonomie possible.	→ Analyser la réalisation des actions, et échanger sur des objectifs futurs, les fixer.
Qui ?	→ Personne accueillie (+ famille). → Référent nommé. → Cadre de santé.	→ Référent. → Cadre de santé. → Équipe pluridisciplinaire.	→ Personne aidée. → Référent. → Cadre de santé. → Médecin coordonnateur. → Autres personnes : directeur, membres de l'équipe pluridisciplinaire.	→ Personne aidée. → Référent. → Cadre de santé. → Médecin coordonnateur. → Autres personnes : directeur, membres de l'équipe pluridisciplinaire.	→ Personne aidée. → Référent. → Cadre de santé. → Équipe pluridisciplinaire.	→ Personne aidée. → Référent. → Cadre de santé. → Médecin coordonnateur. → Autres personnes : directeur, membres de l'équipe pluridisciplinaire.
Quand ?	→ Au moment de l'accueil et le premier mois.	→ Dans les trois premiers mois.	→ Juste après la phase 2.	→ Avant 6 mois.	→ De manière permanente.	→ Avant la fin de la première année.
Comment ?	→ Réunion d'accueil. → Recueil informel.	→ Réunion.	→ Réunion.	→ Réunion.	→ Réunion bilan.	→ Réunion d'évaluation de la satisfaction de la personne aidée.
Avec quels documents ?	→ Outil formalisé propre à la structure (questionnaire).	→ Fiche de données.	→ Fiche de données. → Fiche projet.	→ Tableau de bord individuel.	→ Tableau de bord individuel.	→ Fiche de données.

Annexe 2 - Le plan d'actions

Nom de la personne aidée : ....

Plan d'actions n° : .... Date : ....

Logo de la structure

Prénom : ....

Équipe pluridisciplinaire : ....

	Date	Constats/Analyse de l'équipe	Objectifs	Actions à mettre en place/moyens	Qui ?	Bilan prévu le :
Santé ■ Autonomie physique ■ Autonomie psychique						
Vie quotidienne ■ Alimentation ■ Repos ■ Suivi du traitement ■ Soins d'hygiène ■ .... ■						
Vie sociale ■ Relations familiales ■ Relations avec le personnel ■ Relations avec les autres résidents ■ Activités sociales						
Autres ■ Passe-temps ■ Lecture ■ .... ■						

Lexique

Actes délinquants : agissements qui se manifestent par une agression contre les biens ou les personnes (vol, agression, destruction de biens publics...). Ils sont condamnés par la société et sanctionnés par la justice.

Agence de services et de paiement (ASP) : l'agence de services et de paiement est un établissement public français en charge de la mise en œuvre de politiques publiques nationales et européennes : instruction, paiement, contrôles, assistance technique, suivi-évaluation et ingénierie administrative. L'agence a la capacité de contribuer à la mise en œuvre de politiques publiques, ou de services d'intérêt collectif, dans des secteurs très variés tels que : l'agriculture, l'aquaculture, la forêt, la pêche, l'emploi, l'éducation et la formation professionnelle, l'insertion, l'intégration, la solidarité et l'action sociale, l'aménagement du territoire, le développement local et rural, la protection de l'environnement et la promotion du développement durable, l'aménagement foncier Outre-mer.

Source : www.asp-public.fr

Âgisme : tentation pour la société de rejeter les personnes âgées.

Anesm : Agence nationale de l'évaluation et de la qualité des établissements et services sociaux et médico-sociaux. Cette agence a deux principales missions qui sont, d'une part de fournir aux établissements les conditions pour que l'évaluation de leurs activités et de la qualité de leurs prestations soit mise en œuvre, et d'autre part, de veiller à ce que les résultats de cette évaluation soient donnés aux autorités compétentes (conseil départemental, État).

APAJH : créée en 1962, la fédération des APAJH (Association Pour Adultes et Jeunes Handicapés) est une association loi 1901, reconnue d'utilité publique depuis 1974 qui fonde son action sur le respect des convictions individuelles. Elle entend promouvoir la dignité des personnes en situation de handicap en œuvrant pour la mise en place des moyens favorisant leur complet épanouissement et leur meilleure intégration à toute forme de vie sociale.

Apathie : état de fatigue physique et psychologique se caractérisant par une indifférence à l'émotion et aux envies.

Apathique : se dit de quelqu'un souffrant d'apathie.

ARS : Agence Régionale de la Santé. Créées par la loi du 21 Juillet 2009, les Agences Régionales de Santé ont pour mission d'assurer, à l'échelon régional, le pilotage de l'ensemble de notre système de santé. Elles sont responsables de la sécurité sanitaire, des actions de prévention menées dans la région, de l'organisation de l'offre de soins en fonction des besoins de la population, y compris dans les structures d'accueil des personnes âgées ou handicapées. Elles garantissent une approche plus cohérente et plus efficace des politiques de santé menées sur un territoire et permettent une plus grande fluidité du parcours de soin, pour répondre aux besoins des patients.

Assuré social : personne physique, qui à un titre ou un autre (salarié, indépendant...), avec ses ayants droit, est déclarée et inscrite à la Sécurité sociale.

Attitude autodestructrice : comportement dans lequel la violence est retournée contre soi (par exemple : scarification, anorexie).

Autisme : trouble psychique ; la personne autiste se détache du monde extérieur et se replie sur elle-même.

Cahier des charges : document contractuel par lequel deux parties s'engagent à respecter ce qui est attendu par chacune d'elles (par exemples : les moyens humains, financiers à mettre à disposition, le temps à respecter, le résultat attendu...).

Cap emploi : aide aux personnes handicapées, parallèlement au service du Pôle Emploi, dans la recherche d'emploi ou dans le reclassement professionnel, par des organismes fédérés sous un label commun « Cap emploi ».

CARSAT : Caisses d'Assurance Retraite et de la Santé Au Travail.

CESC : Comité d'Éducation à la Santé et à la Citoyenneté. Créé par le Décret 2005-1145 du 9 septembre 2005, c'est une des commissions du Conseil d'Administration du collège et du lycée. Il est composé de personnels d'éducation, sociaux et de santé de l'établissement, de représentants des personnels enseignants, de représentants des parents, de représentants des élèves, des représentants de la commune et de la collectivité de rattachement. Il a pour missions de contribuer à l'éducation à la citoyenneté, de préparer le plan de prévention de la violence, de proposer des actions pour aider les parents en difficulté et lutter contre l'exclusion et de définir un programme d'éducation à la santé et à la sexualité et de prévention des conduites addictives.

CNRPA : Comité National des Retraités et des Personnes Âgées. Créé par le décret n°82- 697 du 4 août 1982, il a pour mission d'assurer la participation des retraités et personnes âgées à l'élaboration et la mise en œuvre de la politique les concernant.

CNSA : Caisse Nationale de Solidarité pour l'Autonomie. Créée par la loi du 30 Juin 2004, elle est chargée, depuis janvier 2016, de financer les aides en faveur des personnes âgées dépendantes et des personnes handicapées, de garantir l'égalité de traitement sur tout le territoire et pour l'ensemble des handicaps et d'assurer une mission d'expertise, d'information et d'animation pour suivre la qualité du service rendu aux personnes.

Comité d'hygiène, de sécurité et des conditions de travail (CHSCT) : instance composée par des représentants du personnel dans tous les établissements occupant au moins 50 salariés qui a pour mission de contribuer à la protection de la santé et de la sécurité des travailleurs ainsi qu'à l'amélioration des conditions de travail.

Commission Médicale d'Établissement (CME) : instance consultative composée par des professionnels médicaux qui conseillent le directeur d'un établissement de santé dans toutes ses décisions.

Conseil départemental : institution composée d'élus qui prend les décisions au niveau du département. Les compétences départementales concernent l'action sanitaire et sociale, la sécurité incendie, l'enseignement (niveau collège), la culture (musées...), l'aménagement durable du territoire, la gestion des routes et des déplacements, elle peut mener aussi une politique volontariste en matière d'emplois locaux, et fournir des aides aux communes et aux associations...

Conseil municipal : institution composée d'élus qui prend les décisions au sein de la commune. Les décisions sont votées par les conseillers municipaux (élus par la population) et appliquées par le maire.

Conseil de surveillance : instance composée par des représentants des collectivités territoriales, du corps médical, paramédical, technique et des usagers qui se prononce sur les choix stratégiques et la gestion financière des établissements de santé.

Conseil régional : institution composée d'élus qui prend les décisions au sein de la région. Les décisions sont votées par les conseillers régionaux (élus par la population) et appliquées par le président du conseil.

CRÉDOC : Centre de Recherche pour l'Étude et l'Observation des Conditions de Vie. C'est un organisme d'études et de recherche subventionné par l'État. Il analyse le comportement des individus dans le domaine de la consommation, de l'entreprise et de la vie sociale.

Déficience : diminution ou perte d'une fonction corporelle provenant d'une maladie, d'un accident ou d'un problème de naissance. Elle entraîne souvent une incapacité, c'est-à-dire des difficultés ou une impossibilité à effectuer certains actes.

Dépassement d'honoraires : supplément de prix d'un acte qui dépasse le tarif de convention fixé par la Sécurité Sociale.

Deuil : processus psychique par lequel une personne se détache progressivement d'une personne aimée décédée. *Au début, la douleur de la perte est intense et la personne pense constamment à la personne disparue, puis, petit à petit, l'évocation de celle-ci devient plus sereine, et les souvenirs pourront être rappelés avec plaisir.*

Dyslexie : difficulté durable d'apprentissage de la lecture et d'acquisition de son automatisme, chez des enfants.

Dyslexique : se dit d'une personne souffrant de dyslexie.

Dysphasie : trouble plus ou moins sévère de l'acquisition et de l'organisation du langage verbal.

EHPA : Établissement d'Hébergement pour Personnes Âgées.

EHPAD : Établissement d'Hébergement pour Personnes Âgées Dépendantes. Ils prennent en charge les personnes âgées, semi-valides et dépendantes physiquement et psychologiquement.

Équipe pluridisciplinaire d'évaluation : comité réunissant des professionnels ayant des compétences médicales, paramédicales, des compétences dans le domaine de la psychologie, du travail social, de la formation scolaire et universitaire, de l'emploi et de la formation professionnelle. Sa composition doit permettre l'évaluation des besoins de compensation du handicap quelle que soit la nature de la demande et le type du ou des handicaps. (Décret 2005-1587 du 19 décembre 2005 (relatif à la MDPH) - Article R. 146-27)

Exemple de professionnels participant à l'équipe pluridisciplinaire : médecin, psychologue, ergothérapeute, infirmière, assistant social scolaire, instructeur référent pour les établissements et services, professeur des écoles, référent scolaire, instructeur référent pour l'insertion professionnelle.

Fonction publique hospitalière : telle que la définit la loi du 9 janvier 1986, elle concerne aujourd'hui un peu plus d'un million d'agents. Elle regroupe, à l'exception du personnel médical (médecins, biologistes, pharmaciens et orthodontistes), l'ensemble des emplois des établissements suivants : les établissements d'hospitalisation publics ; les maisons de retraite publiques ; les établissements publics ou à caractère public relevant des services départementaux de l'aide sociale à l'enfance ; les établissements publics pour mineurs ou adultes handicapés ou inadaptés ; les centres d'hébergement et de réadaptation sociale publics ou à caractère public.

Source : Ministère de la santé.

Fondation : organisation à but non lucratif créée par un ou plusieurs donateurs qui consacrent une partie de leurs biens à la réalisation d'un but commun autre que de partager des bénéfices.

Franchise médicale : somme d'argent qui reste à la charge des assurés sociaux. Elle concerne les médicaments, les actes paramédicaux et les transports sanitaires. Elle ne peut pas être remboursée par des organismes d'assurance complémentaire (mutuelle...).

GIR (Groupe Iso-Ressources) : classe de variables permettant d'évaluer la perte d'autonomie à partir de la grille AGGIR. L'APA est réservée aux personnes relevant des GIR 1, 2, 3 et 4. Les personnes évaluées GIR 5 et 6 en sont exclues.

GIR1	*Personnes confinées au lit, dont les fonctions mentales sont gravement altérées et qui nécessitent la présence continue d'intervenants. Personnes en fin de vie.*
GIR2	*Personnes confinées au lit ou en fauteuil, dont les fonctions mentales ne sont pas totalement altérées et qui nécessitent une prise en charge pour la plupart des activités de la vie courante. Personnes dont les fonctions mentales sont altérées, mais qui ont conservé leur capacité à se déplacer.*
GIR3	*Personnes âgées ayant conservé leur autonomie mentale, partiellement leur autonomie locomotrice, mais qui ont besoin quotidiennement et plusieurs fois par jour des aides pour leur autonomie corporelle.*
GIR4	*Personnes n'assumant pas seules leur transfert mais qui, une fois levées, peuvent se déplacer à l'intérieur du logement. Ces personnes doivent parfois être aidées pour la toilette et l'habillage. Ces personnes s'alimentent seules. Personnes n'ayant pas de problèmes locomoteurs, mais devant être aidées pour les activités corporelles et pour les repas.*
GIR5	*Personnes assurant seules leurs déplacements à l'intérieur de leur logement, s'alimentant et s'habillant seules et ayant besoin d'une aide ponctuelle pour la toilette, la préparation des repas et le ménage.*
GIR6	*Personnes n'ayant pas perdu leur autonomie pour les actes discriminants de la vie courante.*

Source : extrait du Guide de l'APA, CAP retraite, édition 2006.

Indemnités journalières : prestations en espèces (somme d'argent) qui compensent la perte de salaire de l'assuré social pendant un arrêt maladie.

Indicateur EHPA : indicateur qui doit son nom à l'enquête auprès des Établissements d'Hébergement pour Personnes Âgées dans laquelle il a été utilisé pour la première fois en 1990.

Jeunisme : culte de la jeunesse et de ses valeurs (beauté, performance...) qui s'accompagne d'une tendance à refuser la réalité du vieillissement et d'une volonté de rester jeune par tous les moyens possibles.

Majeur : personne ayant atteint l'âge de 18 ans.

Maladie génétique : affection liée à l'altération d'un ou de plusieurs gènes. L'être humain possède environ 30 000 gènes ou segments d'ADN (acide désoxyribonucléique). L'ADN est une molécule d'un mètre de long qui comporte toutes les instructions nécessaires à la différenciation des tissus et au fonctionnement des cellules. L'ADN se duplique et se divise régulièrement, mais sa duplication peut subir des modifications, des erreurs.

Il existe différents types d'anomalies : mutation (erreur de copie d'un gène), délétion (perte d'une partie du matériel génétique), translocation (échange de gènes entre deux chromosomes), monosomie (un seul chromosome), trisomie (un chromosome supplémentaire dans une paire chromosomique), anneau (cicatrice d'un chromosome qui se referme en boucle après avoir perdu une partie du matériel génétique). L'erreur peut toucher une, deux, ou plusieurs paires de chromosomes. 98 % des erreurs sont des mutations génétiques entièrement nouvelles, c'est-à-dire qui n'existaient pas chez les parents. Fort heureusement, de nombreuses mutations sont sans conséquence sur notre santé. Les accidents génétiques varient de « neutre » à « très grave ».

MDPH : les Maisons Départementales des Personnes Handicapées sont chargées de l'accueil, de l'information et de l'accompagnement des personnes handicapées et de leurs proches. C'est un guichet unique pour toutes les démarches liées aux diverses situations de handicap : évaluation du handicap et des besoins de compensation définis en fonction du projet de vie, attributions de prestations, de cartes de priorité pour invalidité, orientation scolaire, médico-sociale ou professionnelle.

Lexique

Médecin correspondant : médecin consulté sur avis du médecin traitant.

Médecin traitant : médecin choisi librement par l'assuré social qui doit toujours être le premier consulté en cas de besoin. Il assure le suivi du patient ou l'oriente vers un spécialiste.

Mnésique : qui a trait à la mémoire. Une personne qui présente un trouble mnésique a des difficultés ou une incapacité à se souvenir, selon le degré du trouble.

OMS : Organisation Mondiale de la Santé, institution spécialisée des Nations unies pour la santé, fondée le 7 avril 1948, dotée d'une constitution qui précise que le but est «d'amener tous les peuples au niveau de santé le plus élevé possible». L'OMS regroupe les 194 États membres réunis à l'Assemblée Mondiale de la Santé. La France fait partie de la région européenne de l'OMS.

Organisation à but lucratif : organisation qui a pour principal objectif de réaliser des bénéfices et de les partager entre les membres, par exemple : les sociétés.

Organisation à but non lucratif : organisation qui a un but autre que de partager les bénéfices réalisés entre les membres ; les bénéfices sont réinvestis dans l'organisation, par exemple : les associations et les fondations.

Pairs : groupe des semblables, c'est-à-dire des personnes qu'une même caractéristique rassemble.

Prévalence : nombre de personnes atteintes d'une pathologie à un moment donné dans une population donnée (terme utilisé en épidémiologie).

Puma : la protection universelle maladie est un dispositif qui permet l'accès à l'assurance maladie à toute personne qui travaille ou réside en France de manière stable et régulière, ainsi que ses enfants à charge.

Résilience : aptitude d'un individu à rétablir un certain équilibre émotionnel et à reprendre une vie satisfaisante après avoir subi un traumatisme important (situation de stress ou d'abus).

Risque social : évènement qui affecte les capacités financières de celui qui en est victime. Il nécessite une prise en charge par la société, par exemple : la maladie, l'accident, la vieillesse.

Tarif de convention : tarif des consultations médicales et paramédicales fixé par la Sécurité sociale et qui sert de base pour le remboursement des frais.

Ticket modérateur : partie des dépenses de soins qui reste à la charge du patient après le remboursement de l'assurance maladie.

Troubles du comportement : ensemble de conduites inadaptées qui portent souvent préjudice à la personne qui les manifeste ou à son entourage. Les troubles du comportement sont variés ; ils témoignent d'une souffrance psychologique (agitation, fugue, vol, tentative de suicide, agressivité, troubles des conduites alimentaires...).

Unapei : Union nationale d'associations de parents et amis de personnes handicapées mentales.

URSSAF : l'Union de Recouvrement des cotisations de Sécurité Sociale et d'Allocations Familiales est un organisme qui collecte les cotisations salariales et patronales auprès de l'employeur.

Vulnérable : état d'une personne qui présente une fragilité psychique (maladie mentale, par exemple) ou physique (handicap moteur) d'où une perte de la capacité à se défendre face à une agression extérieure.

Sciences médico-sociales

CONNAISSANCES	LIMITES DE CONNAISSANCES EXIGÉES	D	S
1 – Personne aux différentes étapes de la vie et les réponses institutionnelles			
1.1 Politique de santé publique			
1.1.1 Notions de démographie et de santé publique	Définir les termes : natalité, fécondité, morbidité, mortalité Définir le concept de santé, la notion de prévention Dégager les caractéristiques, à partir de données démographiques et/ou épidémiologiques, d'une population : âge, CSP, familles, état de santé…. Présenter des causes d'altération de la santé et leurs caractéristiques	X	X
1.1.2 Santé dans le monde Indicateurs et déterminants de santé d'une population	À partir de documents, comparer l'état de santé de populations de différents pays (espérance de vie, prévalence de certaines pathologies…)		X
1.1.3 Organisation sanitaire et sociale en France	Présenter schématiquement l'organisation sanitaire et sociale au niveau de l'état et des collectivités territoriales Donner quelques exemples de compétences, dans le secteur sanitaire et social pour chaque niveau	X	X
1.1.4 Promotion de la santé en faveur des élèves	Indiquer le rôle du service de promotion de la santé en faveur des élèves à partir d'exemples		X
1.1.5 Différents systèmes de protection sociale : sécurité sociale (risques, branches, régimes), aide sociale, mutuelles, assurances	Définir un risque social Citer les principaux risques sociaux Indiquer les principaux types de protection sociale, leurs rôles respectifs et leur financement Indiquer les principaux risques couverts par la sécurité sociale	X	X
1.2 Besoins et attentes de la personne aux différents âges – Les rythmes de vie			
	Pour une personne donnée et à différents âges de la vie : – repérer et justifier ses besoins, ses attentes ; – justifier leur prise en compte dans l'accompagnement de la personne ; – décrire le rythme de vie (temps de repos, de sommeil, activité, capacité d'attention, résistance à la fatigue…)	X	X
1.3 Enfant			
1.3.1 Examens de l'enfant à la naissance	Indiquer les différents tests réalisés à la naissance (score d'Apgar, contrôle des réflexes archaïques, test de Guthrie...) et justifier leurs intérêts	X	X
1.3.2 Développement somatique, sensoriel et moteur	Énoncer les indicateurs de croissance de référence de la naissance à l'adolescence (taille, poids, segments, indice de masse corporelle (IMC)) Comparer des courbes staturo-pondérales d'une personne donnée aux courbes moyennes	X	X
	Indiquer les capacités sensorielles du nouveau-né et leur évolution Énoncer les signes indicateurs du développement sensoriel (poursuite oculaire, réaction aux bruits...), ses anomalies et indiquer l'intérêt de leur correction précoce	X	X
	Présenter l'évolution des capacités posturales et motrices durant les trois premières années Décrire les différents stades de l'acquisition de la préhension	X	X
	Énoncer les facteurs favorables à l'acquisition de la propreté et indiquer les facteurs de régression possibles Définir l'énurésie, l'encoprésie Citer les causes possibles et proposer une attitude adaptée leur correction précoce	X	X
1.3.3 Développement affectif, social, intellectuel et psychologique Modes d'expression et de communication	À partir d'exemples, repérer : – l'évolution des réactions de l'enfant, durant les premiers mois, aux stimulations, à l'environnement ; – les étapes de l'évolution du langage oral ; – les étapes de l'évolution du graphisme Présenter les conditions favorables à ces acquisitions Définir les troubles du langage (dyslexie, dysphasie, bégaiement…) et justifier l'intérêt de leur prise en charge précoce	X	X
1.3.4 Acquisition du schéma corporel et de la notion de temps et d'espace	Présenter les étapes d'acquisition du schéma corporel (découverte du corps, des différences anatomiques) À partir de situations, à différents âges, comparer la capacité pour l'enfant à se repérer dans le temps, dans l'espace	X	X
1.3.5 Développement intellectuel	À l'aide d'exemples, dégager les principaux aspects du développement intellectuel de l'enfant : imitation, construction de la pensée logique, imagination, curiosité, capacité d'attention, de mémorisation, d'abstraction	X	X

CONNAISSANCES	LIMITES DE CONNAISSANCES EXIGÉES	D	S
1.3.6 Comportement social	Présenter les étapes de la socialisation et l'évolution des relations de l'enfant avec son entourage Indiquer l'attitude adaptée face à un enfant présentant un comportement difficile : violences verbales ou physiques, opposition systématique, hyper activité, difficulté de concentration...	X	X
1.3.7 Droits de l'enfant	Présenter les principes énoncés dans la convention relative aux droits de l'enfant	X	X
1.3.8 Protection maternelle et infantile	Présenter les objectifs de la protection maternelle et infantile (P.M.I) et ses actions (actions médico-sociales générales et actions en faveur des milieux de vie) Justifier l'intérêt des différents examens médicaux de la femme enceinte et de l'enfant Présenter les documents de suivi de la femme enceinte et de l'enfant et leurs intérêts	X	X
1.3.9 Accueil collectif : accueil collectif régulier, accueil collectif occasionnel ou ponctuel, jardins d'enfants, jardins d'éveil, service d'accueil familial, multi - accueil...	Indiquer les caractéristiques des différents modes d'accueil : âge des enfants accueillis, effectifs, statut, conditions et durée d'accueil, taux d'encadrement, personnels, objectifs Présenter les différents professionnels de la petite enfance (qualification et rôles)	X	X
1.3.10 Accueil individuel : assistants maternels	Énoncer les modalités d'agrément des assistants maternels et caractériser leurs conditions d'exercice selon leur statut (individuel, salarié, groupement) Indiquer les ressources et partenaires de l'assistant maternel Définir le relais d'assistants maternels (RAM) et justifier son intérêt Indiquer la spécificité de l'accueil en maisons d'assistants maternels	X X	
1.3.11 École maternelle, élémentaire	Présenter les objectifs de l'école maternelle, de l'école élémentaire Préciser les modalités de fonctionnement et organisation de l'école maternelle (inscription, âge des enfants, cycles) Énoncer des différentes catégories de personnels intervenant au niveau de l'école maternelle et préciser leur qualification, leur rôle et leur statut	X	X
1.3.12 Accueil de loisirs sans hébergement, séjours de vacances avec hébergement	Présenter les objectifs, la réglementation en vigueur, les différentes catégories de personnel		X
1. 4 Adolescent			
1.4.1 Définition Évolution du concept	Présenter et justifier les principales caractéristiques de l'adolescence : transformations physiques et physiologiques, évolution des relations familiales, modification de l'image de soi, quête identitaire, désir d'autonomie... Différencier adolescence et puberté		X
1.4.2 Comportements	Présenter les particularités du comportement social du jeune (expérimentations, conduites alimentaires, vestimentaires, langagières, importance du groupe ou du réseau d'amis...)		X
1.4.3 Conduites à risques (cf. PSE)	Définir la notion de conduite à risques Analyser des données statistiques et présenter des réponses institutionnelles à quelques problèmes susceptibles de survenir (milieu scolaire...)		X
1.4.4 Droits des mineurs	Énoncer les différents droits des mineurs Préciser l'intérêt des maisons de l'adolescent		X
1.5 Aide sociale à l'enfance			
	Présenter les missions de l'ASE : – objectifs ; – actions ; – moyens (professionnels, mesures éducatives, établissements d'accueil, assistants familiaux...) À l'aide de documents, identifier les catégories d'enfants protégés par l'aide sociale à l'enfance Définir enfant en danger ou en risque de l'être et énumérer les signes susceptibles d'évoquer une maltraitance. Décrire les procédures de transmission d'information et de signalement d'une situation de maltraitance ou de danger (obligation, personnes et services destinataires) Préciser les compétences du juge des enfants Pour une situation donnée, identifier les professionnels compétents et leurs rôles	X	X
1. 6 Famille			
1.6.1 Évolution de la famille	Présenter les différentes formes de la famille et son évolution à partir de données démographiques	X	X
1.6.2 Formes d'union	Caractériser les différentes formes d'union et leurs effets Définir la filiation Définir la reconnaissance d'un enfant Présenter le principe de dévolution du nom de famille et les démarches à effectuer	X	X

CONNAISSANCES	LIMITES DE CONNAISSANCES EXIGÉES	D	S
1.6.3 Autorité parentale	Définir l'autorité parentale Énoncer les situations dans lesquelles l'autorité parentale peut être déléguée Présenter les droits et devoirs qui découlent de l'autorité parentale En déduire l'attitude professionnelle à adopter pour une situation donnée Préciser les compétences du juge aux affaires familiales Énoncer les conséquences juridiques d'une séparation	X	X
1.6.4 Sécurité sociale : branche famille	Préciser l'organisme qui délivre les prestations familiales Énoncer les différentes prestations familiales Pour un cas simple et à partir de documents, indiquer le droit aux prestations	X	
1.7 Personne âgée			
1.7.1 Vieillissement, sénescence, sénilité	À partir d'exemples et ou d'observations définir et différencier les notions de vieillissement, sénescence et sénilité	X	X
1.7.2 Différents âges de la vieillesse (3e âge, 4e âge) et place de la personne âgée dans la société	À partir de situations données, définir et caractériser les différents âges de la vieillesse Présenter la place des personnes âgées dans la société (personnes autonomes, personnes dépendantes)	X	X
1.7.3 Vieillissement biologique	En lien avec le cours de biologie : Indiquer les modifications cellulaires et tissulaires liées au vieillissement À partir d'observations ou de documents, repérer les modifications morphologiques du corps liées au vieillissement (transformation de la silhouette, évolution de la peau et des phanères, augmentation de la masse graisseuse…) Recenser les modifications anatomiques et physiologiques liées au vieillissement (muqueuses, appareils locomoteur, cardio-vasculaire, respiratoire, digestif, rénal, système nerveux, organes des sens, systèmes endocrinien, immunitaire) et en déduire les conséquences pour la personne À partir de situations données, caractériser le vieillissement différentiel	X	X
1.7.4 Maladie d'Alzheimer	En lien avec le cours de Biologie : Justifier l'attitude professionnelle adaptée au regard des comportements caractéristiques des malades : anxiété, déambulation, agressivité, pertes des repères…	X	X
1.7.5 Vieillissement cognitif et psychologique	À partir de situations données, repérer les modifications cognitives et psychologiques, en déduire les conséquences pour la personne	X	X
1.7.6 Perte d'autonomie, dépendance	Définir les notions d'autonomie et de dépendance À partir d'exemples ou d'observations, repérer les signes évocateurs d'une perte d'autonomie À partir de différents outils, évaluer la dépendance d'une personne (exemple grille AGGIR…)	X	X
1.7.7 Facteurs générateurs de la perte d'autonomie	À partir de différentes situations, repérer et classer les facteurs générateurs d'une perte d'autonomie	X	X
1.7.8 Comportements face au vieillissement	Présenter et analyser les réactions de la personne âgée, de son entourage face au vieillissement Comparer le rôle et la place de la personne âgée dans différentes cultures	X	X
1.7.9 Politique sociale et médicosociale	Énoncer et justifier les grands principes de la politique sociale et médico-sociale en faveur des personnes âgées Préciser les objectifs et conditions d'attribution des différentes allocations ou aides dédiées aux personnes âgées Indiquer les services ou organismes et les professionnels permettant la mise en oeuvre de la politique médicosociale en faveur des personnes âgées	X	X
1.7.10 Sécurité sociale : branche retraite, caisse nationale de solidarité pour l'autonomie (CNSA)	Définir le risque vieillesse Indiquer l'organisme qui gère la branche retraite et ses déclinaisons locales Présenter les conditions d'accès à la retraite dans le cadre du régime général	X	
1.7.11 Retraites complémentaires	Présenter les conditions d'accès aux retraites complémentaires pour les personnes affiliées au régime général de la sécurité sociale	X	
1.7.12 Établissements et structures d'accueil (contrat de séjour, charte, professionnels…)	Présenter les différents établissements ou structures d'accueil pour personnes âgées : objectifs, modalités d'accueil, fonctionnement, personnels et rôles, prestations proposées et tarification À partir de situations données, repérer les alternatives au placement en institution proposées aux personnes âgées (accueil familial, hébergement temporaire…) Indiquer les principes énoncés dans la charte des personnes âgées dépendantes, les illustrer par des exemples	X	X
1.7.13 Maintien à domicile	À partir de situations données, présenter l'intérêt et les limites du maintien à domicile des personnes en perte d'autonomie À partir de documents, décrire les principales aides ou services permettant le maintien à domicile	X	

CONNAISSANCES	LIMITES DE CONNAISSANCES EXIGÉES	D	S
1.8 Personne handicapée			
1.8.1 Différents types de handicap	Définir la notion de handicap À partir de la classification en vigueur, illustrer et caractériser, à l'aide d'exemples, les principaux types de handicaps (handicaps physiques, mentaux ; acquis, congénitaux) Énoncer les principales causes de handicaps et les incidences des altérations sur la vie quotidienne, sociale, et dans les activités d'apprentissage Énumérer et justifier les principaux moyens de prévention existant pour certains handicaps	X	X
1.8.2 Attitudes face au handicap	Présenter les facteurs favorisant l'inclusion de la personne handicapée Analyser les réactions possibles de l'environnement, de la famille face au handicap (rejet, surprotection...)	X	X
1.8.3 Législation en faveur des personnes handicapées	Énoncer les grands principes de la législation en faveur des personnes handicapées Présenter les missions des différentes instances ou commissions : maison départementale des personnes handicapées (MDPH), équipe pluridisciplinaire d'évaluation, commission des droits et de l'autonomie des personnes handicapées (CDAPH)... Indiquer les prestations sociales en faveur de la personne handicapée À partir d'un plan personnalisé de compensation, identifier son objectif et en repérer les différentes étapes Présenter les facteurs favorisant la participation à la vie sociale : accès au travail et à la formation, accessibilité, services et moyens de communication, accès aux loisirs et aux vacances... Présenter la législation relative à l'emploi des personnes handicapées en milieu ordinaire	X	X
1.8.4 Établissements en faveur des personnes handicapées	Présenter les différentes structures de rééducation et de travail protégé : objectifs, conditions d'accueil, personnels et rôles Présenter les établissements médico-sociaux et les différentes structures d'hébergement : objectifs, modalités d'accueil, fonctionnement, personnels et rôles	X	X
1.8.5 Services spécifiques aux personnes handicapées	Pour chaque service : services d'éducation spécialisée et de soins à domicile (SESSAD) services d'accompagnement à la vie sociale (SAVS) services d'accompagnement médico-social pour adultes handicapés (SAMSAH) expliquer : – les missions ; – le fonctionnement ; – les prestations proposées et leur tarification	X	X
1.8.6 Handicap et scolarisation	Développer les principes de la scolarisation en milieu ordinaire Définir l'inclusion scolaire Énoncer les activités possibles d'une personne accompagnant un jeune handicapé en milieu scolaire Caractériser les différentes modalités de scolarisation : milieu ordinaire, classes pour l'inclusion scolaire, unités localisées pour l'inclusion scolaire, unités d'enseignement en établissement médicosocial et établissement de santé Justifier l'intérêt du projet personnalisé de scolarisation Montrer l'articulation entre le plan personnalisé de compensation et le plan personnalisé de scolarisation		X
1.9 Protection des majeurs vulnérables			
	Énoncer les principes généraux de la protection des majeurs vulnérables Préciser les compétences du juge des tutelles Énumérer les différents types de mesures : le mandat de protection future la sauvegarde de justice la tutelle, la curatelle Pour chaque mesure : – énoncer les finalités ; – citer les effets sur la capacité de la personne protégée et sur l'administration de ses biens	X	X
1.10 Personne malade			
1.10.1 Classification des maladies	À partir de documents, proposer une classification des maladies Différencier maladie chronique et maladie aiguë Définir « troubles mentaux et du comportement » À partir d'exemples et/ou de données épidémiologiques, caractériser une maladie dite « émergente »	X	X
1.10.2 Conséquences de la maladie	Indiquer les conséquences de la maladie sur la personne et son entourage (financières, relationnelles...) Énoncer les moyens d'évaluation de la douleur et sa prise en charge	X	X
1.10.3 Comportements face à la maladie	Présenter et analyser les réactions du malade, de son entourage face à la maladie, à l'équipe soignante, à l'hospitalisation Présenter et justifier les besoins de l'enfant hospitalisé et citer les réponses apportées	X	X

CONNAISSANCES	LIMITES DE CONNAISSANCES EXIGÉES	D	S
1.10.4 Droits du malade	À partir de la charte du malade hospitalisé et de la législation en vigueur, énoncer les droits du malade		X
1.10.5 Établissements en faveur des malades (dont professionnels)	Présenter les différents établissements de santé en fonction de leur statut : missions, organisation, fonctionnement, personnels Situer, à partir de l'organigramme d'un pôle d'activités, les liens hiérarchiques et fonctionnels des différents personnels Énoncer les grands principes de la législation en vigueur sur les missions de service public et les centres hospitaliers		X
1.10.6 Sécurité sociale : assurance maladie, Couverture maladie universelle (C.M.U.), aide médicale, forfait hospitalier, mutuelle	Énoncer les différentes prestations servies dans le cadre de l'assurance maladie Pour un cas simple et à partir de documents, indiquer le droit aux prestations	X	X
1.11 fin de vie et mort			
1.11.1 Aspects biologiques, psychosociologiques, culturels de la mort	Donner une définition biologique de la mort Présenter l'approche de la mort dans différentes cultures Présenter les réactions possibles de l'entourage face à la mort et décrire les étapes du deuil	X	X
1.11.2 Mort subite du nourrisson	Définir la mort subite du nourrisson, indiquer les facteurs favorisants et les moyens de prévention	X	X
1.11.3 Personne mourante : accompagnement, problèmes éthiques	Énoncer et justifier les droits de la personne en fin de vie, selon la législation en vigueur Définir acharnement thérapeutique, euthanasie et suicide assisté en les situant par rapport à la législation Définir la notion de soins palliatifs Énoncer les objectifs des services ou unités de soins palliatifs et leurs rôles auprès de la personne en fin de vie et de son entourage dans le respect des personnes	X	X
	2 – Méthodologie d'intervention		
2.1 Bientraitance - Maltraitance			
2.1.1 Promotion de la bientraitance	Définir le concept de bientraitance Énoncer et justifier les principes de la bientraitance : respect de la personne, promotion de l'expression de la personne, communication personne/professionnel,... À partir de documents (guide de bonnes pratiques professionnelles) ou d'expériences, présenter des actions de promotion de la bientraitance	X	X
2.1.2 Prévention de la maltraitance	Définir la maltraitance Repérer les situations à risques, les facteurs pouvant être à l'origine de situations de maltraitance : facteurs institutionnels, facteurs liés au personnel, à l'usager À partir d'exemples (articles de presse ...) présenter les différents types de maltraitance : atteinte à la dignité, défaut d'information, sévices physiques... Énoncer la conduite à tenir en cas de maltraitance : procédure de signalement Présenter les risques juridiques (sanctions) en cas d'acte maltraitant	X	X
2.2 Projet individualisé, projet de vie, projet personnalisé, projet d'accompagnement			
2.2.1 Différents types de projet	Définir les différents projets Préciser le contexte professionnel et réglementaire des différents projets	X	X
2.2.2 Construction du projet	Préciser la place de la personne et de son entourage dans la construction du projet À partir d'exemples, caractériser les différentes étapes d'élaboration d'un projet Présenter les différents acteurs impliqués dans la construction du projet Citer des exemples de freins à la mise en place d'un projet	X	X
2. 3 Services à domicile			
2.3.1 Différents interlocuteurs et instances du maintien à domicile	Énoncer les différentes missions des interlocuteurs et instances du maintien à domicile : centre communal d'action sociale (CCAS), conseil général, services sociaux, caisse nationale d'assurance vieillesse (CNAV), associations, maison départementale des personnes handicapées (MDPH), centre local d'information et de coordination (CLIC)...	X	
2.3.2 Professionnels du maintien à domicile : – médecin, infirmier, aide soignant, ergothérapeute, kinésithérapeute – aide ménagère, aide à domicile, auxiliaire de vie sociale, aide médico psychologique, technicien d'intervention sociale et familiale	Énoncer le rôle de ces professionnels Préciser les rôles et la formation des auxiliaires de vie sociale, des aides ménagères	X	

CONNAISSANCES	LIMITES DE CONNAISSANCES EXIGÉES	D	S
2.3.3 Services de soins infirmiers à domicile - L'hospitalisation à domicile	Caractériser les structures dispensant une aide médicale : mission, bénéficiaires, fonctionnement et financement	X	
2.3.4 Services d'aide à domicile	Différencier service prestataire et service mandataire Énoncer les conditions d'autorisation, d'agrément de ces différents services Énumérer les différentes certifications ou labels, chartes de ce secteur	X	
2.3.5 Financement des services à domicile	Énumérer les différentes aides financières favorisant le maintien à domicile (crédit d'impôt, avantages fiscaux…) Définir le chèque emploi service universel et ses conditions d'utilisation	X	
2.3.6 Aidants familiaux	Présenter les structures offrant un répit aux aidants familiaux Citer les bénéficiaires et les caractéristiques du congé de soutien familial, du congé de solidarité familiale	X	
2.3.7 Méthodologie d'intervention de l'aide à domicile	À partir de situations données et dans le cadre d'un projet de maintien à domicile, d'un plan d'aide, identifier les éléments de la démarche d'intervention à domicile : – observation et analyse des informations ; – identification des besoins et attentes, exprimés ou non ; – établissement d'un bilan de situation ; – définition de priorités en fonction des besoins et des ressources des personnes ; – proposition de solutions ; – planification de la mise en oeuvre des actions en lien avec le projet de vie et les autres intervenants	X	
2.3.8 Acteurs : agence nationale des services à la personne, associations, fédérations	Présenter les objectifs et missions de l'agence nationale des services à la personne, des associations et fédérations du secteur de l'aide à domicile Repérer les ressources mises à disposition	X	
2.4 Notions de droit (en lien avec le programme d'économie gestion)			
2.4.1 Contrat de travail	À partir d'un contrat de travail du secteur professionnel, identifier les éléments de ce contrat et de leurs conséquences Énoncer les différentes formes de rupture du contrat de travail À partir de documents, présenter les modalités de licenciement et de son indemnisation	X	X
2.4.2 Durée du travail, congés	Énoncer la durée légale du travail, les différents types de congés dont congé maternité, paternité…	X	X
2.4.3 Salaire	Énoncer des modalités de fixation et de paiement des salaires dans le cadre de la profession	X	X
2.4.4 Formation tout au long de la vie dans le secteur sanitaire et social	Repérer les différents dispositifs existants (Droit individuel à la formation (DIF), Congé individuel de formation (CIF), plan de formation de l'entreprise, validation d'acquis d'expérience (VAE), bilan de compétences…) Préciser leurs objectifs et les principales conditions de leur mise en œuvre	X	X
2.4.5 Convention collective	À partir de conventions collectives du secteur professionnel, énoncer leurs rôles et leurs effets	X	X
2.5 Ethique et Déontologie			
Secret professionnel, discrétion professionnelle, secret partagé	Définir les termes : éthique, déontologie, secret professionnel (en référence au Code pénal), discrétion professionnelle Énoncer les conditions d'application du secret professionnel et les personnes qui y sont assujetties (dépositaires par profession, dépositaires en raison d'une mission et d'une fonction) Indiquer les conditions de la levée du secret professionnel Préciser les risques encourus en cas de non respect du secret Définir le secret partagé Donner quelques exemples de codes de déontologie	X	X
2. 6 Qualité			
2.6.1 Certification des établissements de santé	Définir et énoncer les principes et les objectifs de la certification dans le secteur sanitaire, social, médico-social Citer les organismes de référence : haute autorité de santé (HAS), agence nationale de l'évaluation et de la qualité dans les établissements et services sociaux et médico-sociaux (ANESM), fédération de l'hospitalisation privée (FHP). Présenter les missions de la haute autorité de santé (HAS) dans le processus de certification Énoncer les étapes de la procédure de certification (engagement, auto évaluations, groupe de travail, visite de certification, rapport et publication, recommandations, mesures et plan d'action)		X

CONNAISSANCES	LIMITES DE CONNAISSANCES EXIGÉES	D	S
2.6.2 Évaluation en EHPAD	Définir la notion d'évaluation et ses objectifs Citer les items retenus par la législation pour l'évaluation en structures sociales et médico-sociales Expliquer brièvement les modalités de la démarche d'évaluation en distinguant les notions d'évaluation interne et externe Énoncer l'intérêt de l'évaluation pour faire évoluer les pratiques professionnelles		X
2.6.3 Notion d'analyse des pratiques professionnelles, d'évaluation des pratiques professionnelles, de guides de bonnes pratiques	Définir le terme de bonnes pratiques et donner des exemples Préciser les objectifs et intérêts des guides de bonnes pratiques À partir de cas concrets, expliciter les principes d'élaboration de grilles d'auto évaluation	X	X
2.7 Travail en équipe – Gestion d'équipe – Tutorat			
2.7.1 Travail en équipe	Pour un contexte professionnel donné, ou à partir d'organigramme, de fiches de poste : – énoncer les missions et limites de compétences des professionnels d'une équipe ; – situer la place de chacun dans la structure ; – préciser les liens hiérarchique et fonctionnel Justifier les intérêts d'un travail en équipe Caractériser les conditions indispensables pour un travail en équipe Développer les différents outils de communication utilisés dans une équipe de travail		X
2.7.2 Gestion d'équipe	Différencier les diverses formes de plannings d'activités ou de travail et leurs intérêts respectifs Énoncer les moyens facilitant la communication au sein d'une équipe Préciser les moyens de valorisation des membres de l'équipe Indiquer les moyens de régulation dans la gestion d'une équipe (coordination, intégration des nouveaux personnels, gestion des tensions…) Présenter les outils et le cadre réglementaire d'un entretien professionnel en vue de l'évaluation du personnel	X	
2.7.3 Tutorat des stagiaires	Énoncer les rôles du tuteur auprès du stagiaire Indiquer les documents nécessaires au suivi et à l'évaluation du stagiaire	X	X
2.7.4 Accompagnement des nouveaux agents, des bénévoles	Définir la notion de bénévolat Préciser les positionnements possibles d'un bénévole au sein d'un service ou d'une structure	X	X
2.8 Relation personne aidante - personne aidée			
	À partir d'exemples : – identifier les acteurs en présence (personne aidée, famille, service d'aide à domicile, intervenants à domicile) ; – différencier la relation fonctionnelle du lien hiérarchique À partir d'exemples (retour à domicile, fin de vie, accompagnement de jeunes handicapés…), caractériser la notion d'accompagnement À partir d'exemples, repérer les réactions de défense et l'adaptation possible de la personne aidée, de la personne aidante (rejet, agressivité, coopération, dépendance, maternage, acceptation…)	X	X
3 – Communication professionnelle et interprofessionnelle			
3. 1 Formes, rôles et contexte de la communication			
	Formes, situations, fonctions, facteurs de la communication Selon le contexte professionnel : – analyser la variété des situations de communication (prise en compte signes verbaux, non verbaux) ; – identifier la diversité des formes de communication (écrite, orale, visuelle) ; – expliciter les fonctions de la communication (entre les personnes, entre les structures…) ; – repérer les facteurs qui influencent la communication entre les personnes (facteurs favorisants, freins)	X	X
3. 2 Communication écrite			
Cadre juridique de la communication écrite	Selon le contexte professionnel : – identifier les situations impliquant un écrit ; – repérer les objectifs de la communication écrite et les destinataires ; – présenter les caractéristiques des productions écrites (courrier, courrier administratif, compte rendu, rapport, bilan, note de synthèse, carnet de bord, relevé de conclusions, fiches techniques…) et justifier leur utilisation À partir d'exemples, indiquer les caractéristiques des formulaires, imprimés, questionnaires, grilles d'observation utilisés dans le secteur sanitaire et social et justifier leur utilisation ; indiquer l'intérêt de supports informatisés, télécopie, courriel, réseaux… Identifier les critères d'efficacité d'une communication écrite Préciser les aspects réglementaires concernant la diffusion des informations sur la personne Indiquer les précautions à prendre pour l'enregistrement ou l'archivage, la diffusion des documents écrits, du dossier médical (traçabilité…)	X	X

CONNAISSANCES	LIMITES DE CONNAISSANCES EXIGÉES	D	S
3. 3 Communication visuelle			
	Selon le contexte professionnel : – justifier l'intérêt des supports visuels en fonction de l'objectif visé, des publics concernés (signalétique, pictogrammes, affiches, dépliants, panneaux d'exposition…) ; – présenter les caractéristiques des productions visuelles ; – identifier les critères d'efficacité d'une communication visuelle ; – coder et décoder des supports de communication visuelle y compris supports informatisés, publipostage, PAO	X	X
3. 4 Communication orale			
	Selon le contexte professionnel : – repérer les principes de la communication orale ; – analyser et justifier les méthodes et les moyens utilisés dans une situation d'accueil direct, dans un accueil téléphonique, dans la transmission orale d'informations à des usagers, à des pairs, à la hiérarchie ; – identifier les critères d'une communication orale efficace ; – proposer des attitudes adaptées face à une situation de communication orale difficile	X	X

Impression : Sepec-Numérique - Août 2022 - N° d'impression : N06601220832
N° éditeur : 10287164
Dépôt légal : Aoû 2018

PEFC 10-31-3532 / Certifié PEFC / Ce produit est issu de forêts gérées durablement et de sources contrôlées. / pefc-france.org